2023 최신판

간호조무사
Final 7일 완성

실전모의고사 7회차 [필기·실기]

피앤피북편집부

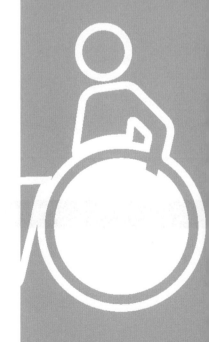

피앤피북

National Nursing Examination

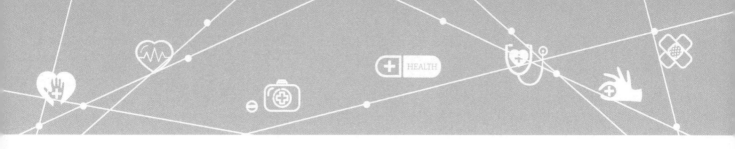

　　간호조무사 국가시험의 최신 출제 경향을 완벽하게 분석하여 제작한 모의고사 형태의 문제집입니다. 시험 마지막 1주일간 완벽하게 정리하여 국가시험에 응시할 수 있도록 구성하였습니다.

　　최신 출제 경향에 맞추어 해결형 문제, 실기 그림 문제를 수록하였습니다.

　　간호조무사 국가시험 1주일 완성! 완벽 대비!

　　한 번에 합격!

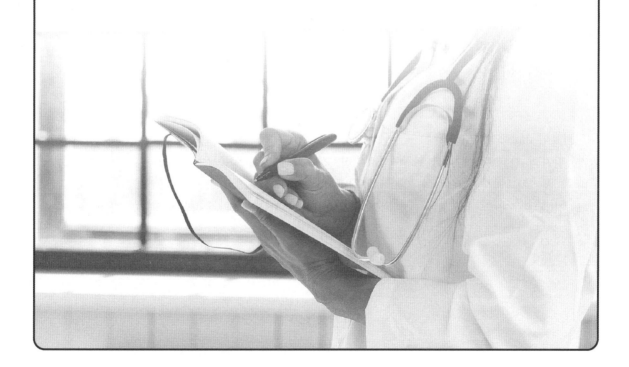

■ 간호조무사 시험정보 ■

▍개요

간호조무사는 각종 의료기관에서 의사 또는 간호사의 지시 하에 환자의 간호 및 진료에 관련된 보조업무를 수행하는 자를 말한다.
(출처 : 통계청 한국표준직업분류)

▍수행직무

의료법 제80조의2(간호조무사 업무)
(1) 간호조무사는 제27조에도 불구하고 간호사를 보조하여 제2조제2항제5호가목부터 다목까지의 업무를 수행할 수 있다.
(2) 제1항에도 불구하고 간호조무사는 제3조제2항에 따른 의원급 의료기관에 한하여 의사, 치과의사, 한의사의 지도하에 환자의 요양을 위한 간호 및 진료의 보조를 수행할 수 있다.
(3) 제1항 및 제2항에 따른 구체적인 업무의 범위와 한계에 대하여 필요한 사항은 보건복지부령으로 정한다.

＊ 의료법 제2조제2항제5호
가. 환자의 간호요구에 대한 관찰, 자료수집, 간호판단 및 요양을 위한 간호
나. 의사, 치과의사, 한의사의 지도하에 시행하는 진료의 보조
다. 간호 요구자에 대한 교육·상담 및 건강증진을 위한 활동의 기획과 수행, 그 밖의 대통령령으로 정하는 보건활동

시험일정

구 분			일 정	비 고
응시원서 접수	기간	상반기	인터넷 접수 : 2023.1.3.(화)~2022.1.10.(화)	[응시 수수료] 37,000원 [접수 시간] · 인터넷 접수 : 해당 시험 직종 접수 　　시작일　09:00부터 　　접수 마감일 18:00 　　까지
		하반기	인터넷 접수 : 2023.7.4.(화)~2022.7.11.화)	
	장소		· 인터넷 접수 : 국시원 홈페이지 [원서접수] 메뉴 　- 다만 외국대학 졸업자로 응시자격 확인서류를 제 　　출하여야 하는 자는 위의 접수기간 내에 반드시 　　국시원 별관(2층 고객지원센터)에 방문하여 서류 　　확인 후 접수 가능함.	
시험시행	일시	상반기	· 2023.3.11.(토)	[응시자 준비물] - 응시표, 신분증, 필기도구 지참 　(컴퓨터용 흑색 수성사인펜은 지급함) ※ 식수(생수)는 제공하지 않습니다.
		하반기	· 2023.9.9.(토)	
	장소	상반기	국시원 홈페이지 공고 〈공고일 : 2023.2.8.(수)〉	
		하반기	국시원 홈페이지 공고 〈공시일 : 2023.8.9.(수)〉	
최종합격자 발표	일시	상반기	2023.3.28.(화), 10:00	- 휴대전화번호가 기입된 경우에 　한하여 SMS 통보
		하반기	2023.9.26.(화), 10:00	
	방법		· 국시원 홈페이지[합격자조회]메뉴	

응시자격

다음 각 호의 자격이 있는 자가 응시할 수 있습니다.

(1) 의료법 제80조(간호조무사 응시자격)

1. 간호조무사가 되려는 사람은 다음 각 호의 어느 하나에 해당하는 사람으로서 보건복지부령으로 정하는 교육과정을 이수하고 간호조무사 국가시험에 합격한 후 보건복지부장관의 자격인정을 받아야 한다. 이 경우 자격시험의 제한에 관하여는 제10조를 준용한다. 1.초 · 중등교육법령에 따른 특성화고등학교의 간호 관련 학과를 졸업한 사람(간호조무사 국가시험 응시일로부터 6개월 이내에 졸업이 예정된 사람을 포함한다)

2. 「초 · 중등교육법」 제2조에 따른 고등학교 졸업자(간호조무사 국가시험 응시일로부터 6개월 이내에 졸업이 예정된 사람을 포함한다) 또는 초 · 중등교육법령에 따라 같은 수준의 학력이 있다고 인정되는 사람(이하 이 조에서 "고등학교 졸업학력 인정자"라 한다)으로서 보건복지부령으로 정하는 국 · 공립 간호조무사양성소의 교육을 이수한 사람

3. 고등학교 졸업학력 인정자로서 평생교육법령에 따른 평생교육시설에서 고등학교 교과 과정에 상응하는 교육과정 중 간호 관련학과를 졸업한 사람(간호조무사 국가시험 응시일로부터 6개월 이내에 졸업이 예정된 사람을 포함한다)

4. 고등학교 졸업학력 인정자로서 「학원의 설립 · 운영 및 과외교습에 관한 법률」 제2조의2제2항에 따른 학원의 간호조무사 교습과정을 이수한 사람

5. 고등학교 졸업학력 인정자로서 보건복지부장관이 인정하는 외국의 간호조무사 교육과정을 이수하고 해당 국가의 간호조무사 자격을 취득한 사람

6. 제7조제1항제1호 또는 제2호에 해당하는 사람

　2제1항제1호부터 제4호까지에 따른 간호조무사 교육훈련기관은 보건복지부장관의 지정 · 평가를 받아야 한다. 이 경우 보건복지부장관은 간호조무사 교육훈련기관의 지정을 위한 평가업무를 대통령령으로 정하는 절차 · 방식에 따라 관계 전문기관에 위탁할 수 있다.

　3보건복지부장관은 제2항에 따른 간호조무사 교육훈련기관이 거짓이나 그 밖의 부정한 방법으로 지정받는 등 대통령령으로 정하는 사유에 해당하는 경우에는 그 지정을 취소할 수 있다.

　4간호조무사는 최초로 자격을 받은 후부터 3년마다 그 실태와 취업상황 등을 보건복지부장관에게 신고하여야 한다.

　5제1항에 따른 간호조무사의 국가시험 · 자격인정, 제2항에 따른 간호조무사 교육훈련기관의 지정 · 평가, 제4항에 따른 자격신고 및 간호조무사의 보수교육 등에 관하여 필요한 사항은 보건복지부령으로 정한다.

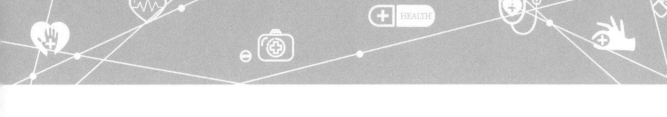

(2) 간호조무사 및 의료유사업자에 관한 규칙 제4조(간호조무사 국가시험의 응시자격) 1 법 제80조 제1항 전단에서 "보건복지부령으로 정하는 교육과정"이란 다음 각 호의 과정을 말한다.
 1. 법 제80조제2항 전단에 따라 보건복지부장관의 지정을 받은 간호조무사 교육훈련기관 (이하 "간호조무사 교육훈련기관"이라 한다)에서 실시하는 740시간 이상의 이론교육 과정
 2. 간호조무사 교육훈련기관의 장이 실습교육을 위탁한 의료기관(조산원은 제외한다) 또는 보건소 에서 실시하는 780시간 이상의 실습교육 과정. 이 경우 법 제3조제2항제3호에 따른 병원이나 종합병원에서의 실습교육 과정이 400시간 이상이어야 한다.

▌합격기준

(1) 간호조무사 및 의료유사업자에관한규칙 제7조제1항에 의거 매 과목 만점의 40퍼센트 이상, 전 과목 총점의 60퍼센트 이상 득점한 자를 합격자로 한다.
(2) 응시자격이 없는 것으로 확인된 경우에는 합격자 발표 이후에도 합격을 취소합니다.

▌시험과목 및 시간표

시험종별	시험 과목 수	문제수	배점	총점	문제형식
필기	3	70	1점/1문제	70점	객관식 5지선다형
실기	1	30	1점/1문제	30점	객관식 5지선다형

구분	시험과목(문제수)	시험형식	입장시간	시험시간
1교시	1. 기초간호학 개요(35) 　 (치의학기초 개론 및 　 한의학기초개론을 포함한다.) 2. 보건간호학 개요(15) 3. 공중보건학 개론(20) 4. 실기(30)	객관식	~ 09:30	10:00 ~ 11:40 (100분)

출처: 한국보건의료인국https://www.kuksiwon.or.kr/subcnt/c_2028/7/view.do?seq=7

간호조무사 국가시험 파이널 모의고사 출제범위

시험 과목	분야	문항수	번호	영역
1. 기초간호학 개요 (35)	1. 간호관리	4	1~4번	1. 직업윤리 및 자기계발
				2. 병원 환경관리
				3. 행정업무수행
	2. 기초해부생리	2	5~6번	1. 인체의 개요
				2. 인체체계 분류
	3. 기초약리	2	7~8번	1. 약물기전
				2. 약물의 관리
	4. 기초영양	2	9~10번	1. 영양과 대사
				2. 식이
	5. 기초치과	2	11~12번	1. 기본개념
				2. 치과 기본업무
	6. 기초한방	2	13~14번	1. 기본개념
				2. 한방 기본업무
	7. 기본간호	3	15~17번	1. 간호의 기본개념
				2. 의사소통
				3. 진단검사 보조
	8. 성인관련 간호의 기초	5	18~22번	1. 계통별 간호보조
	9. 모성관련 간호의 기초	4	23~26번	1. 임신
				2. 분만
				3. 산욕
	10. 아동관련 간호의 기초	3	27~29번	1. 아동 발달단계별 간호보조
				2. 환아의 간호보조
	11. 노인관련 간호의 기초	3	30~32번	1. 노인의 건강관리
	12. 응급관련 간호의 기초	3	33~35번	1. 응급처치의 개요

시험 과목	분야	문항수	번호	영역
2. 보건간호학 개요 (15)	1. 보건교육	4	1~4번	1. 보건교육의 이해
				2. 보건교육의 실시
	2. 보건행정	6	5~10번	1. 보건조직
				2. 보건의료체계
				3. 의료보장의 이해
	3. 환경보건	4	11~14번	1. 환경의 이해
				2. 환경의 요소
	4. 산업보건	1	15번	1. 산업장 건강문제
3. 공중보건학개론 (20)	1. 질병관리사업	5	1~5번	1. 역학
				2. 감염성 질환
				3. 만성질환
	2. 인구와 출산	1	6번	1. 인구의 이해
				2. 인구정책
	3. 모자보건	2	7~8번	1. 모자보건의 이해
				2. 모성보건
				3. 영유아 보건
	4. 지역사회보건	6	9~14번	1. 정신보건
				2. 노인보건
				3. 방문보건
	5. 의료관계법규	6	15~20번	1. 의료법
				2. 정신건강증진 및 정신질환자 복지서비스 지원에 관한 법률
				3. 결핵예방법
				4. 구강보건법
				5. 혈액관리법
				6. 감염병의 예방 및 관리에 관한 법률

시험 과목	분야	문항수	번호	영역
4. 실기 (30)	1. 병원간호실기학(활력징후)	2	1~2번	1. 체온
				2. 맥박
				3. 호흡
				4. 혈압
	2. 병원간호실기학(영양과 배설)	4	3~6번	1. 식사돕기
				2. 섭취량과 배설량 측정
				3. 배변돕기
				4. 배뇨돕기
	3. 병원간호실기학(감염과 상처)	5	7~11번	1. 소독과 멸균
				2. 감염관리
				3. 상처관리
	4. 병원간호실기학(개인위생)	4	12~15번	1. 목욕돕기
				2. 부위별 개인위생돕기
	5. 병원간호실기학(활동관리)	5	16~20번	1. 운동
				2. 이동과 보행
				3. 체위
				4. 안전
	6. 병원간호실기학(체온유지)	2	21~22번	1. 냉온요법
	7. 병원간호실기학(수술과 진단검사 돕기)	3	23~25번	1. 수술
				2. 진단검사
	8. 병원간호실기학(응급상황 대처)	2	26~27번	1. 심폐소생술
				2. 응급처치
				3. 산소요법
	9. 병원간호실기학(환자와 보호자 관리)	3	28~30번	1. 입원,퇴원,전동
				2. 의사소통
		30		

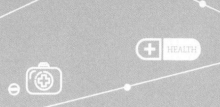

CONTENTS

간호조무사
실전모의고사

1회

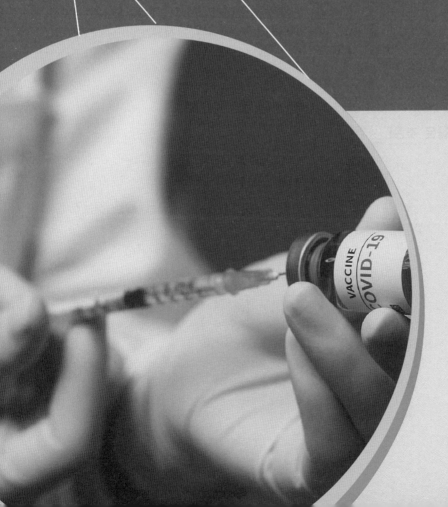

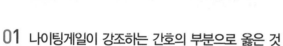 기초간호학 개요

01 나이팅게일이 강조하는 간호의 부분으로 옳은 것은?

① 약물
② 처치
③ 영양
④ 환경
⑤ 상담

02 대상자의 육체적, 정신적, 심리적, 사회·경제적 요구를 충족시키는 간호 개념으로 옳은 것은?

① 봉사 간호
② 처치 간호
③ 소통 간호
④ 환경 간호
⑤ 전인 간호

03 간호 기록에 관한 설명으로 옳은 것은?

① 연필로 작성한다.
② 투약 전에 기록한다.
③ 임의로 약어를 쓴다.
④ 작성자의 성과 이름을 다 작성한다.
⑤ 틀리면 지우고 다시 쓴다.

04 병실에서 화재가 발생하였을 때 간호조무사의 행동으로 옳은 것은?

① 마른 수건으로 코와 입을 가리고 대피시킨다.
② 경증 환자보다 중증 환자를 먼저 대피시킨다.
③ 출입구의 손잡이가 뜨거우면 다른 출입구로 이동한다.
④ 움직일 수 있는 환자는 엘리베이터에 태워서 대피한다.
⑤ 소화기는 안전핀을 빼고 바람이 불어오는 쪽으로 분사한다.

05 인체의 물질대사에서 복잡한 물질을 분해하고 에너지를 생성하는 과정은?

① 동화작용
② 이화작용
③ 발화작용
④ 합성작용
⑤ 흡수작용

06 골막(뼈막)에 관한 설명으로 옳은 것은?

① 혈구를 생산한다.
② 골절 시에 뼈를 재생시킨다.
③ 해면골과 치밀골로 구분된다.
④ 뼈를 튼튼하게 자라도록 한다.
⑤ 스펀지 모양의 엉성한 조직이다.

07 약물의 관리 방법으로 옳은 것은?

① 좌약은 냉동 보관한다.

② 인슐린은 실온 보관한다.

③ 마약은 이중 잠금장치를 해서 보관한다.

④ 향정신성 의약품은 약장의 다른 칸에 따로 보관한다.

⑤ 일반적으로 햇볕이 잘 들고 통풍이 잘되는 곳에 보관한다.

08 위장을 자극하고 출혈을 일으킬 수 있으므로 주의를 필요로 하는 약물은?

① 디곡신

② 라식스

③ 아스피린

④ 타이레놀

⑤ 하이드랄라진

09 뇌 기능에 영향을 주며 뇌와 신경조직의 주된 에너지원으로 사용되는 영양소는?

① 지방

② 단백질

③ 무기질

④ 비타민

⑤ 탄수화물

10 수술 후 회복기에 제공되며 흰죽, 연두부 등이 제공되는 식이로 옳은 것은?

① 연식

② 경식

③ 일반식

④ 유동식

⑤ 이유식

11 치아와 주위 조직에 관한 설명으로 옳은 것은?

① 경조직은 점막이나 근육을 말한다.

② 전치는 음식물을 잘게 부수는 역할을 한다.

③ 치면은 굴곡되지 않고 대개는 편평하다.

④ 연조직에는 법랑질과 상아질, 백악질이 있다.

⑤ 치관은 치아머리로 잇몸 밖으로 드러난 부분이다.

12 치주수술 후 외과 기구 관리에 대한 설명으로 옳은 것은?

① 기구는 끓인 물에 담가 두면 소독된다.

② 혈액이 묻어도 공기 중에 두면 잘 닦인다.

③ 고압멸균기 소독 후에 별도 보관은 필요 없다.

④ 기구 세척 시에는 반드시 두꺼운 고무장갑을 낀다.

⑤ 혈액이 묻은 기구는 따뜻한 물로 씻는다.

13 심장박동에 의해 생긴 내압 파동을 손가락으로 촉지하여 질병 상태를 판단하는 진단행위는?

① 맥진

② 청진

③ 타진

④ 문진

⑤ 시진

14 부항 요법 시 주의사항으로 옳은 것은?

① 화관 면이 매끄러운지 살핀다.

② 적용 시간은 매회 30분으로 한다.

③ 하루에 3번씩 하는 것을 원칙으로 한다.

④ 근육이 많은 부위는 비교적 작은 화관을 선택한다.

⑤ 화관 입구에 약간의 알코올을 발라 피부의 손상을 방지한다.

15 간호조무사의 주의 의무에 관한 설명으로 옳은 것은?

① 대상자의 치료 후 모든 결과를 책임지는 것이다.

② 대상자에게 업무 하는 동안 의식적으로 집중하지 않는 것이다.

③ 대상자에게 설명하지 않아 손해를 입힌 경우 책임지는 것이다.

④ 대상자에게 신체적 손상이 있을 때만 법적 책임이 있는 것이다.

⑤ 대상자에게 업무상 주의를 하지 않을 경우 법적 책임을 지는 것이다.

16 진료 시작을 위해 대상자를 맞이하여 진료 접수를 시행할 때 대상자를 확인하는 개방형 질문으로 가장 옳은 것은?

① "홍길동 님이 맞으신가요?"

② "환자분 신분증 좀 주시겠어요?"

③ "홍길동 님 내과 진료 예약하셨나요?"

④ "환자분 이름과 등록번호가 어떻게 되시나요?"

⑤ "홍길동 님의 생년월일은 O월 O일 맞으신가요?"

17 혈당 검사 방법으로 옳은 것은?

① 사용한 채혈침은 손상성 폐기물 통에 폐기한다.

② 혈당이 60mg/dl로 측정되면 설명 후 편히 쉬도록 한다.

③ 천자 부위에서 혈액을 짜내어 충분한 양을 확보한다.

④ 채혈할 부위를 선택할 때는 손가락의 가장 두꺼운 부위를 고른다.

⑤ 채혈하기 전 천자할 부위를 소독솜으로 닦고 마르기 전에 채혈한다.

18 골수염의 설명으로 옳은 것은?

① 연쇄상구균이 원인이다.

② 별다른 치료가 필요 없다.

③ 증상이 없는 것이 특징이다.

④ 성인 여성에게 많이 발생한다.

⑤ 성장이 빠른 장골에서 발생한다.

19 편도선 수술 환자의 퇴원 교육으로 옳은 것은?

① 기침을 격려한다.

② 수술 직후 목을 세척한다.

③ 가래 뱉기, 코 풀기를 격려한다.

④ 거친 음식이나 오렌지 주스를 피한다.

⑤ 삼킨 혈액 때문에 붉은색 변을 볼 수 있음을 알린다.

20 〈보기〉에서 설명하는 질환은?

> ─── 〈 보기 〉 ───
>
> 공기 유통 장애가 있는 상태로 만성적인 기도 염증, 기도 과민반응과 가역적인 기도 폐쇄가 나타나는 알레르기성 질환이다.

① 폐기종
② 폐결핵
③ 기관지 천식
④ 만성 기관지염
⑤ 기관지 확장증

21 토혈의 특징으로 옳은 것은?

① 거품이 있다.
② 알칼리성이다.
③ 밝은 붉은색이다.
④ 대변에 흑색변, 잠혈이 관찰된다.
⑤ 백혈구, 적혈구, 대식세포가 포함된다.

22 만성폐쇄성 폐질환 환자의 간호로 옳은 것은?

① 수분섭취를 제한한다.
② 고농도의 산소를 공급한다.
③ 흡기와 호기의 비율을 2:1로 한다.
④ 입을 크게 벌리고 호흡하도록 한다.
⑤ 횡격막을 최대한 사용하는 복식호흡을 격려한다.

23 난자의 수명으로 옳은 것은?

① 6~12시간
② 12~24시간
③ 24~36시간
④ 36~48시간
⑤ 48~72시간

24 기초체온의 상승이 의미하는 것으로 옳은 것은?

① 월경이 끝났다는 의미
② 배란이 시작된다는 의미
③ 임신을 할 수 없다는 의미
④ 월경이 곧 시작된다는 의미
⑤ 배란 직후거나 배란이 끝났음을 의미

25 분만의 전구 증상인 가진통에 대한 설명으로 옳은 것은?

① 자궁 수축이 규칙적으로 나타남
② 자궁의 수축 간격이 점점 짧아짐
③ 자궁경부의 개대와 소실이 진행됨
④ 걷거나 운동을 하면 통증이 완화됨
⑤ 통증이 허리에서 시작하여 복부로 방사됨

26 유아기의 발달 특성에 대한 설명으로 옳은 것은?

① 가장 주된 사망원인은 감염병이다.
② 분노발작이 일어나면 관심을 가져준다.
③ 배변 훈련은 생후 18~24개월에 시작한다.
④ 분리불안은 생후 14~15개월경에 시작된다.
⑤ 신경계 이상으로 야뇨증이 나타날 수 있다.

27 성장 발달에 영향을 주는 요인에 대한 설명으로 옳은 것은?

① 지능과 신체 발달은 무관하다.
② 가족 내에서 아동의 순위는 발달과 관계없다.
③ 성장 발달은 내·외적 요인에 의해 영향을 받는다.
④ 부모로부터 받은 요인을 환경적·비유전적 요인이라 한다.
⑤ 사회적 요인(학교, 이웃 등)은 성장 발달에 내적 요인으로 영향을 준다.

28 미숙아의 신체적 특징으로 옳은 것은?

① 몸과 비교해 머리가 크다.
② 솜털과 피하지방이 거의 없다.
③ 손바닥, 발바닥에 주름이 많다.
④ 남아에서 음낭이 발달하여 있다.
⑤ 피부는 적색으로 보이며 동맥이 보인다.

29 설사가 심한 대상자에게 보충해 주어야 하는 것은?

① 지방, 염분
② 수분, 전해질
③ 수분, 단백질
④ 무기질, 단백질
⑤ 포도당, 비타민

30 노년기에 두드러지게 나타나는 특징은?

① 활동성 상승
② 경제 능력의 상승
③ 체력의 빠른 회복
④ 사회로부터의 고립
⑤ 자기 계발에 대한 의지 상승

31 노인의 요실금이 삶의 질에 미치는 영향은?

① 우울증 증가
② 자존감 상승
③ 피부 통합성 증가
④ 대인 관계 폭 확대
⑤ 피부의 질적인 상승

32 노화로 인한 시각 변화에 대한 설명으로 옳은 것은?

① 시야가 좁아진다.
② 동공 반사가 강해진다.
③ 주변 시야 확보가 쉽다.
④ 20대 이후부터 노안이 시작된다.
⑤ 수정체의 혼탁이 녹내장으로 발전된다.

33 응급처치의 구명 4단계 중 첫 번째 단계는?

① 기도유지
② 의식 확인
③ 상처 지혈
④ 쇼크 예방
⑤ 상처 보호

34 붕대를 감을 때의 주의사항에 대한 설명으로 옳은 것은?

① 중앙에서 말초의 방향으로 감는다.
② 관절을 일자로 편 상태에서 감는다.
③ 붕대의 시작과 매듭은 상처 부위에 하지 않는다.
④ 뼈의 돌출 부위나 함몰 부위는 붕대를 감지 않는다.
⑤ 배액이 있는 상처나 젖은 드레싱 위에 붕대를 할 때는 단단하게 감아준다.

35 뱀에 의한 교상의 응급처치로 옳은 것은?

① 상처 부위를 입으로 빨아 준다.

② 물린 부위는 심장보다 낮게 한다.

③ 빠른 회복을 위해 온찜질을 한다.

④ 독이 희석되도록 물을 많이 마신다.

⑤ 물린 부위의 아래쪽을 폭 5cm 이상의 넓은 천으로 약하게 묶는다.

 보건간호학 개요

36 피교육자가 기본적인 지식이 없을 때 사용되며 많은 학습 내용을 단시간에 제시할 수 있는 교육 방법은?

① 시범

② 세미나

③ 역할극

④ 강의법

⑤ 심포지엄

37 교육하기 전 교육대상자의 지식, 태도, 행동의 수준을 파악하는 평가 방법은?

① 진단평가

② 형성평가

③ 절대평가

④ 상대평가

⑤ 총괄평가

38 〈보기〉에서 설명하는 보건행정의 특성으로 옳은 것은?

───〈 보기 〉───

공공복지와 집단의 건강을 추구하며, 행정 행위가 사회 전체 구성원을 대상으로 한 사회적 건강증진에 있다.

① 공공성

② 교육성

③ 기술성

④ 봉사성

⑤ 조장성

39 보건소에 대한 설명으로 옳은 것은?

① 중앙 보건행정의 최일선 조직이다.

② 본인부담금으로 운영하는 민간보건조직이다.

③ 보건행정에서 보건소가 차지하는 비중은 크지 않다.

④ 우리나라 보건 정책에 대해 기획하고 총괄 업무를 하는 기관이다.

⑤ 보건 계몽 활동의 중심으로 지방자치단체의 사업소 성격을 가진다.

40 노인장기요양보험제도의 서비스 대상자는?

① 뇌졸중으로 6개월 이상 혼자서 일상생활 수행이 어려운 50세

② 폐렴으로 12개월 이상 혼자서 일상생활 수행이 어려운 60세

③ 당뇨병으로 6개월 이상 혼자서 일상생활 수행이 어려운 50세

④ 청력장애로 12개월 이상 혼자서 일상생활 수행이 어려운 60세

⑤ 조현병으로 6개월 이상 혼자서 일상생활 수행이 어려운 50세

41 건강보험대상자 진료 절차에 대한 설명으로 옳은 것은?
① 3단계로 진료체제가 운영된다
② 회송 시에는 의료급여회송서를 작성한다.
③ 2단계 의료기관에 해당하는 곳은 상급종합 병원이다.
④ 다음 단계의 의료기관으로 진료를 받기 위해서는 의료급여의뢰서가 필요하다.
⑤ 안과 진료의 경우 의료급여의뢰서 없이 2단계 의료기관에 진료를 받을 수 있다.

42 사회보험의 종류와 그에 대한 적용대상의 연결이 옳은 것은?

	사회보험	적용대상
①	고용보험	국내에 거주하는 국민
②	산재보험	근로자를 고용하는 모든 사업장
③	국민건강보험	만 18세 이상 국민
④	노인장기요양보험	18세 이상 60세 미만인 자
⑤	국민연금	65세 이상 64세 이하 노인성 질환자

43 진단군에 기초를 두고 질병별로 보수단가를 설정하여 보상하는 진료비 지불제도는?

① 인두제
② 봉급제
③ 포괄수가제
④ 총액계산제
⑤ 행위별수가제

44 무색, 무취의 기체로 맹독성이 강하며 헤모글로빈과의 친화성이 산소와 비교하여 250~300배 높은 공기 성분은?
① 질소
② 아르곤
③ 이산화탄소
④ 일산화탄소
⑤ 일산화질소

45 식품 본연의 목적을 훼손하지 않는 범위에서 부패를 방지하고 영양을 강화하며 착색 · 착향의 목적으로 사용되는 물질은?
① 유전자재조합식품
② 식품가공물
③ 잔류 농약
④ 식품첨가물
⑤ 식품위해물

46 기후를 구성하는 3대 요소로 옳은 것은?
① 기온, 기류, 기습
② 기온, 해류, 기압
③ 기온, 강우, 위도
④ 기습, 일조, 복사열
⑤ 기습, 지형, 복사열

47 고온환경에서 육체적 노동을 할 때 발생하며 지나친 발한에 의한 탈수와 염분의 소실이 원인이 되는 열중증은?

① 열경련
② 열피로
③ 일사병
④ 열사병
⑤ 열허탈증

48 물이 분변에 오염되었음을 나타내는 지표로 옳은 설명은?

① 경도가 높다.
② 냄새가 난다.
③ 용존산소가 낮다.
④ 대장균이 검출되었다.
⑤ 일반 세균이 검출되었다.

49 〈보기〉에서 설명하는 생활폐기물 처리 방법은?

─── 〈 보기 〉 ───

- 폐기물 처리 비용이 낮고, 공정이 간단하다.
- 고형 폐기물에의 90% 이상이 이 방법으로 처리된다.

① 매립법
② 소각법
③ 수출법
④ 재활용법
⑤ 퇴비처리법

50 산업보건과 관련이 깊은 국제노동기구는?

① WHO
② WTO
③ ILO
④ UNESCO
⑤ UNICEF

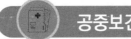

공중보건학 개론

51 기후나 자연환경, 생활양식 등 특정 지역에서 발생하는 질병 양상은?

① 계절성
② 세계성
③ 유행성
④ 토착성
⑤ 범유행성

52 〈보기〉에서 설명하는 병원체의 특성은?

─── 〈 보기 〉 ───

사람이나 동물의 몸 안에 병원균이나 독소 등의 항원이 공격할 때 이에 저항하는 능력

① 독력
② 면역력
③ 전파력
④ 병원력
⑤ 감염력

53 〈보기〉에서 설명하는 면역의 종류는?

---〈 보기 〉---

- 인체가 어떠한 면역에도 일체 접촉이 없었음에도 불구하고 체내에 자연스럽게 형성된 면역반응
- 종속 면역, 인종 면역, 저항력의 개인차가 있다.

① 선천면역
② 인공 수동면역
③ 인공 능동면역
④ 자연 수동면역
⑤ 자연 능동면역

54 장티푸스에 대한 설명으로 옳은 것은?

① 마스크 착용으로 전파를 예방한다.
② 입원 시 음압병실에 격리해야 한다.
③ 위달 테스트(Widal test)로 진단한다.
④ 쌀뜨물 양상의 심한 설사가 특징이다.
⑤ 호흡기 감염병으로 비말에 의해 전파된다.

55 국가적 차원에서 지속관리율과 자기관리율이 높은 질환은?

① 홍역
② 메르스
③ 고혈압
④ 코로나 19
⑤ 인플루엔자

56 주어진 여건 속에서 생산성을 최대로 유지하여 최고의 생활 수준을 유지할 수 있는 인구는?

① 법적 인구
② 상주 인구
③ 안정 인구
④ 적정 인구
⑤ 중앙 인구

57 모자보건사업이 중요한 이유는?

① 사업의 대상이 제한적이다.
② 예방사업의 효과를 측정할 수 없다.
③ 다른 연령층에 비해 경제 파급 효과가 크다.
④ 다음 세대의 인구 자질에 영향을 미친다.
⑤ 임산부와 영유아기의 건강문제는 치명률이 높다.

58 DTaP 예방백신 관리에 대한 설명으로 옳은 것은?

① 모든 약은 냉동실에 보관한다.
② 직사광선을 피하고 실온에 보관한다.
③ 주사하고 남은 약은 냉장 보관 후 사용한다.
④ 1시간 이상 실온에 두어 차갑지 않게 주사한다.
⑤ 예방접종 시 약병을 흔들어 용액의 농도를 고르게 한 후 사용한다.

59 지역사회 주민의 건강요구 결정 시 가장 중요하게 고려해야 할 사항으로 옳은 것은?

① 환경 조건
② 질병의 범위
③ 인구의 특성
④ 지역주민의 요구
⑤ 보건의료 전달체계

60 〈보기〉에서 설명하는 정신 장애는?

———— 〈 보기 〉 ————
조증과 우울증 증상이 교대로 반복되어 나
타나는 질환으로 기분, 에너지, 생각과 행
동 등 극단의 변화가 특징이다.

① 강박장애
② 공황장애
③ 품행장애
④ 양극성장애
⑤ 반사회적 인격장애

61 가정방문 계획 시 방문할 대상자의 순서로 옳은
것은?

① 미숙아 - 임산부 - 매독환자 - 결핵환자
② 미숙아 - 임산부 - 결핵환자 - 성병환자
③ 임산부 - 결핵환자 - 미숙아 - 매독환자
④ 미숙아 - 결핵환자 - 임산부 - 매독환자
⑤ 임산부 - 미숙아 - 결핵환자 - 매독환자

62 지역사회 간호사업의 우선 순위 결정, 관찰 가
능한 목표설정, 간호 방법 및 수단의 선택, 수행
및 평가계획, 결과의 평가를 위한 평가계획을 수립
하는 단계는?

① 평가
② 사정
③ 수행
④ 계획
⑤ 진단

63 증상이 서서히 진행되어 자각하지 못하다가 미
약한 떨림으로 흔히 처음 발견되며 표정이 굳어
져서 마치 가면을 쓰고 있는 듯한 인상을 주는 신경
퇴행성 질환은?

① 뇌졸중
② 뇌전증
③ 파킨슨병
④ 루게릭병
⑤ 알츠하이머병

64 만성퇴행성 질환의 관리 목표로 옳은 것은?

① 기능장애 지연
② 평균 수명 연장
③ 질병 완치율 증가
④ 질병 유병률 증가
⑤ 질환의 증상 억제

65 「의료법」상 의사, 치과의사 또는 한의사가
주로 외래환자를 대상으로 각각 그 의료행위를
하는 의료기관은?

① 의원
② 병원
③ 요양병원
④ 종합병원
⑤ 정신병원

66 「감염병의 예방 및 관리에 관한 법률」상 제1급 감염병 환자를 진단하거나 그 사체를 검안한 경우, 신고 절차에 관한 설명으로 옳은 것은?

① 24시간 이내에 반드시 신고하여야 한다.

② 제1급 감염병의 경우에 한해 간호사도 신고의무자가 된다.

③ 의료기관에 소속된 의사는 관할 보건소장에게 신고하여야 한다.

④ 신고서를 질병관리청장 또는 보건복지부장관에게 정보시스템을 이용하여 제출해야 한다.

⑤ 신고서를 제출하기 전에 질병관리청장 또는 관할 보건소장에게 구두, 전화 등의 방법으로 알려야 한다.

67 「구상보건법」상 구강보건사업기본계획의 내용으로 옳지 않은 것은?

① 수돗물 불소농도 조정사업

② 구강보건에 관한 조사연구 및 교육사업

③ 중환자 구강보건에 관한 사업

④ 임산부·영유아 구강보건에 관한 사업

⑤ 노인·장애인 구강보건에 관한 사업

68 「결핵예방법」상 임상적, 방사선학적 또는 조직학적 소견상 결핵에 해당하지만, 결핵균 검사에서 양성으로 확인되지 아니한 자는?

① 결핵 환자

② 결핵 의사 환자

③ 전염성 결핵 환자

④ 잠복 결핵 감염자

⑤ 비활동성 결핵 환자

69 「정신건강증진 및 정신질환자 복지서비스 지원에 관한 법률」상 정신건강증진 및 정신질환자 복지서비스 지원에 관한 법률의 기본이념으로 옳은 것은?

① 일부 정신질환자는 최적의 치료를 받을 권리를 갖고 있다.

② 정신질환으로부터 보호받을 권리는 특정 질환에만 해당된다.

③ 모든 정신질환자는 인간으로서의 존엄과 가치를 보장받는다.

④ 정신질환이 있을 경우 완치될 때까지 차별 대우를 받을 수 있다.

⑤ 미성년자인 정신질환자는 격리 수용되어 체계적인 치료를 받아야 한다.

70 「혈액관리법」상 혈액 매매행위를 한 자가 받는 벌칙으로 옳은 것은?

① 1년 이하의 징역 또는 1천만원 이하의 벌금

② 2년 이하의 징역 또는 2천만원 이하의 벌금

③ 3년 이하의 징역 또는 3천만원 이하의 벌금

④ 4년 이하의 징역 또는 4천만원 이하의 벌금

⑤ 5년 이하의 징역 또는 5천만원 이하의 벌금

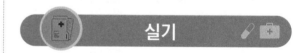

실기

71 체온조절 중추로 옳은 것은?

① 연수

② 대뇌

③ 소뇌

④ 시상하부

⑤ 뇌하수체

72 맥박산소측정기(pulse oximeter)로 산소 포화도를 측정할 때 주의사항으로 옳은 것은?

① 강한 외부 빛이 센서에 비치도록 하여 정확하게 측정한다.

② 손가락을 다쳤을 때는 이마나 귓불, 코끝에 센서를 부착한다.

③ 하지 순환 장애가 있는 환자에게는 발가락에 센서를 부착한다.

④ 손톱의 매니큐어는 맥박 산소 측정기 센서를 잘 감지하므로 지울 필요가 없다.

⑤ 혈액순환을 측정하는 것이므로 측정기를 착용한 팔은 자유롭게 움직여도 된다.

73 비위관 영양 방법으로 옳은 것은?

① 위관 영양 시 앙와위를 취해준다.

② 영양액 온도는 실내 온도보다 낮게 한다.

③ 영양액 주입이 끝나면 물을 30~60cc 정도 주입한다.

④ 영양액이 1분에 100cc 정도 주입되도록 속도를 조절한다.

⑤ 영양액을 주입하기 전에 위 내용물을 흡인해 보고, 흡인한 내용물은 버린다.

74 섭취량과 배설량 측정이 필요한 경우로 옳은 것은?

① 수술 후
② 물리치료 전
③ 심전도 검사 전
④ 복부 초음파 검사 후
⑤ 심장 초음파 검사 후

75 배변 곤란이 있는 대상자에게 따뜻한 변기를 제공하는 이유는?

① 복부 근육 수축
② 항문 괄약근 이완
③ 골반 저부 근육 강화
④ 장의 연동 운동 감소
⑤ 장의 가스 배출 감소

76 여자 환자 단순 도뇨 방법으로 옳은 것은?

① 반좌위 자세를 취해준다.
② 내과적 무균술을 적용한다.
③ 도뇨관을 12~18cm 삽입한다.
④ 요도에서 항문 방향으로 닦는다.
⑤ 소음순에서 대음순 방향으로 닦는다.

77 고압증기멸균법이 적용되는 물품은?

① 내시경류
② 고무제품
③ 유리제품
④ 수술용 겸자
⑤ 인공 도뇨관

78 〈보기〉에서 설명하는 의료 폐기물의 종류는?

〈 보기 〉

- 최대 보관 기간은 30일이다.
- 위해 의료 폐기물에 해당한다.
- 주삿바늘, 봉합 바늘, 수술용 칼날이 해당한다.

① 손상성 폐기물
② 병리계 폐기물

③ 혈액 오염 폐기물

④ 일반 의료 폐기물

⑤ 격리 의료 폐기물

79 병원에서 물품 관리방법으로 옳은 것은?

① 파손된 물품은 버린다.

② 포장지가 젖은 경우 말려서 사용한다.

③ 유효기간이 지난 물품은 재소독하여 사용한다.

④ 포장이 찢어진 물품은 다시 밀봉해서 사용한다.

⑤ 소독한 날짜가 최근 것일수록 맨 앞에 정리한다.

80 상처 조직 세포의 삼투현상으로 인한 이차적 손상을 예방하기 위해 사용하는 소독액은?

① 붕산수

② 생리식염수

③ 알코올 용액

④ 과산화수소수

⑤ 포비돈 요오드

81 위절제 수술 후 배액관을 가지고 있는 환자의 상처 소독 방법으로 옳은 것은?

① 상처 아래에서 위로 닦는다.

② 상처 오른쪽에서 왼쪽으로 닦는다.

③ 상처 가장자리에서 중심으로 닦는다.

④ 절개부를 먼저 닦고 배액관을 닦는다.

⑤ 상처 밖에서 안으로 원을 그리며 닦는다.

82 침상 목욕 시 복부를 닦는 방법으로 옳은 것은?

① 아래에서 위쪽으로 닦는다.

② 왼쪽에서 오른쪽으로 닦는다.

③ 복부 주름 안쪽은 닦지 않는다.

④ 배꼽을 중심으로 시계 방향으로 닦는다.

⑤ 밖에서 배꼽 쪽으로 원을 그리듯이 닦는다.

83 통목욕 시 주의사항으로 옳은 것은?

① 프라이버시를 위해 문을 잠근다.

② 목욕 시간은 30분~1시간 이내로 한다.

③ 뜨거운 물을 받을 때는 통 안에 앉아 있도록 한다.

④ 편마비 대상자가 욕조에 들어갈 때는 불편한 쪽 다리부터 움직이도록 한다.

⑤ 어지러운 증상을 호소하면 욕조의 물을 뺀후 머리를 낮추고 다리를 올려준다.

84 의치 세척 시 주의사항으로 옳은 것은?

① 알코올로 세척한다.

② 자비소독을 시행한다.

③ 햇볕에 말린 후 보관한다.

④ 소독수에 20분 이상 담근다.

⑤ 닦는 동안 싱크대나 세면대에 수건을 깔아 놓는다.

85 눈 간호에 관한 설명으로 옳은 것은?

① 중조를 이용하여 닦아준다.

② 수건의 같은 면으로 닦는다.

③ 눈은 안쪽에서 바깥쪽으로 닦는다.

④ 무의식 대상자에게는 적용하지 않는다.

⑤ 각막반사가 소실된 경우 금기사항이다.

86 왼쪽 다리를 다쳐 보행이 불편한 환자의 3점 목발 보행법으로 옳은 것은? (●: 이동 중 목발, ○: 정지 중 목발, ↑: 이동 대상 지시)

①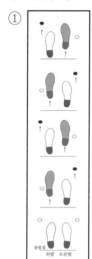

②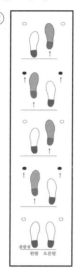

③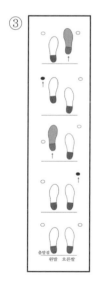

④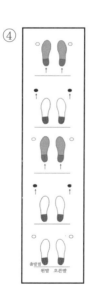

⑤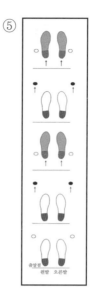

87 모든 체위의 기본이며 휴식과 수면, 척추마취 후 두통 감소를 위한 체위는?

①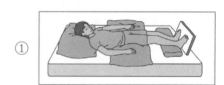

②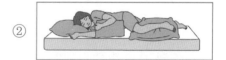

③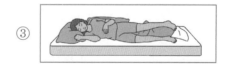

④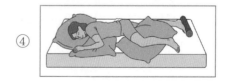

⑤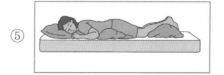

88 고관절의 수동적 관절 범위 운동 요법으로 옳은 것은?

① 발가락 사이를 벌렸다가 오므린다.

② 발가락을 구부렸다가 펴고 또 젖힌다.

③ 발바닥 부위를 안쪽으로 돌렸다가 반대쪽으로 돌린다.

④ 발꿈치를 지지한 채 발끝이 위쪽으로 향하였다가 아래를 향하게 한다.

⑤ 다리를 편 상태에서 무릎과 발목을 지지한 채 가능한 한 크게 원을 그린다.

89 침대에서 운반차로 다리 골절환자를 이동하는 방법으로 옳은 것은?

① 홑이불을 이용하여 옮긴다.

② 운반차를 침상보다 더 높게 한다.

③ 침대와 운반차 사이에 서서 옮긴다.

④ 운반차의 바퀴를 원활하게 풀어놓는다.

⑤ 침대와 운반차 사이를 30cm 이상 떨어지게 한다.

90 사지 억제를 할 때 순환 장애 예방 간호로 옳은 것은?

① 풀어지지 않게 꽉 묶는다.

② 움직이면 더 조여지게 묶는다.

③ 보호대를 침상 난간에 묶는다.

④ 뼈가 돌출된 부위는 더욱 단단히 묶는다.

⑤ 2시간마다 보호대를 풀어 관절운동을 실시한다.

91 더운물 주머니의 적용 방법으로 옳은 것은?

① 습기가 있는 피부에 적용한다.

② 한 번에 1시간 이상 적용한다.

③ 주머니의 물을 1/2~2/3 정도 채운다.

④ 주머니에 공기를 넣어 입구를 잠근다.

⑤ 30~36℃의 미지근한 물을 채우는 것이 좋다.

92 얼음주머니의 적용 방법으로 옳은 것은?

① 얼음을 주머니 가득 채운다.

② 한곳에 30분 이상 적용한다.

③ 주머니를 적용하기 전 피부를 건조할 필요는 없다.

④ 주머니의 물기를 닦고 거꾸로 들어보아 물이 새는지 확인한다.

⑤ 주머니를 적용한 부위의 통증은 자연스러운 증상이므로 유지한다.

93 수술 후 호흡기계 합병증을 예방하기 위한 수술 전 교육으로 옳은 것은?

① 휴식, 기침, 금식

② 휴식, 금식, 심호흡

③ 관장, 안정, 심호흡

④ 금식, 관장, 조기 이상

⑤ 심호흡, 기침, 조기 이상

94 갑상선절제술 환자에게 말을 시켜 보는 이유로 옳은 것은?

① 연하장애를 확인하기 위함이다.

② 기도 폐쇄를 확인하기 위함이다.

③ 통증의 강도를 확인하기 위함이다.

④ 출혈이 있는지 확인하기 위함이다.

⑤ 후두신경의 손상을 확인하기 위함이다.

95 검사 전 준비 시 간호조무사의 역할로 옳은 것은?

① 검사명 설명

② 검사위험에 대한 설명

③ 검사 동의서 작성 확인

④ 검사로 인한 합병증 설명

⑤ 검사 목적 및 절차 후 동의서 받기

96 다발성 손상 환자의 응급처치 순서로 옳은 것은?

① 기도유지 → 의식 확인 → 호흡평가 → 순환평가

② 기도유지 → 의식 확인 → 순환평가 → 호흡평가

③ 기도유지 → 호흡평가 → 의식 확인 → 순환평가

④ 의식 확인 → 기도유지 → 호흡평가 → 순환평가

⑤ 의식 확인 → 기도유지 → 순환평가 → 호흡평가

97 개에게 물렸을 때 처치로 옳은 것은?

① 상처 부위를 심장보다 높게 한다.

② 상처 아래쪽을 단단하게 묶어 준다.

③ 대상자를 안정시키고 활동을 최소화한다.

④ 물린 직후 가벼운 증상인 경우 집에서 관찰한다.

⑤ 물린 경우 반드시 광견병 예방 주사를 맞아야 한다.

98 퇴원 처방이 난 환자에게 실시하여야 할 교육 내용으로 옳은 것은?

① 추후 방문 일시

② 병동 생활 안내

③ 보호자 면회 시간

④ 호출 벨 사용 방법

⑤ 화재 시 대피 요령

99 입원 첫날 실시하는 입원 간호로 옳은 것은?

① 외래 방문 날짜를 알려준다.

② 병원 내 시설을 설명해 준다.

③ 증상 관리방법에 관해 설명해 준다.

④ 병실 안의 모든 물품을 다시 소독한다.

⑤ 추후 활동 범위와 식이에 대해 안내해 준다.

100 처음 입원한 환자가 불안해하는 경우 불안감을 감소시킬 수 있는 간호 활동으로 옳은 것은?

① 면회 시간을 제한한다.

② 환자라는 호칭을 사용한다.

③ 환자와 과묵한 태도로 대화한다.

④ 병원 생활에 대한 궁금한 점을 자세히 알려 준다.

⑤ 전문적 용어를 사용하여 환자에게 신뢰감을 준다.

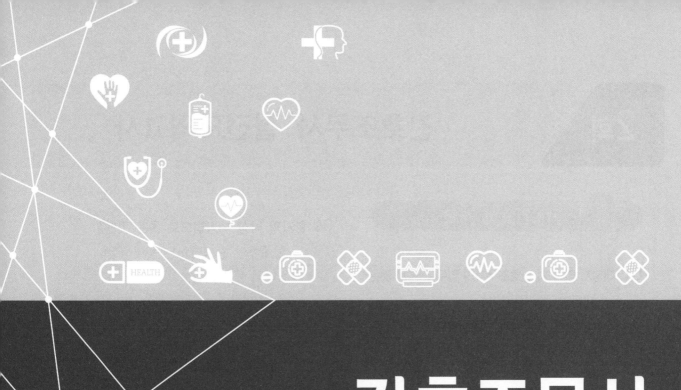

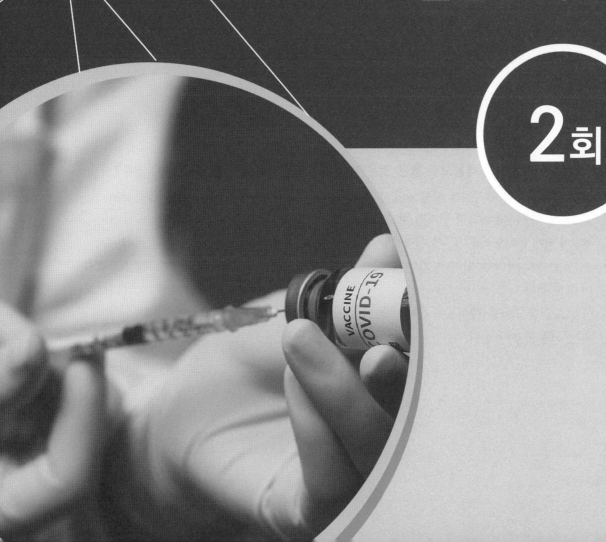

간호조무사
실전모의고사

2회

기초간호학 개요

01 대상자 입원 시 간호조무사의 업무로 옳은 것은?
① 대상자 목욕시키기
② 병실 정돈과 병실 안내하기
③ 병원의 역사에 대하여 설명하기
④ 체온, 맥박, 호흡, 혈압 측정하기
⑤ 환자의 귀중품을 원무과에 맡기기

02 간호조무사가 대상자에게 유해한 결과가 발생하지 않도록 업무에서 의식을 집중하는 의무는?
① 태만 의무
② 면허 의무
③ 설명 의무
④ 동의 의무
⑤ 주의 의무

03 병실 환경 관리에 대한 내용으로 옳은 것은?
① 환기 시 맞바람이 환자에게 직접 닿게 한다.
② 빗자루를 사용하여 바닥의 먼지를 제거한다.
③ 햇빛이 밝게 들어오도록 커튼을 활짝 걷는다.
④ 젖은 걸레로 바닥을 닦고 물기는 그대로 마르게 둔다.
⑤ 마찰로 인한 소음을 줄이도록 운반차의 바퀴는 고무를 사용한다.

04 환자의 낙상 예방법으로 옳은 것은?
① 휠체어의 잠금장치는 풀어놓는다.
② 바닥의 물은 저절로 마르도록 그대로 둔다.
③ 욕실, 화장실, 복도를 걸을 때 난간을 잡고 가게 한다.
④ 병실 바닥의 전선 및 기구는 건드리면 위험하므로 그대로 둔다.
⑤ 보호자가 있는 경우 침대 난간을 올리지 않아도 된다.

05 체간에서 흉강과 복강을 구분하는 근육은?
① 흉횡근
② 횡격막
③ 늑하근
④ 외늑간근
⑤ 내늑간근

06 혈장단백질의 종류로 묶인 것은?
① 알부민, 피브리노겐, 글리코겐
② 글로불린, 피브리노겐, 알부민
③ 알부민, 헤모글로빈, 피브리노겐
④ 피브리노겐, 글리코겐, 헤모글로빈
⑤ 글로불린, 헤모글로빈, 피브리노겐

07 경구 투여 시 빨대를 사용하여 복용하는 약물로 옳은 것은?

① 제산제
② 엽산제
③ 칼슘길항제
④ 액상철분제제
⑤ 경구혈당강하제

08 기관지 확장제로 천식 치료에 사용되는 약물은?

① 디곡신
② 라식스
③ 아미노필린
④ 하이드랄라진
⑤ 니트로글리세린

09 카시오커의 증상으로 옳은 것은?

① 탈수
② 발육 정지
③ 상처 치유 촉진
④ 피부 탄력성 증가
⑤ 혈청 단백질의 증가

10 당뇨 환자의 식이요법에 대한 교육내용으로 옳은 것은?

① "운동은 많이 할수록 도움이 돼요."
② "잡곡밥, 생야채 같은 고섬유 식품을 많이 드세요."
③ "식사 후에는 변비 예방을 위해 과일을 많이 드세요."
④ "식사 전 혈당을 체크해서 결과에 따라 식사 시간을 늦추세요."

⑤ "총열량 중 탄수화물은 70%, 단백질은 20%, 지방은 10% 정도로 드시면 돼요."

11 〈보기〉에서 설명하는 치아 조직은?

〈 보기 〉

경조직으로 신경을 보호하는 완충지대로 경도가 약하여 충치가 생기면 쉽게 썩는다.

① 치수
② 상아질
③ 백악질
④ 법랑질
⑤ 치근막

12 틀니 관리에 대한 교육으로 옳은 것은?

① 2년에 한 번 정기검진을 받도록 한다.
② 칫솔질은 좌우로 하지 않고 위아래로 움직이도록 한다.
③ 노인이 되면 치주가 섬유화 되므로 강하게 칫솔질한다.
④ 틀니 관리를 위해서는 입안에 오래 장착하고 있어야 한다.
⑤ 적응을 위해서 잇몸과 잘 맞지 않더라도 계속 착용하도록 한다.

13 침 시술 시 간호 및 주의사항으로 옳은 것은?

① 발침 후 남은 침이 없는지 살펴본다.

② 사용한 침구는 알코올 솜으로 닦은 후 재사용한다.

③ 발침 후 마른 거즈로 침공 부위를 가볍게 누르거나 문지른다.

④ 유침 시간 동안 환자가 불편하면 움직이는 것은 괜찮다고 설명한다.

⑤ 환자 상태를 관찰하여 어지러움이 발생 시 간호조무사는 침을 바로 제거한다.

14 뜸 요법 시 적혈구 및 혈색소가 현저하게 증가하는 작용으로 옳은 것은?

① 중혈작용

② 면역작용

③ 반사작용

④ 유도작용

⑤ 대사작용

15 대상자가 투약을 거부할 때 간호조무사가 대처하는 방법으로 옳은 것은?

① 간호사에게 보고한다.

② 투약할 것을 명령한다.

③ 보호자에게 투약을 돕도록 지시한다.

④ 환자에게 투약을 권유하고 끝까지 확인한다.

⑤ 환자와 보호자에게 투약을 부탁하고 종결한다.

16 대상자와 대화 시 비 판단적이고 관심 있는 태도로 대상자를 지지하고 정보를 받아들이는 치료적 의사소통 기법은?

① 경청하기

② 침묵하기

③ 수용하기

④ 정보제공

⑤ 반영하기

17 소변 검체 수집 시 주의사항으로 옳은 것은?

① 수집된 검체는 실온 보관한다.

② 배뇨를 시작하면 바로 수집한다.

③ 검체는 수집 컵에 가득 채워 담는다.

④ 남성은 한 손으로 음경을 잡고 요도 바깥에서 안쪽으로 돌려가며 청결히 닦는다.

⑤ 여성은 손가락으로 음순을 벌리고 소독솜으로 요도구에서 항문 방향으로 청결히 닦는다.

18 임신이나 분만 후 또는 노화로 골반 근육이 약화되어 기침이나 재채기, 줄넘기 등과 같이 복압이 증가할 때 발생하는 요실금은?

① 복압성

② 절박성

③ 혼합성

④ 범람성

⑤ 기능성

19 혈중 헤모글로빈 내의 당을 측정함으로써 지난 2~3개월간의 평균 혈당 조절 정도를 추측할 수 있는 당뇨병의 진단적 검사는?

① 공복혈당

② 당화 혈색소

③ 식후 2시간 혈당

④ 경구 당부하 검사

⑤ 표준 포도당 부하검사

20 뇌의 혈류장애를 유발하는 죽상경화증을 예방하는 방법으로 옳은 것은?

① 고칼로리 음식을 제공한다.
② 적당한 스트레스가 필요하다.
③ 채소, 과일은 가능한 적게 먹는다.
④ 주 1회 30분씩 규칙적인 운동을 한다.
⑤ 포화지방과 콜레스테롤 섭취를 줄인다.

21 중이염으로 수술한 환자의 간호로 옳은 것은?

① 건강한 쪽으로 눕힌다.
② 귀에 물을 넣어서 헹군다.
③ 가능한 수분섭취를 제한한다.
④ 코를 풀 때는 한 번에 한쪽씩 푼다.
⑤ 조용하고 어두운 방에서 침상 안정한다.

22 류머티즘 관절염의 증상으로 옳은 것은?

① 아침에 강직이 심하다.
② 체중부하 관절에 주로 나타난다.
③ 관절 사용 후 관절 강직을 호소한다.
④ 허버든 결절, 보차드 결절이 나타난다.
⑤ 관절 사용 시 통증이 증가하는 양상을 보인다.

23 임신의 징후 중 확정적 징후로 옳은 것은?

① 입덧
② 빈뇨
③ 무월경
④ 첫 태동
⑤ 태아심음

24 자간전증을 진단받은 임산부의 식단으로 옳은 것은?

① 저단백식이, 저염식이
② 고열량식이, 고염식이
③ 고단백식이, 저지방식이
④ 고단백식이, 고지방식이
⑤ 저열량식이, 저단백식이

25 분만 시 선진부가 하강하면서 자궁경관의 미세혈관들이 압박, 파열되어 나온 혈액이 자궁 경부의 점액 마개와 섞여 나오는 혈성 점액은?

① 이슬
② 양수
③ 오로
④ 배림
⑤ 발로

26 분만 후 자연 배뇨가 되지 않아 인공 도뇨를 실시해야 하는 시기는?

① 분만 즉시
② 분만 1~2시간 후
③ 분만 후 4~6시간 후
④ 분만 후 8~10시간 후
⑤ 분만 후 10~12시간 후

27 에릭슨(Erikson)의 심리 사회적 발달 이론에 따른 시기와 발달과업의 연결이 옳은 것은?

　　(연령)　　(발달과업)
① 2세　　신뢰감 대 불신감
② 10세　　정체감 대 역할 혼돈
③ 15세　　주도성 대 죄책감
④ 30세　　친밀성 대 고립감

⑤ 65세 생산성 대 침체성

28 신생아 황달 치료를 위한 광선요법 시 간호로 옳은 것은?

① 탈수에 주의하며 수분을 보충한다.
② 수유 시에도 광선요법을 지속한다.
③ 감기에 걸릴 위험이 있으니 옷을 입혀 준다.
④ 눈을 보호하기 위해 인공눈물을 자주 넣어 준다.
⑤ 잦은 체위 변경은 피로를 증가시키므로 피해야 한다.

29 임신성 당뇨를 진단받은 모체에서 출생한 신생아에게 나타날 수 있는 증상은?

① 당뇨
② 단백뇨
③ 케톤뇨증
④ 저혈당증
⑤ 고혈당증

30 노인의 심리·사회적 변화에 대한 설명으로 옳은 것은?

① 자녀와 함께 사는 경우가 많다.
② 점차 사회적인 관계망이 확대된다.
③ 은퇴 후 사회의 중심적인 역할을 시작한다.
④ 배우자가 사망한 후에 역할 상실감은 더 깊어진다.
⑤ 가족 구성원 형태 변화로 가족 구성원과의 친밀감이 증가되고 있다.

31 노인의 신체적 외관에 대한 설명으로 옳은 것은?

① 귀의 높이가 올라간다.
② 여성 얼굴은 솜털이 사라진다.
③ 노인환은 시력 저하의 원인이다.
④ 희고 두꺼운 머리카락으로 변한다.
⑤ 전박의 피하지방 두께가 감소한다.

32 노인 난청에 대한 설명으로 옳은 것은?

① 저음 감지 장애가 흔히 발생한다.
② 전화상의 목소리는 작고 낮게 한다.
③ 주로 8번 뇌 신경의 퇴행으로 발생한다.
④ 대면하고 대화 시는 빠르고 높은 음으로 말한다.
⑤ 고음 감지에 장애가 있으므로 주변 소음을 이용한다.

33 중증도에 따른 응급상태 분류 시 심정지, 기도 폐쇄, 쇼크, 심한 출혈이 있는 환자의 분류 단계는?

① 긴급
② 응급
③ 사망
④ 비응급
⑤ 사망 예상

34 비출혈 환자에 대한 간호로 옳은 것은?

① 구강호흡을 유도한다.
② 입안에 얼음을 물고 있게 한다.
③ 입안으로 넘어온 피는 삼키게 한다.
④ 좌위를 취한 후 머리를 뒤로 젖힌다.
⑤ 가장 먼저 출혈 쪽 콧구멍을 탈지면으로 막는다.

35 결출상(avulsion injury)을 입은 환자의 응급처치로 옳은 것은?

① 신속하게 압박 붕대로 지혈을 한다.
② 절단된 신체는 얼음과 함께 감싼다.
③ 결출된 조직은 수돗물로 깨끗이 씻는다.
④ 상처 부위를 알코올에 적신 거즈로 덮어준다.
⑤ 내장, 안구 등 돌출된 장기는 제자리에 넣는다.

 보건간호학 개요

36 지역사회 주민을 대상으로 보건교육 계획 시 가장 중요하게 고려한 것은?

① 대상자와 함께 계획한다.
② 교육전문가 협조를 구한다.
③ 교육 실시 전에 충분히 연습한다.
④ 우선순위에 따라 예산을 배정한다.
⑤ 이용 가능한 자원을 조사하고 활용한다.

37 지구환경문제로 체결된 국제협약 중 온실가스 감축의 구체적 의무를 처음으로 제시한 국제협약은?

① 파리협정
② 교토의정서
③ 유엔기후변화협약
④ 비엔나협약
⑤ 몬트리올의정서

38 사회자와 발표자, 청중이 모두 전문가 집단으로 특정 주제에 대한 전문적인 의견을 발표하는 교육방법은?

① 심포지엄
② 패널 토의
③ 배심 토의
④ 버즈 토의
⑤ 브레인스토밍

39 〈보기〉에서 설명하는 보건행정 관리요소는?

─── 〈 보기 〉 ───
조직이나 기관의 공동 목표 달성을 위하여 조직원 또는 부서 간의 협의, 회의, 토의 등을 통하여 행동의 통일을 가져오도록 하는 집단적인 노력

① 기획
② 인사
③ 조직
④ 조정
⑤ 지시

40 보건진료전담공무원에게 허용되는 의료행위로 옳은 것은?

① 전신마취 후 종양 절제 수술을 실시한다.
② 협심증 환자에게 스텐트 삽입술을 실시한다.
③ 중증외상 환자에게 처치 후 수혈을 실시한다.
④ 고혈압 환자의 혈압을 측정하고 혈압약을 처방한다.
⑤ 허리통증이 심한 환자에게 신경차단술을 실시한다.

41 보건의료체계의 구성요소 중 예방, 진료, 재활에 범주로 분류되는 것은?

① 경제적 지원
② 자원의 조직화
③ 보건의료자원의 개발
④ 보건의료정책 및 관리
⑤ 보건의료서비스의 제공

42 일차보건의료의 기본정신으로 옳은 것은?

① 건강은 인간의 기본 권리이다.
② 의료비용을 최소한으로 낮춰야 한다.
③ 국가가 국민의 건강에 책임을 져야 한다.
④ 중증질환에 대한 의료보험 혜택을 제공해야 한다.
⑤ 의료취약계층에게 의료서비스를 무료로 제공해야 한다.

43 노인장기요양보험을 관리 운영하는 기관은?

① 근로복지공단
② 국민건강보험공단
③ 국민연금관리공단
④ 노인장기요양보험공단
⑤ 한국보훈복지의료공단

44 국민건강보험에 대한 설명으로 옳은 것은?

① 적용대상에 의료급여 대상자를 포함한다.
② 직장가입자는 직장에 다니는 본인만 해당된다.
③ 기초생활수급대상자 및 차상위계층을 포함한다.
④ 지역가입자는 농어촌에 주소지를 둔 지역주민이다.
⑤ 지역가입자는 직장가입자 및 그 피부양자를 제외한 자를 말한다.

45 일사병의 원인과 응급처치 방법을 옳게 설명한 것은?

① 과도한 발한 - 강심제 투여
② 순환계 이상 - 포도당 정맥주사
③ 체내 수분과 염분 소실 - 산소투여
④ 고열의 직사광선 - 시원한 장소로 이동
⑤ 체온조절 중추기능 장애 - 나트륨 섭취

46 하수처리법 중 가장 발전된 생물학적 처리방법은?

① 침전법
② 슬러지법
③ 임호프법
④ 스크린법
⑤ 활성오니법

47 〈보기〉에서 설명하는 현상으로 발생되는 것은?

> ─── 〈 보기 〉 ───
>
> 도시에서 방출되는 열이 오염층이 되어 도시 상층을 덮고 머무르는 현상이 지속되어 주변의 온도보다 높은 기온 현상이 나타난다. 인구가 많고 고층건물이 빽빽하게 들어선 도시 중심지가 인접한 교외지역에 비해 기온이 더 높은 현상이다.

① 기온 역전
② 라니냐 현상
③ 엘리뇨 현상
④ 열섬현상
⑤ 지구온난화

48 장기간 폭로 시에 주로 호흡기계에 국소적 궤양이나 비중격 천공 등이 발생할 수 있는 물질은?

① 납
② 크롬
③ 수은
④ 망간
⑤ 카드뮴

49 6~9월에 가장 많이 발생하며 잠복기는 평균 24시간이고 60℃에서 20분 이상 가열하면 사멸되는 식중독은?

① 웰치균 식중독
② 포도상구균 식중독
③ 살모넬라균 식중독
④ 노로바이러스 식중독
⑤ 장염비브리오 식중독

50 산업재해 지표의 종류와 그에 대한 설명으로 옳은 것은?

① 건수율 – 근로자 1,000명당 재해발생 건수
② 유병률 – 현재 건강문제를 가진 사람의 수
③ 평균손실일수 – 근로자 1,000명당 결근한 수
④ 강도율 – 근로시간 100만 시간당 발생한 재해 건수
⑤ 도수율 – 근로시간 1,000시간당 발생한 근로손실일수

공중보건학 개론

51 오염된 물과 음식에 의해 전파되는 급성 A형 간염 환자가 사용한 식기 처리법으로 옳은 것은?

① 더운물로 깨끗하게 씻는다.
② 일회용 식기를 사용하고 버린다.
③ 깨끗하게 씻은 후에 자비 소독한다.
④ 세제를 이용하여 깨끗하게 세척한다.
⑤ 먼저 끓는 물에 삶아 소독 후에 씻는다.

52 코플릭반점(Koplik's spot) 징후가 나타나며, 발진이 목 뒤, 귀 아래에서 몸통, 팔다리로 퍼지는 2급 감염병은?

① 수두
② 홍역
③ 백일해
④ 파상풍
⑤ 수족구병

53 만성질환 예방을 위해 6개월마다 간암 검진으로 간 초음파, 혈액검사를 받을 수 있는 국가 암검진 대상자는?

① 20세 A형간염 항원 양성자
② 33세 B형간염 항원 양성자
③ 38세 A형간염 항체 음성자
④ 45세 B형간염 항체 음성자
⑤ 50세 C형간염 항체 양성자

54 〈보기〉에서 설명하는 감염병은?

─── 〈 보기 〉 ───

- 원인균은 장내 바이러스이다.
- 4세 이하에 유행하는 급성 바이러스성 질환으로 뇌수막염이나 뇌염 등의 심각한 합병증 유발한다.
- 어린이집, 유치원 등에서 집단으로 발생한다.
- 입 주위, 손, 발에 수포성 발진, 고열, 설사, 식욕저하 등의 증상이 나타난다.

① 수두
② 홍역
③ 풍진
④ 수족구병
⑤ 인플루엔자

55 결핵을 예방하기 위해 실시하는 접종명과 접종 시기로 옳은 것은?

① HPV - 11~12세
② BCG - 생후 4주 이내
③ polio - 생후 4주 이내
④ DPT - 생후 2, 4, 6개월
⑤ MMR - 생후 12~15개월

56 2021년 현재 인구 성비가 남자 110명, 여자 100명일 때, 3차 성비는?

① 90
② 100
③ 110
④ 150
⑤ 210

57 「모자보건법」상 모자보건의 사업 대상자로 옳은 것은?

① 가임기 여성
② 만 60세 여성
③ 65세 이상 노인
④ 중학교 1학년 남학생
⑤ 초등학교 3학년 남학생

58 산전 간호의 목적으로 옳은 것은?

① 입덧 예방
② 기형아 치료
③ 태아 위치 교정
④ 제왕절개 분만 유도
⑤ 임신 중의 합병증 최소화

59 임신 중에 나타날 수 있는 이상 또는 부작용을 조기에 발견하여 모성과 태아의 건강관리를 위하여 실시하는 것은?

① 산전관리
② 분만관리
③ 산후관리
④ 산욕기관리
⑤ 수유기관리

60 자신의 결정이나 받아들일 수 없는 행동에 대한 책임을 남에게 되돌리는 방어기제는?

① 부정
② 억제
③ 전치
④ 투사
⑤ 회피

61 지역사회 간호사업 시 진단의 목적으로 옳은 것은?

① 사업의 우선순위 결정
② 지역사회 자료의 수집 자료 요약
③ 결과의 평가를 위한 평가계획 수립을 계획
④ 관찰 가능한 목표를 설정하고 간호 방법 및 수단선택
⑤ 지역주민의 건강문제 확인, 보건사업의 계획과 정책수립을 위한 기초자료 제공

62 지역사회 간호활동 중 가장 많은 비중을 차지하고 있으며 대상자인 개인, 가족에게 실제적이며 효율적인 간호를 제공할 수 있는 방법은?

① 가정방문
② 전화상담
③ 집단모임
④ 보건소 방문
⑤ 인터넷 연수

63 보건소 간호사의 업무로 옳은 것은?

① 결핵 치료
② 가족계획 관리
③ 객담 수집 및 진단
④ 보건 계몽 활동 보조
⑤ 보건 증서 작성에 협조

64 만성질환의 2차 예방사업으로 옳은 것은?

① 금연교육
② 보건교육
③ 예방접종
④ 지역주민 걷기운동
⑤ 생애주기 건강검진 사업

65 「의료법」 제21조제2항에도 불구하고 환자에 관한 의료기록을 열람 또는 사본의 발급 등 내용을 확인할 수 있는 자로 옳은 것은?

① 환자의 지인
② 배우자의 지인
③ 환자의 직장동료
④ 배우자의 직계 존속
⑤ 배우자가 지정하는 대리인

66 「감염병 예방 및 관리에 관한 법률」 상 필수예방접종 대상인 아동과 보호자에게 필수예방접종을 사전에 알려야 하는 자는?

① 보건소장
② 시·군·구청장
③ 질병관리청장
④ 보건복지부장관
⑤ 예방접종피해조사반

67 「구강보건법」상 구강건강의식 조사에 포함되는 내용으로 옳은 것은?

① 치아건강상태
② 틀니보철상태
③ 치주조직건강상태
④ 구강보건에 대한 행동
⑤ 그 밖에 구강건강상태에 관한 사항

68 「결핵예방법」상 결핵환자 중 객담의 결핵균 검사에서 양성으로 확인되어 타인에게 전염시킬 수 있는 자는?

① 결핵 환자
② 결핵 의사 환자
③ 전염성 결핵 환자
④ 잠복 결핵 감염자
⑤ 비활동성 결핵 환자

69 「정신건강증진 및 정신질환자 복지서비스 지원에 관한 법률」상 보건복지부장관이 정신질환의 인구학적 분포, 유병률 및 유병요인과 정신질환으로 인한 사회적, 경제적 손실에 관한 실태조사를 실시해야 하는 주기는?

① 1년
② 3년
③ 5년
④ 7년
⑤ 10년

70 「혈액관리법」상 혈액관리업무를 할 수 있는 기관이나 대상자가 아닌 것은?

① 보건소
② 치과의원
③ 한방병원
④ 대한적십자사
⑤ 혈액제제 제조업자

실기

71 직장 체온측정 금기 환자로 옳은 것은?

① 무의식 상태인 자
② 산소요법을 받는 자
③ 중이염을 앓고 있는 자
④ 구강 수술 후 회복 중인 자
⑤ 심근경색으로 입원 중인 자

72 심첨 맥박 측정 방법으로 옳은 것은?

① 흉골 중심선과 6~7번 늑간이 만나는 지점에 손을 댄다.
② 전액와선과 4~5번째 늑간이 만나는 지점에 청진기를 댄다.
③ 좌측 쇄골 중간선과 4~5번째 늑간이 만나는 지점에 손을 댄다.
④ 좌측 쇄골 중간선과 4~5번째 늑간이 만나는 지점에 청진기를 댄다.
⑤ 좌측 쇄골 중간선과 7~8번째 늑간이 만나는 지점에 청진기를 댄다.

73 연하곤란이 심한 환자에게 위관을 통해 영양을 공급할 때의 방법으로 옳은 것은?

① 앉을 수 없으면 왼쪽으로 눕힌다.
② "○○○ 님 맞으세요"라고 질문하여 대상자를 확인한다.
③ 골반에서 30~50cm 정도의 높이에 영양액이 위치하도록 한다.
④ 영양액 주입 전 흡인하여 100cc 이상이면 위 내용물을 버리고 영양 공급을 한다.
⑤ 냉장 보관 중인 영양액을 그대로 주입한다.

74 섭취량에 포함해야 할 것으로 옳은 것은?

① 약 복용 시 물은 제외한다.
② 수혈된 농축 적혈구를 포함한다.
③ 얼음의 경우 전량으로 계산한다.
④ 투석 시 복막 주입액은 제외한다.
⑤ 식사 시 마신 국물은 포함하지 않는다.

75 연동운동을 촉진하여 변을 배출할 목적으로 하는 관장은?

① 청결 관장
② 정체 관장
③ 구풍 관장
④ 수렴 관장
⑤ 용수 관장

76 소변을 본 후에도 개운하지 않고 자주 요의를 느낀다고 호소하는 대상자에게 잔뇨량을 측정하는 방법으로 옳은 것은?

① 유치 도뇨를 삽입하여 측정한다.
② 소변을 본 후 1시간 이내에 측정한다.
③ 소변을 본 후 즉시 단순 도뇨를 하여 측정한다.
④ 요의를 느끼면 즉시 단순 도뇨를 하여 측정한다.
⑤ 소변을 본 후 다시 소변을 보도록 하여 측정한다.

77 비말주의 기본 원칙에 관한 설명으로 옳은 것은?

① 재채기가 나오면 손으로 가린다.
② 대상자는 가능한 한 다인실에 배치한다.
③ 병실에 들어갈 때 가운 착용을 철저히 한다.
④ 의료 종사자는 자신의 눈, 코, 입의 점막을 손으로 만지지 않는다.
⑤ 동일한 병원체에 감염된 대상자라도 같은 병실을 함께 사용해서는 안 된다.

78 격리실에 들어가기 전 개인 보호구를 착용하는 순서로 옳은 것은?

① 가운 → 장갑 → 마스크 → 보안경
② 가운 → 장갑 → 보안경 → 마스크
③ 마스크 → 보안경 → 장갑 → 가운
④ 마스크 → 보안경 → 가운 → 장갑
⑤ 보안경 → 마스크 → 장갑 → 가운

79 자비소독법에 관한 설명으로 옳은 것은?

① 감염병 환자의 식기 소독에 적합하다.

② 아포를 형성하는 균을 파괴할 수 있다.

③ 소독기 뚜껑을 계속 열고 소독 여부를 확인 해야 한다.

④ 유리제품은 물이 끓기 시작하면 소독기 안 으로 넣는다.

⑤ 물품이 완전히 잠기지 않아도 소독 효과는 차이가 나지 않는다.

80 내과적 무균술이 필요한 경우로 옳은 것은?

① 직장관 삽입

② 도뇨관 삽입

③ 수술복 착용

④ 주사약 준비과정

⑤ 개방 창상 드레싱 교환

81 파울러 체위(fowler's position)를 지속해서 취 하고 있는 환자의 욕창 호발 부위는?

① 무릎

② 흉골

③ 전두골

④ 귓바퀴

⑤ 발뒤꿈치

82 침상 목욕의 순서로 옳은 것은?

① 얼굴→목→팔→가슴→복부→다리→등

② 얼굴→팔→가슴→목→복부→등→다리

③ 얼굴→가슴→복부→목→팔→등→다리

④ 팔→가슴→복부→다리→등→얼굴→목

⑤ 팔→가슴→얼굴→목→복부→다리→등

83 미온수 스펀지 목욕을 적용할 때 복부를 닦지 않는 이유로 옳은 것은?

① 감염위험이 크므로 닦지 않는다.

② 화상의 위험이 있어 닦지 않는다.

③ 동상을 입기 쉬우므로 닦지 않는다.

④ 피부 손상의 위험이 크므로 닦지 않는다.

⑤ 장의 연동 운동을 증가시켜 복통을 유발하 므로 닦지 않는다.

84 회음부를 닦는 순서로 옳은 것은?

① 요도 → 항문 → 질

② 요도 → 질 → 항문

③ 질 → 항문 → 요도

④ 질 → 요도 → 항문

⑤ 항문 → 질 → 요도

85 대상자의 눈을 닦을 때 안쪽에서 바깥쪽으로 닦는 이유는?

① 각막 손상 예방

② 눈의 자극 감소

③ 눈의 충혈 예방

④ 비루관의 감염을 방지

⑤ 결막에 상처가 나는 것을 예방

86 〈보기〉에 해당하는 운동의 종류로 옳은 것은?

―――〈 보기 〉―――

- 관절 가동 범위 내에서 운동하는 동안 근육의 길이가 짧아지거나 길어질 때 일정한 저항의 양, 혹은 변화하는 저항의 양에 대항하여 수행하는 일정한 무게의 부하로 움직이는 운동
- 달리기, 걷기, 수영, 자전거 타기 등의 운동, 능동적 관절 가동 범위 운동

① 수동 운동
② 무산소 운동
③ 등장성 운동
④ 등척성 운동
⑤ 능동적 보조 운동

87 운반차 대상자 이동 시 옳은 것은?

① 벨트를 채우면 침대 난간은 올리지 않는다.
② 바퀴고정장치, 침대 난간 작동 여부를 확인한다.
③ 2인이 운반차의 양옆에 서서 대상자를 이동한다.
④ 경사로를 오를 때 대상자의 다리가 올라가는 방향으로 이동한다.
⑤ 홑이불을 이용하여 옮길 경우 홑이불을 대상자 멀리 말아 쥐고 옮긴다.

88 왼쪽 다리가 불편한 환자의 보행기 사용 방법은?

① 왼쪽 다리와 보행기 → 오른쪽 다리
② 왼쪽 다리 → 보행기 → 오른쪽 다리
③ 보행기 → 오른쪽 다리 → 왼쪽 다리
④ 오른쪽 다리와 보행기 → 왼쪽 다리
⑤ 오른쪽 다리 → 보행기 → 왼쪽 다리

89 복부 진찰 시 체위로 옳은 것은?

① 복위
② 배횡와위
③ 심스 체위
④ 파울러 체위
⑤ 잭-나이프 체위

90 낙상의 위험이 있어 신체 보호대를 적용해야 하는 환자는?

① 우울증
② 백내장 수술한 환자
③ 장기간 와상인 환자
④ 맹장 수술을 한 환자
⑤ 혼돈된 환자로 협조가 어려운 환자

91 열 적용 시 주의해야 할 것으로 옳은 것은?

① 동상
② 기침
③ 두통
④ 화상
⑤ 패혈증

92 상처를 소독하는 기본 원칙으로 옳은 것은?

① 더러운 곳 → 깨끗한 곳
② 상처 안 → 상처 바깥
③ 상처 오른쪽 → 상처 왼쪽
④ 상처 위 → 상처 아래
⑤ 방향은 상관 없음

93 다음과 같은 자세를 취하는 검사는?

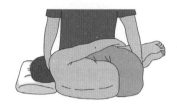

① 혈액검사
② 흉강천자
③ 복수천자
④ 요추천자
⑤ 골다공증 검사

94 전신마취 수술 후 대상자에게 심호흡과 기침을 격려하는 이유로 옳은 것은?

① 폐렴 예방
② 쇼크 예방
③ 출혈 예방
④ 혈전 예방
⑤ 요로감염 예방

95 수술 전 삭모에 관한 설명으로 옳은 것은?

① 수술 부위만큼 삭모한다.
② 감염 예방을 위하여 삭모한다.
③ 털이 난 반대 방향으로 삭모한다.
④ 삭모 후 보습을 위해 로션을 바른다.
⑤ 피부 발진시 의사에게 보고하지 않아도 된다.

96 자동 심장 충격기 사용 시 패드를 부착한 다음의 순서는?

①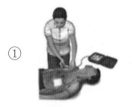

②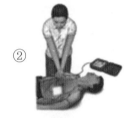

③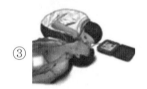

④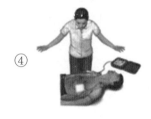

⑤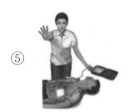

97 산소마스크를 사용하는 환자가 피부 손상을 입지 않도록 하는 방법으로 옳은 것은?

① 산소 농도를 낮춘다.
② 새로운 마스크로 교환한다.
③ 마스크를 피부에 닿지 않도록 한다.
④ 마스크가 닿는 부분에 파우더를 바른다.
⑤ 뼈 돌출 부위에 거즈나 패드를 대어 준다.

98 퇴원환자에게 퇴원 안내를 할 때 포함되어야 할 내용으로 옳은 것은?

① 회진 시간
② 추후 검진
③ 질병의 예후
④ 질병의 진단 과정
⑤ 수술 부위 드레싱 방법

99 대상자의 정보를 수집하기 위한 대화 시 영향을 미치는 가장 중요한 요소로 옳은 것은?

① 목소리
② 주변 환경
③ 대화 속도
④ 얼굴 표정
⑤ 대화의 내용

100 입원 시 감염병 대상자가 가지고 있는 물품에 관한 관리로 옳은 것은?

① 보호자에게 보관하도록 한다.
② 환자 본인이 보관하도록 한다.
③ 병원 내 격리 장소에 보관한다.
④ 감염에 노출되지 않도록 폐기한다.
⑤ 고압 증기 멸균법으로 소독한 후 봉투에 넣어 보관한다.

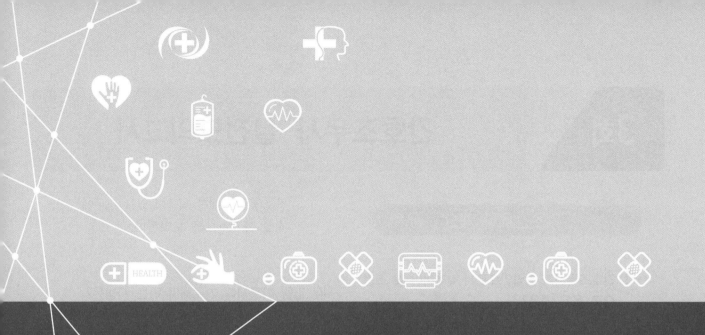

간호조무사
실전모의고사

3회

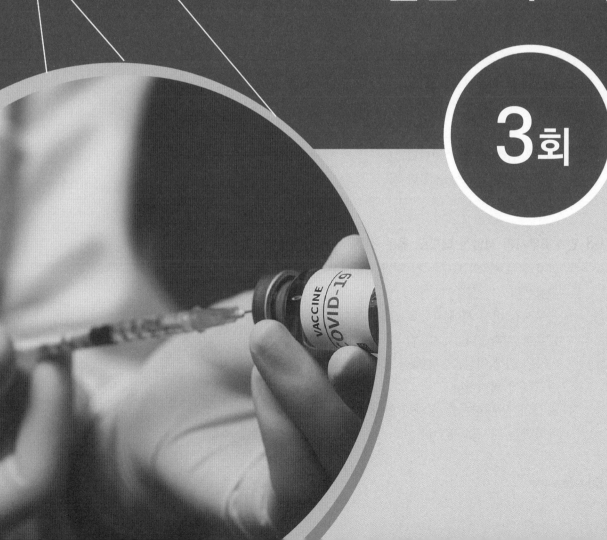

기초간호학 개요

01 간호조무사가 직업인으로서 갖추어야 할 조건으로 옳은 것은?

① 행동을 규율하는 법적 기준을 가져야 한다.
② 매년 1회 6시간의 보수교육을 받아야 한다.
③ 직업에 대하여 끊임없이 일어나는 개인적 요구에 대비해야 한다.
④ 대상자들과 원만하고 효율적인 의사소통을 위해 노력해야 한다.
⑤ 자율적인 조직체계를 통하여 간호조무사의 집단적 힘을 키워야 한다.

02 간호조무사의 업무로 옳은 것은?

① 대상자를 진찰한다.
② 대상자에게 투약한다.
③ 대상자의 침상을 준비한다.
④ 대상자의 체온을 측정한다.
⑤ 대상자에게 드레싱을 한다.

03 간호조무사의 직업적 태도로 옳은 것은?

① 환자와 보호자의 요구는 잘 경청하여 모두 수용한다.
② 근무시간 변경 시에는 동료 간호조무사와 근무를 맞바꾼다.
③ 환자의 건강 이상을 발견했을 때는 신속한 판단하에 처치한다.
④ 자신의 직무 한계를 정확히 알고 사고를 예방하는 자세로 임한다.
⑤ 간호행위에 대한 의문이 있을 경우에는 스스로 해결하도록 노력한다.

04 입원 기록지에 기록해야 하는 사항은?

① 배설량
② 생년월일
③ 음식 섭취량
④ 질병의 경과
⑤ 체온, 혈압, 호흡에 관한 사항

05 탄수화물을 과잉 섭취할 경우 대사 후 에너지로 사용되고 남은 것이 간과 근육에 저장되는 형태는?

① 전분
② 맥아당
③ 포도당
④ 글리코겐
⑤ 셀룰로오스

06 소리가 전달되는 순서로 옳은 것은?

① 외이도 → 고막 → 이소골 → 난원창 → 달팽이관 → 청각신경
② 내이도 → 이소골 → 고막 → 청각신경 → 달팽이관 → 난원창
③ 난원창 → 고막 → 달팽이관 → 이소골 → 외이도 → 청각신경
④ 고막 → 내이도 → 달팽이관 → 청각신경 → 이소골 → 난원창
⑤ 달팽이관 → 청각신경 → 외이도 → 난원창 → 고막 → 이소골

07 혈압을 낮추기 위해 사용하는 약물은?

① 모르핀

② 디곡신

③ 캡토프릴

④ 아스피린

⑤ 에피네프린

08 두 가지 이상의 약물을 병용할 때 각 약물의 작용이 감소 또는 상쇄되는 작용은?

① 내성

② 부작용

③ 중독작용

④ 길항작용

⑤ 협동작용

09 비타민 B_{12} 결핍과 관련된 질환으로 옳은 것은?

① 구각염

② 야맹증

③ 괴혈병

④ 악성빈혈

⑤ 말초신경염

10 〈보기〉에서 설명하는 병원 식이로 옳은 것은?

─── 〈 보기 〉 ───
연식에서 일반식으로 옮기기 전 제공하는 형태로 일반식과 각 영양소가 동일한 비율로 함유되고 충분한 열량을 함유한다. 강한 양념, 거친 생야채 기름기가 많고 질긴 육류 등은 제한한다.

① 연식

② 경식

③ 유동식

④ 제한식

⑤ 일반 병원식

11 구강 간호업무 보조 시 간호조무사의 위치 선정으로 옳은 것은?

① 진공 흡입기를 잘 사용할 수 있는 장소에 선다.

② 진료 의사와 대상자의 위치가 정해진 뒤 선정한다.

③ 진료 의사가 편리하게 진료를 할 수 있도록 가능한 가까이 위치한다.

④ 의사가 오른손잡이인 경우 대상자의 머리 기준으로 7~12시 방향이다.

⑤ 진공 흡입기 사용 시 간호조무사가 오른손으로 조작하기 좋은 위치에 선다.

12 부정교합에 관한 설명으로 옳은 것은?

① 3급이 가장 심한 부정교합이다.

② 덧니는 윗니와 아랫니의 기준 교두선이 일직선상에 놓여 있다.

③ 옥니는 2급으로 아랫니의 기준 교두가 앞으로 나와 있는 것이다.

④ 뻐드렁니는 3급으로 윗니의 기준 교두가 앞으로 나와 있는 것이다.

⑤ 주걱턱은 2급으로 기준 교두선이 정상이나 치아 배열에 문제가 있는 것이다.

13 양 손가락이나 손바닥을 이용하여 환자의 질병 부위와 체질을 파악하여 치료하는 방법은?

① 추나요법
② 수치료법
③ 한증요법
④ 발한요법
⑤ 연화요법

14 소문의 음양응상대론편에 따르면 간(肝)을 상하게 하는 정신적인 면은 무엇인가?

① 사(思)
② 공(恐)
③ 희(喜)
④ 노(怒)
⑤ 비(悲)

15 치료적 의사소통으로 사용되는 메시지 전달 방법에 관한 설명으로 옳은 것은?

① 나의 생각이나 감정을 전달할 필요가 없다.
② 상대방의 행동과 상황을 대략적으로 설명한다.
③ 상대방의 행동이 상대에게 미치는 영향을 말한다.
④ 그 상황에 대해 내가 느끼는 것을 구체적으로 말한다.
⑤ 원하는 바를 말하지 않아도 상대는 나를 알 수 있다.

16 〈보기〉의 대화에서 사용하는 치료적 의사소통 기법으로 옳은 것은?

┌──── 〈 보기 〉────┐

대상자 : "그 사람의 말 때문에 정말 속상했어요."

상담자 : "정말 마음이 상하셨군요."

└─────────────┘

① 반영하기
② 촉진하기
③ 경청하기
④ 관찰하기
⑤ 질문하기

17 소변 검사 시 유의 사항으로 옳은 것은?

① 검사 전 금식이 필요하다.
② 평소보다 수분을 더 많이 섭취한다.
③ 첫 소변은 버리고 중간 뇨로 받는다.
④ 소변 검사 시 대변이 섞여도 무방하다.
⑤ 검사실로 보내는 것이 15분 이상 지체될 경우 냉동 보관한다.

18 소화성 궤양에 관한 설명으로 옳은 것은?

① 위궤양은 흑색 변이 많다.
② 십이지장 궤양은 토혈이 많다.
③ 십이지장 궤양이 위궤양보다 흔하다.
④ 위궤양은 위가 비었을 때 통증이 심하다.
⑤ 십이지장 궤양은 좌측 상복부에 통증이 생긴다.

19 대량 출혈 철분의 섭취나 흡수 부족 등의 원인으로 발생하는 빈혈은?

① 악성 빈혈

② 용혈성 빈혈

③ 지중해성 빈혈

④ 철 결핍성 빈혈

⑤ 재생불량성 빈혈

20 수근관 증후군이 침범하는 신경은?

① 요골신경

② 척골신경

③ 상완신경

④ 정중신경

⑤ 액와신경

21 방광염에 관한 설명으로 옳은 것은?

① 항바이러스제 약물을 처방한다.

② 소변검사를 통해 확진할 수 있다.

③ 저염식이, 저퓨린식이를 권장한다.

④ 가장 흔한 원인균은 연쇄상구균이다.

⑤ 남성보다 여성에게 더 자주 발생한다.

22 유방암의 조기 발견을 위한 자가 검진 시기로 가장 적절한 것은?

① 매월 첫째 날

② 매월 마지막 날

③ 매월 생리가 끝나고 2~7일

④ 매월 2회 이상 규칙적으로 실시

⑤ 폐경한 여성은 본인이 원하는 날

23 뇌하수체 후엽에서 분비되며 자궁 수축력을 증진하고 모유 분비를 촉진 시키는 호르몬은 무엇인가?

① 프로락틴

② 옥시토신

③ 황체 호르몬

④ 난포자극 호르몬

⑤ 부신피질 자극 호르몬

24 임신 초기 골반 내 장기 부위로 혈액 공급이 증가하면서 자궁경관, 질, 외음부의 점막이 푸른색이나 보라색을 띠는 현상은?

① 군델 징후

② 타각 징후

③ 헤가 징후

④ 에와트 징후

⑤ 채드웍 징후

25 태아, 태반, 제대, 양수 등이 산도를 따라 질강 밖으로 만출되는 과정을 좌우하는 분만의 요소로 옳게 묶인 것은?

① 태아, 양수, 탯줄

② 태아, 산도, 태반

③ 태아, 산도, 만출력

④ 태아, 태아의 자세, 산도

⑤ 태아, 임부의 자세, 탯줄

26 분만 후 3주 정도 자궁 내막의 회복 과정에 따라 배출되는 질 분비물은?

① 오로
② 양수
③ 이슬
④ 발림
⑤ 배로

27 신생아의 활력 징후 중 정상 범위로 옳은 것은?

① 호흡 20회/분
② 액와체온 35℃
③ 맥박 170회/분
④ 직장체온 38.5℃
⑤ 혈압 65/45mmHg

28 신생아의 제대 간호로 옳은 것은?

① 제대 탈락 시기는 보통 1개월 이후이다.
② 목욕 후 35% 알코올을 사용하여 소독한다.
③ 제대 박동이 있을 때 멸균 가위로 절단한다.
④ 외부 충격을 줄이기 위하여 제대를 덮어 기저귀를 착용한다.
⑤ 제대에서 냄새나는 분비물이 관찰되면 즉시 간호사에게 보고한다.

29 신경성 식욕부진 아동이 음식을 거부할 때의 간호로 옳은 것은?

① 식욕촉진제를 투여한다.
② 간호과정에 가족은 배제한다.
③ 자존감 강화를 위한 교육활동 계획을 함께 한다.
④ 아동이 표현하는 부정적인 감정은 억누르

도록 한다.
⑤ 올바른 식습관이 길러질 때까지 완고한 태도로 교육한다.

30 노인의 신체적 특징에 관한 설명으로 옳은 것은?

① 인대가 물렁해져 있다.
② 추간판이 두꺼워져 있다.
③ 허리는 약간 굽어져 있다.
④ 손목과 무릎은 바르게 펴져 있다.
⑤ 머리와 고개는 뒤로 젖혀져 있다.

31 노화와 관련된 내분비계의 변화로 옳은 것은?

① 당 대사 능력의 감소
② 인슐린 분비의 즉시성 증가
③ 고혈당 수준 유지의 어려움 증가
④ 농축 당에 대한 처리 능력의 증가
⑤ 당뇨병이 아닌 노인에게 저혈당의 빈도 증가

32 알츠하이머 진단을 받은 환자가 저녁이 되어 불안 증상이 더 심해질 때 가장 적절한 간호는?

① 위험한 물건을 주변에서 제거한다.
② 진정제를 투여해서 수면을 유도한다.
③ 대상자가 좋아하는 활동으로 관심을 전환한다.
④ 한 번에 한 가지씩 이해하기 쉬운 언어로 설명한다.
⑤ 달력, 시계를 사용하여 시간에 대한 지남력을 유지한다.

33 귀에 이물질이 들어갔을 때의 응급처치 방법으로 가장 올바른 것은?

① 금속 구슬은 알코올로 적셔서 꺼낸다.

② 곤충이나 살아있는 벌레가 들어간 경우에는 기름을 외이도에 주입하여 곤충을 죽인후 제거한다.

③ 이물질이 들어간 쪽을 아래로 하여 눕힌다.

④ 표면이 거친 물질은 긴 핀셋을 이용해서 제거한다.

⑤ 작은 씨앗은 식염수를 넣어서 부드럽게 한후 꺼낸다.

34 의식 없는 환자에게 음료를 제공하면 안 되는 이유는?

① 질식의 위험이 있으므로

② 감염의 위험이 있으므로

③ 발작 유발 가능성이 있으므로

④ 혈액 희석의 위험이 있으므로

⑤ 수액 투여 경로를 확보해야 하므로

35 골절된 환자를 발견했을 경우 취해야 할 응급처치로 옳은 것은?

① 부목으로 고정한다.

② 온찜질을 실시한다.

③ 억제대를 사용하여 고정한다.

④ 골절 부위를 심장보다 낮게 한다.

⑤ 개방성 골절 시 뼈를 맞추고 피부 속으로 집어넣는다.

보건간호학 개요

36 〈보기〉에서 설명하는 보건교육 방법은?

─── 〈 보기 〉 ───
- 와글와글 학습법이라고 함
- 전체를 몇 개의 분단으로 나누어 토의함
- 각 분단은 6~8명이 적절함
- 어떤 문제에 대하여 다각적인 해결 방법을 모색할 수 있음

① 세미나

② 배심토의

③ 분단토의

④ 심포지엄

⑤ 브레인스토밍

37 지역사회 보건사업 시 보건교육을 수행하기 위해 가장 먼저 선행되어야 할 것으로 옳은 것은?

① 교육자 선정

② 교육방법 확인

③ 평가계획 수립

④ 구체적 목표설정

⑤ 대상자 요구 파악

38 보건교육의 학습활동 순서를 옳게 나열한 것은?

① 도입→종결→전개

② 도입→전개→종결

③ 전개→도입→종결

④ 전개→종결→도입

⑤ 종결→도입→전개

39 요양급여 의뢰서 없이 2단계 의료기관에서 바로 진료를 받을 수 있는 경우로 옳은 것은?

① 성형외과 진료
② 신장내과 진료
③ 정형외과 진료
④ 이비인후과 진료
⑤ 재활의학과 진료

40 일차보건의료의 특징으로 옳은 것은?

① 노령 계층의 건강요구에 중심을 두어야 한다.
② 지역주민의 기본 건강요구에 중심을 두어야 한다.
③ 중증질환 치료부터 우선 관리하는 것이 필요하다.
④ 의료기관 능력에 맞는 의료 수가가 제공되어야 한다.
⑤ 빈민가에 거주하는 지역주민의 접근을 우선시한다.

41 사회보험과 공공부조의 특성을 구분한 것으로 옳은 것은?

		사회보험	공공부조
①	대상	보험료 부담능력이 없는 사람	보험료 부담능력이 있는 사람
②	목적	생활이 어려운 국민의 최저 생활 보장	예기치 못한 사고나 질병, 소득 상실에 대비
③	소득보장	국민건강보험	산재보험
④	의료보장	국민연금보험	기초생활보장
⑤	비용부담	피보험자, 기업 또는 국가가 공동 부담	전액 국가부담

42 국가별 보건지표 및 지역사회의 건강상태나 모자보건 사업수준을 평가할 때 가장 많이 이용되는 보건지표는?

① 조사망률
② 모성사망률
③ 비례사망률
④ 영아사망률
⑤ 신생아사망률

43 진료비 지불방식 중 포괄수가제의 장점으로 옳은 것은?

① 의료서비스 오남용 억제
② 의료기관 허위 부당청구 예방
③ 양질의 고급의료서비스 제공 가능
④ 주민에 대한 예방의료, 개인위생 노력 강조
⑤ 진료비 심사, 조정과정과 관련된 불만 감소

44 〈보기〉에서 설명하는 지방보건조직은?

─── 〈 보기 〉 ───

지역보건법에 의거하여 보건소가 설치된 읍면을 제외하고 각 읍면마다 1개소씩 설치할 수 있다. 업무는 크게 진료업무, 예방업무, 행정업무로 나뉘며 주로 군 보건소의 실제적인 보건사업을 제공하는 기관으로 볼 수 있다.

① 보건지소
② 보건연구원
③ 보건의료원
④ 보건진료소
⑤ 행정복지센터

45 식중독을 일으키는 식품과 원인 독소가 옳게 연결된 것은?

① 감자 - 무스카린

② 청매- 에르고톡신

③ 복어 - 테트로도톡신

④ 모시조개 - 삭시토신

⑤ 맥각중독 - 아미그달린

46 주택의 보건적인 구비조건에 대한 설명으로 옳은 것은?

① 거실과 방의 배치는 북쪽이 좋다.

② 천장의 높이는 2.0m 정도가 적당하다.

③ 지붕은 방습, 방열, 방음기능이 있어야 한다.

④ 대지의 지하수위는 0.5m 정도 확보되면 좋다.

⑤ 화장실은 동쪽으로 배치하는 것이 좋다.

47 불쾌지수의 특성으로 옳은 것은?

① 기온, 기습, 기류가 반영된 지수다.

② 실내뿐 아니라 실외에서도 적용 가능하다.

③ 불쾌지수 70 이상이면 10%의 사람이 불쾌감을 느낀다.

④ 모든 사람이 불쾌감을 느끼는 불쾌지수는 80 이상이다.

⑤ 한국에서는 8~9월에 불쾌지수가 가장 높이 올라간다.

48 고압상태에서 갑자기 감압 시 혈액 속에 녹아있던 질소가 기포를 형성하여 혈전 현상을 일으킬 위험이 있는 직업은?

① 해녀

② 승무원

③ 인쇄공

④ 전산원

⑤ 용접공

49 물의 소독방법 중 염소 소독에 대한 설명으로 옳은 것은?

① 가격이 비싸다.

② 조작이 간편하다.

③ 소독 지속력이 짧다.

④ 무색, 무취, 무미이다.

⑤ 소독력이 약해서 인체에 해가 없다.

50 사업주가 유해인자에 노출되는 업무에 종사하는 근로자의 건강진단을 위하여 정기적으로 실시하는 건강진단은?

① 수시 건강진단

② 일반 건강진단

③ 임시 건강진단

④ 특수 건강진단

⑤ 배치 전 건강진단

 공중보건학 개론

51 숙주에 침입하여 병을 일으키는 원인이 되는 미생물로서 세균, 바이러스, 리케차, 곰팡이 등을 일컫는 것은?

① 감수성
② 감염력
③ 면역력
④ 병원력
⑤ 병원체

52 MMR 백신접종으로 예방할 수 있는 질환으로 옳은 것은?

① 풍진, 백일해, 파상풍
② 홍역, 디프테리아, 폴리오
③ 풍진, 디프테리아, 파상풍
④ 디프테리아, 파상풍, 백일해
⑤ 홍역, 유행성 이하선염, 풍진

53 콜레라 감염병에 관한 설명으로 옳은 것은?

① 원인 병원체가 바이러스이다.
② 위달 테스트(widal test)로 진단한다.
③ 비말로 감염되는 호흡기 감염병이다.
④ 증상으로 고열과 장미진이 특징이다.
⑤ 쌀뜨물과 같은 심한 설사와 구토가 특징이다.

54 수두 환자의 간호 관리에 관한 설명으로 옳은 것은?

① 환자의 분변은 소독하여 처리한다.
② 다른 환자와 병실을 함께 쓰게 한다.
③ 병실 출입 시 수술용 마스크를 착용한다.
④ 하루에 한 번 이상 야외 산책을 시킨다.
⑤ 소양증 완화를 위해 칼라민로션을 수시로 도포한다.

55 무릎 통증이 있는 퇴행성 관절염 환자의 근력 강화를 위해 가장 권장되는 운동으로 옳은 것은?

① 걷기
② 등산
③ 달리기
④ 에어로빅
⑤ 아쿠아로빅

56 출생률과 사망률이 높으며, 저개발국가에서 나타나는 인구 유형은?

① 별형
② 종형
③ 항아리형
④ 표주박형
⑤ 피라미드형

57 영유아 보건사업의 목적으로 옳은 것은?

① 질병에 대한 재활치료
② 감염병 예방을 위한 입원
③ 장애 예방을 위한 예방접종
④ 고혈압 조기발견을 위한 건강검진
⑤ 사고를 방지하여 건강한 성장 도모

58 모자보건사업의 중요성에 관한 설명으로 옳은 것은?

① 질병예방사업의 효과가 떨어진다.
② 모자보건 대상이 전체 인구의 70% 이상이다.
③ 임산부와 영유아는 질병에 대한 면역이 강하다.
④ 임산부와 어린이의 질병을 방치하면 사망률이 높다.

⑤ 모자보건과 관련된 질환은 대부분 예방이 어렵다.

59 청소년기 사회발달의 중요한 과업이며 주체 자아와 객체 간의 조화감을 뜻하는 용어는?

① 쿠잉
② 진수기
③ 보존개념
④ 질풍노도
⑤ 자아정체감

60 정신보건 예방사업 중 일차예방에 관한 설명으로 옳은 것은?

① 정신장애의 진단검사
② 빠른 시간 내 사회적응
③ 정신장애의 조속한 발견
④ 정신장애의 적절한 치료
⑤ 정신건강증진 및 보건교육

61 노령화 지수와 노년 부양비와의 관계 설명으로 옳은 것은?

① 노령화 지수가 증가할수록 노년 부양비는 증가한다.
② 노령화 지수가 감소할수록 노년 부양비는 증가한다.
③ 노령화 지수가 증가할수록 노년 부양비는 감소한다.
④ 노령화 지수와 노년 부양비는 역관계를 나타낸다.
⑤ 노령화 지수와 노년부양비의 증가는 사회·

경제적 발전을 의미한다.

62 6개월 된 영아의 DPT 예방접종과 관련해서 주의시켜야 할 사항으로 옳은 것은?

① 열이 나더라도 접종시킨다.
② 접종 당일 통목욕을 시켜준다.
③ 오전보다는 오후에 접종하러 온다.
④ 집에서 미리 체온 측정을 하지 않아도 된다
⑤ 접종 후 귀가하여 아이의 정서적 안정을 도모한다.

63 지역 사회간호 사업을 위한 목표 설정 방향으로 옳은 것은?

① 사업의 결과를 측정할 수 있어야 한다.
② 광범위하고 다양한 목표를 설정한다.
③ 해결 가능한 범위보다 높게 목표를 설정한다.
④ 지역사회가 지닌 문제와 다른 목표를 설정한다.
⑤ 지역사회 전문가의 의견을 수렴한 목표를 설정한다.

64 가정방문 계획 시 가정방문의 목적 중 옳은 것은?

① 교육 상태를 파악하기 위함
② 경제 사항을 도와주기 위함
③ 가족을 대상으로 건강관리를 위함
④ 개인의 건강 상태를 면담하기 위함
⑤ 거동이 불편한 환자를 진단하기 위함

65 「의료법」상 〈보기〉에서 설명하는 의료서비스는?

── 〈 보기 〉 ──

보건복지부령으로 정하는 입원 환자를 대상으로 보호자 등이 상주하지 아니하고 간호사, 제80조에 따른 간호조무사 및 그 밖에 간병지원 인력에 의하여 포괄적으로 제공되는 입원서비스

① 간병제공서비스
② 요양보호서비스
③ 요양지원서비스
④ 포괄간호서비스
⑤ 간호·간병통합서비스

66 「감염병의 예방 및 관리에 관한 법률」상 보건소장이 예방접종 후 이상 반응자의 명부를 작성하고 보관해야 하는 기간은?

① 1년간
② 3년간
③ 5년간
④ 7년간
⑤ 10년간

67 「구강보건법」상 사업장 구강보건교육의 내용으로 옳은 것은?

① 구강 위생관리
② 지속적인 구강건강관리
③ 치주질환(잇몸병)의 예방 및 관리
④ 구강발육과 구강관리상의 주의사항
⑤ 직업성 치과 질환의 종류에 관한 사항

68 「결핵예방법」상 결핵환자 진단 및 치료, 사망한 결핵환자의 사체를 검안한 경우를 보고받은 의료기관의 장 또는 의료기관에 소속되지 않은 의사가 신고해야 하는 곳은?

① 관할 자치단체장
② 관할 보건소장
③ 관할 경찰서장
④ 질병관리청장
⑤ 보건복지부장관

69 「정신건강증진 및 정신질환자 복지서비스 지원에 관한 법률」상 정신건강전문요원으로만 나열된 것은?

① 정신과의사, 정신건강간호사, 정신건강사회복지사
② 정신과의사, 정신건강간호사, 정신건강임상심리사
③ 정신과의사, 정신건강사회복지사, 정신건강임상심리사
④ 정신건강간호사, 정신건강사회복지사, 정신건강임상심리사
⑤ 정신건강간호사, 정신과의사, 정신건강임상심리사

70 「혈액관리법」상 특정수혈부작용으로 옳은 것은?

① 기침
② 오심
③ 뇌졸증
④ 바이러스 등에 의하여 감염되는 질병
⑤ 수혈 스트레스로 인한 위장관 장애

실기

71 구강 체온 측정에 관한 내용으로 옳은 것은?

① 일회용 탐침 커버가 필요하다.

② 직장 체온보다 높게 측정된다.

③ 유아 환자의 체온 측정에 사용한다.

④ 심부 온도를 정확하게 측정할 수 있다.

⑤ 측정 직전에 뜨거운 음식을 섭취하지 않는다.

72 맥박 결손이 있는 대상자에게 맥박을 측정하는 방법으로 옳은 것은?

① 상완동맥에서 1분간 측정한다.

② 경동맥에서 30초간 측정하여 2배 한다.

③ 요골동맥에서 30초간 측정 후 2배 한다.

④ 요골맥박과 심첨맥박을 동시에 측정한다.

⑤ 청진기를 이용하여 심첨맥박을 1분간 측정한다.

73 뇌졸중으로 연하곤란이 있는 노인 환자의 식사를 돕는 방법으로 옳은 것은?

① 식사 시 대화를 많이 한다.

② 식사 시 좌위를 취하도록 한다.

③ 마비된 쪽으로 음식을 씹게 한다.

④ 묽은 액체 음식을 주로 제공한다.

⑤ 고통이 동반되는 상처 치료는 식사 전에 한다.

74 섭취량에 포함시켜야 하는 것은?

① 복막 주입액, 출혈량

② 젖은 드레싱, 상처 배액량

③ 비경구로 투여된 수액, 구토량

④ 경구 투약한 액체 물약, 소변량

⑤ 비위관으로 주입된 영양액, 경구 섭취한 수분

75 장루 세척 시 유의 사항으로 옳은 것은?

① 세척 주머니는 햇볕에 말린다.

② 세척 주머니는 알코올로 씻는다.

③ 세척 주머니는 어깨보다 낮게 위치시킨다.

④ 세척액은 체온과 비슷한 온도로 준비한다.

⑤ 세척액 주입 시 복통이 있으면 천천히 주입한다.

76 단순 도뇨의 목적으로 옳은 것은?

① 배뇨 후 잔뇨량을 측정하기 위함이다.

② 시간당 소변 배설량을 측정하기 위함이다.

③ 전신 마취 수술 시 오염을 방지하기 위함이다.

④ 장시간 자연 배뇨가 불가능한 경우 배뇨하기 위함이다.

⑤ 간헐적 도뇨를 지나치게 자주 하는 것을 방지하기 위함이다.

77 소독과 멸균법의 종류와 특징에 관한 설명으로 옳은 것은?

① 산화 에틸렌가스(E.O gas) 멸균은 인체에 해가 없다.

② 고압증기멸균은 아포를 포함한 모든 미생물을 사멸한다.

③ 고압증기멸균은 120~140℃에서 3시간 정도 소요된다.

④ 건열 멸균은 증기를 압축해 고온의 습기를 활용하는 멸균법이다.

⑤ 산화 에틸렌가스(E.O gas) 멸균은 병원에서 가장 이상적으로 사용되는 멸균법이다.

78 외과적 손 씻기에 관한 설명으로 옳은 것은?

① 손 씻은 후 가슴 아래로 손끝을 내린다.

② 물을 발로 조절하는 수도꼭지 시설이 필요하다.

③ 손 씻은 후 수도꼭지를 종이 타월로 감싼 후 잠근다.

④ 물이 팔에서 손가락 끝으로 흐르도록 손을 팔꿈치 아래로 한다.

⑤ 손의 모든 표면에 알코올 제제를 묻힌 후 마를 때까지 문지른다.

79 이동 섭자를 무균적으로 사용하는 방법으로 옳은 것은?

① 이동 섭자의 끝이 아래로 향하게 한다.

② 섭자통에 이동 섭자를 여러 개 꽂아둔다.

③ 섭자가 바닥에 닿도록 멸균된 물품을 놓는다.

④ 이동 섭자 사용 시 허리 아래에서 사용한다.

⑤ 섭자통에서 이동 섭자 끝의 양쪽 면을 벌린 상태로 꺼낸다.

80 신장이식 수술 환자를 역격리(보호 격리)하는 이유로 옳은 것은?

① 모든 수술 환자는 격리가 필요하기 때문이다.

② 수술 후 통증이 심해 환자를 보호하기 위함이다.

③ 대상자의 저항력이 높아져 감염되는 것을 방지하기 위함이다.

④ 대상자가 의료진이나 다른 환자를 감염시키는 것을 막기 위함이다.

⑤ 감염에 민감한 사람을 위해 주위 환경을 무균적으로 유지하기 위함이다.

81 신체의 굵기가 급격히 변하는 부위에 사용하는 붕대법은?

①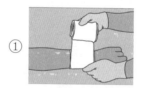

②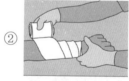

③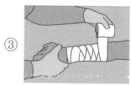

④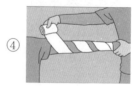

⑤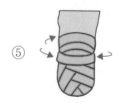

82 목욕 시 주의사항으로 옳은 것은?

① 힘과 마찰을 사용하여 피부를 씻는다.
② 옷이 젖지 않도록 전신을 노출 시킨다.
③ 더러운 곳에서 깨끗한 부위로 목욕을 한다.
④ 정맥주입 중인 대상자는 주사 주입 중인 팔부터 옷을 벗기도록 한다.
⑤ 금기가 아니면 목욕하는 동안 관절 범위 운동을 해도 된다.

83 오른쪽 편마비 대상자의 통목욕 간호 방법으로 옳은 것은?

① 욕조에서 30분 이상 있도록 한다.
② 욕조의 2/3 이상 물을 받도록 한다.
③ 통목욕을 금지하고 침상 목욕을 한다.
④ 욕조에 들어갈 때 난간을 잡도록 한다.
⑤ 욕조에 들어갈 때 오른쪽부터 움직이게 한다.

84 의치 사용 방법으로 옳은 것은?

① 뜨거운 물로 닦는다.
② 거즈에 치약을 묻혀서 닦는다.
③ 찬물이 담긴 의치 보관함에 보관한다.
④ 의치를 끼우기 전에 구강을 건조하게 유지한다.
⑤ 음식을 섭취하는 경우가 아니면 의치를 제거한다.

85 등 마사지 시 1단계 욕창을 발견하였을 때 처치 방법으로 옳은 것은?

① 수포를 제거한다.
② 온찜질을 해준다.
③ 로션을 사용한다.
④ 마사지를 계속한다.
⑤ 체위를 변경해준다.

86 운동으로 인한 근골격계 효과로 옳은 것은?

① 식욕 증가
② 신진대사 증가
③ 골다공증 예방
④ 전신 순환 혈류량 증가
⑤ 산소교환 및 이산화탄소 배출 증가

87 다음과 같은 기본 목발 자세에서 ㉠, ㉡에 해당하는 거리로 옳은 것은?

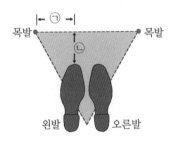

	㉠	㉡
①	10cm	10cm
②	15cm	15cm
③	20cm	20cm
④	25cm	25cm
⑤	30cm	30cm

88 대상자 이동 시 신체 역학을 이용하는 방법으로 옳은 것은?

① 중심점에서 기저면을 멀리한다.
② 손보다 손가락으로 물건을 잡는다.
③ 침상을 무릎 높이로 조절하여 일한다.
④ 방향을 바꿀 때는 몸통과 사지를 같이 돌린다.
⑤ 물체를 들어 올릴 때는 허리를 구부리는 자세를 취한다.

89 복수 천자의 체위로 옳은 것은?

① 복위
② 좌위
③ 절석위
④ 슬흉위
⑤ 심스위

90 치매가 심한 노인 환자에게 침상에서 보호대를 사용할 경우 옳은 것은?

① 단단하게 묶는다.
② 침대 난간에 묶는다.
③ 환자가 거부하면 사용하지 않는다.
④ 굴곡이 있는 부위는 더 세게 묶는다.
⑤ 2시간마다 풀고 혈액순환 상태를 확인한다.

91 열 램프 적용 시 주의사항으로 옳은 것은?

① 10cm 이내에서 사용한다.
② 5분마다 피부를 사정한다.
③ 최소 30분 이상 적용한다.
④ 회음부 염증이나 출혈에 사용한다.
⑤ 최대로 강한 조명을 적용한다.

92 냉요법 적용 시 효과로 옳은 것은?

① 염증 과정의 지연
② 혈액의 점성 감소
③ 근육의 수축성 감소
④ 혈관의 투과성 증가
⑤ 신경전도 속도의 증가

93 수술 후 발생할 수 있는 혈전성 정맥염을 예방하기 위한 간호보조 활동으로 옳은 것은?

① 심호흡을 격려한다.
② 하지운동을 금지한다.
③ 침상 안정을 격려한다.
④ 수분섭취를 제한한다.
⑤ 탄력 스타킹을 적용한다.

94 강화 폐활량계 사용법으로 옳은 것은?

① 앙와위를 취한다.
② 1시간에 20분씩 사용하도록 한다.
③ 최대한 깊게 숨을 들이마시고 호스를 입에 문다.
④ 한번에 5~10회 반복하되 1회 사용시마다 잠시 쉬도록 한다.
⑤ 폐활량계 안에 있는 작은 공이 목표로 한 기준선에 10초 이상 유지할 수 있도록 한다.

95 요추천자 검사 시 주의사항으로 옳은 것은?

① 검사 전 구두 동의서를 받는다.
② 검사는 반드시 무균술을 지킨다.
③ 검사 후 베개를 대어 머리를 올려준다.
④ 검사 후 두통 예방을 위해 걷도록 한다.
⑤ 검사 부위는 드레싱을 덮지 않고 공기에 노출한다.

96 심한 출혈 시 가장 먼저 시행해야 하는 응급처치법으로 옳은 것은?

① 상처 소독
② 지혈대 사용
③ 상처 부위 거상
④ 상처 부위 직접 압박
⑤ 상처 가까운 동맥 지압

97 성인 심폐 소생술 시 가슴 압박 방법으로 옳은 것은?

① 압박 깊이는 4cm를 권장한다.
② 압박 위치는 흉골의 위쪽 1/2 지점이다.
③ 압박된 가슴은 완전히 이완되도록 한다.
④ 압박 속도는 분당 130~140회를 유지한다.
⑤ 가슴 압박을 중단하는 시간은 30초를 넘지 않도록 한다.

98 발작 발생 시 간호로 옳은 것은?

① 물은 준다.
② 마사지를 한다.
③ 보호대를 적용한다.
④ 피부색을 관찰하고 호흡수를 측정한다.
⑤ 프라이버시를 위해 조용한 환경에 혼자 둔다.

99 전동 시 전입 병동에서의 대상자 관리로 옳은 것은?

① 인계받은 내용은 정확하므로 비교 확인할 필요는 없다.
② 대상자를 전입 병동의 대상자들에게 소개하고 병동 시설과 생활에 대해 안내한다.
③ 대상자가 전동 되어 왔음을 담당 의사가 전자의무기록상에서 확인할 수 있어 알릴 필요는 없다.
④ 전출 병동 담당자로부터 대상자에 대한 인계를 받고, 인계받은 내용과 상관없이 빈 침상을 준비한다.
⑤ 전입 병동의 특수 상황에 대해 대상자에게 교육할 필요는 없고 환자가 스스로 알아갈 수 있도록 기다려준다.

100 임종을 앞둔 환자를 돕기 위한 간호 활동으로 옳은 것은?

① 기름진 음식을 준다.
② 조용하게 혼자 있게 한다.
③ 식사 후 바로 눕힌다.
④ 죽음에 관한 대상자의 질문에 간접적으로 설명한다.
⑤ 대상자가 상심의 감정표현을 자유로이 나타낼 수 있게 한다.

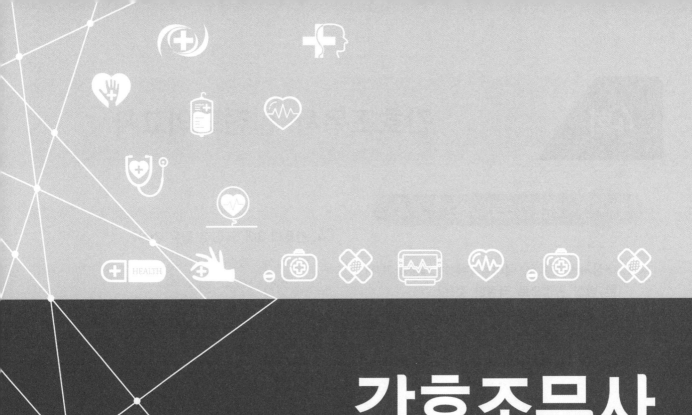

간호조무사
실전모의고사

4회

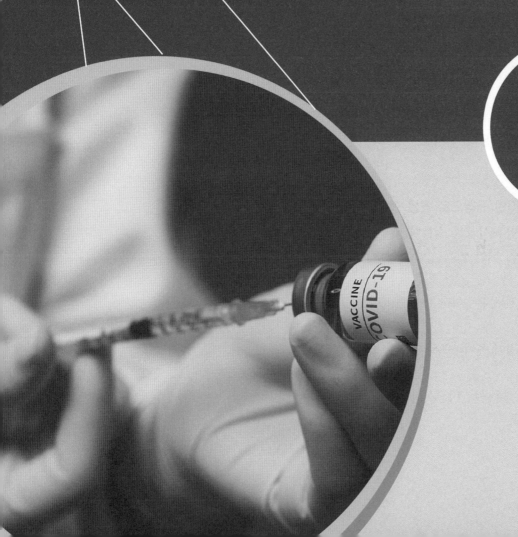

기초간호학 개요

01 대상자의 신체적, 심리적 안정을 제공하기 위한 병실 환경으로 적절한 것은?

① 병실의 습도는 20~30%로 유지한다.

② 병실 실내 온도는 25~27℃를 유지한다.

③ 바람이 환자에게 직접 닿도록 환기한다.

④ 밤에는 침구를 사용하므로 18℃ 정도로 유지한다.

⑤ 기관지 천식 질환이 있는 환자들은 습도를 낮게 유지한다.

02 복부 검진에 관한 설명으로 옳은 것은?

① 앙와위를 취해 준다.

② 실내를 서늘하게 한다.

③ 검진 후에 소변을 보게 한다.

④ 가벼운 촉진 후 심부 촉진을 한다.

⑤ 시진- 촉진- 타진- 청진의 순서로 진행한다.

03 간호 기록의 일반적인 규칙으로 옳은 것은?

① 각 기록은 날짜와 시간을 적는다.

② 투약이나 치료에 대한 기록은 수행 전에 한다.

③ 과거와 현재 시제보다는 미래 시제를 사용한다.

④ 모든 기록은 수정이 용이하도록 연필로 작성한다.

⑤ 약어를 사용할 경우에는 비공식적인 것도 사용할 수 있다.

04 간호의 3대 요소로 옳은 것은?

① 지식, 기술, 윤리

② 지식, 기술, 봉사

③ 지식, 기술, 인격

④ 지식, 기술, 사랑

⑤ 지식, 기술, 교육

05 음식물을 삼킬 때 기도를 덮어 주어 음식물이 기도로 들어가는 것을 방지하는 역할을 하는 기관은?

① 성대

② 설골

③ 후두개

④ 비인두

⑤ 기관연골

06 신장에서 생성된 소변을 방광까지 운반하는 관은?

① 신우

② 요도

③ 요관

④ 사구체

⑤ 세뇨관

07 안전한 투약을 위해 냉장 보관해야 할 약품으로 옳은 것은?

① 연고
② 좌약
③ 소독약
④ BCG 용액
⑤ 니트로글리세린

08 약물의 작용 중 약물이 혈액을 통해 신체 각 기관에 영향을 미치는 작용은?

① 부작용
② 독작용
③ 치료 작용
④ 전신 작용
⑤ 국소 작용

09 〈보기〉에서 설명하는 비타민의 종류로 옳은 것은?

┌─────── 〈 보기 〉 ───────┐
- 혈액 형성에 관여한다.
- 아미노산 대사에 관여하며 결핍 시 신경계, 피부계 장애를 일으키고, 경련과 구순염을 유발할 수 있다.
- 곡물류, 감자, 육류, 아스파라거스, 브로콜리, 우유, 달걀과 같은 음식에 포함된다.
└────────────────────────┘

① 비타민 B_1
② 비타민 B_2
③ 비타민 B_3
④ 비타민 B_6
⑤ 비타민 B_{12}

10 간경화로 인해 혼수가 온 환자에게 제공할 식이로 가장 옳은 것은?

① 저지방 식이
② 고지방 식이
③ 저단백 식이
④ 고섬유질 식이
⑤ 저탄수화물 식이

11 인터내셔널 시스템 표기법을 사용할 경우 상악 우측 제1 대구치의 번호로 옳은 것은?

① 15번
② 25번
③ 35번
④ 45번
⑤ 55번

12 치과의사가 오른손잡이일 경우 대상자의 머리를 기준으로 한 진료 위치는?

① 2~3시 방향
② 3~6시 방향
③ 5~8시 방향
④ 7~12시 방향
⑤ 9~2시 방향

13 한의학 중 예방의학에 해당하며 자연에 순응하고 심신의 안정과 음식의 절제 및 규칙적인 생활을 주 치료 방법으로 하는 요법은?

① 양생술
② 구요법
③ 추나요법
④ 부항요법
⑤ 물리치료

14 침 시술 시 관리방법으로 옳은 것은?

① 침이 부러진 경우 피부를 절개하여 제거한다.
② 침을 뺀 자리가 부풀어 오르면 온찜질을 해 준다.
③ 체침 시에는 따뜻한 물을 먹이고 안정을 취하게 한다.
④ 어지러움을 호소하면 침이 빠지지 않게 반듯하게 눕혀 준다.
⑤ 침이 안 빠질 경우 주위 조직의 근육 긴장을 완화시킨 후 빼준다.

15 전인 간호의 의미로 옳은 것은?

① 인간 중심의 개별적 간호이다.
② 인간 중심의 획일적 간호이다.
③ 인간 중심의 표준적 간호이다.
④ 대상자 중심의 재활 간호이다.
⑤ 대상자 중심의 처치 간호이다.

16 타인을 배려하는 의사소통 방법으로 옳은 것은?

① 상담자의 외모는 중요하지 않아 단정하지 않아도 된다.
② 처음 대상자와 대화 시 상담자의 역할과 이름을 말한다.
③ 대화 시 간호조무사의 목소리를 작게 하여 분위기를 잡는다.
④ 대상자를 부를 때는 친근감 있게 이름보다 다른 호칭을 사용한다.
⑤ 가족에게 대상자의 부정적인 행동을 말할 때 직설적으로 알린다.

17 24시간 소변 검체 수집 시 주의사항으로 옳은 것은?

① 1일 12시간씩, 총 2일간 모은다.
② 무균적인 방법으로 검체물을 수집한다.
③ 배변 후 배뇨하여 수집하도록 교육한다.
④ 검체 수집이 시작되면 첫 소변부터 수집한다.
⑤ 수집 용기를 주고 화장실 변기에 보지 말고 수집 용기에 모으도록 한다.

18 〈보기〉의 원인으로 발생 가능한 비뇨기계 질환은?

┌─────── 〈 보기 〉 ───────┐

고칼슘 혈증, 탈수, 소변 농축, 요정체, 고수산염 요증

└──────────────────────┘

① 방광염
② 요실금
③ 요로결석
④ 신부전증
⑤ 사구체신염

19 당뇨병 환자의 발 관리를 위해 간호조무사가 실시한 간호로 옳은 것은?

① 티눈 발생 시 조심해서 제거한다.
② 발톱은 줄로 다듬거나 일자로 자른다.
③ 발의 안전을 위해 꼭 끼는 신발을 신긴다.
④ 발의 혈액순환을 위해 오랫동안 물에 담근다.
⑤ 발 전체와 발가락 사이에 보습제를 발라 준다.

20 부신피질 호르몬인 코르티솔의 과다 분비로 발생하는 쿠싱증후군의 증상은?

① 과다 월경
② 달덩이 얼굴
③ 남성의 여성화 증상
④ 탈수 및 고칼륨혈증
⑤ 감염의 민감성 감소

21 안압 상승으로 인해 시력장애, 시야 결손, 두통, 오심과 구토 등의 증상이 나타나는 안과 질환은?

① 백내장
② 녹내장
③ 맥립종
④ 황반변성
⑤ 망막박리

22 고혈압 환자의 관리 및 치료의 일반원칙으로 옳은 것은?

① 전자담배는 허용한다.
② 동물성 지방이 풍부한 음식을 먹는다.
③ 소량의 음주는 매일 마셔도 금하지 않는다.
④ 비만이 되지 않도록 다이어트를 강하게 한다.
⑤ 주 3회 이상, 1회 30분 정도의 운동을 권한다.

23 갑작스런 무통성 질 출혈이 나타나는 임신 후반기 합병증은?

① 전치태반
② 절박유산
③ 자간전증
④ 태반조기박리
⑤ 자궁경관무력증

24 배란 전 자궁 내막을 증식시키는 호르몬은?

① 에스트로겐
② 프로게스테론
③ 황체형성자극호르몬
④ 난포형성자극호르몬
⑤ 융모성선자극호르몬

25 두정위의 태아가 좁은 골반을 통과하기 위해 선진부의 자세를 계속적으로 변화시키면서 산도를 통과할 때의 과정으로 옳은 순서는?

① 진입-굴곡-하강-내회전-신전-외회전-만출
② 진입-굴곡-내회전-하강-외회전-신전-만출
③ 진입-하강-굴곡-내회전-신전-외회전-만출
④ 진입-신전-굴곡-내회전-하강-외회전-만출
⑤ 진입-굴곡-하강-외회전-신전-내회전-만출

26 산욕기 유선염의 원인균은?

① 임균

② 녹농균

③ 대장균

④ 연쇄상구균

⑤ 황색포도상구균

27 신생아 간호에 대한 내용으로 옳은 것은?

① 이행변은 생후 15일경부터 시작된다.

② 아프가 점수는 출생 10분 후에 측정한다.

③ 24시간 이내 태변 배출이 없다면 보고해야 한다.

④ 선천성 대사 이상 검사는 영양 공급 후에 시행한다.

⑤ 생리적 황달은 신생아의 위장기능이 미숙하여 발생한다.

28 3개월 된 영아가 다리를 배에 붙이고 움츠린 자세로 심하게 우는 모습이 관찰될 때 시행할 수 있는 간호 중재로 옳은 것은?

① 따뜻하게 입힌다.

② 수유 양을 줄인다.

③ 뇌 발달 검사를 시행한다.

④ 배를 따뜻하게 마사지한다.

⑤ 수유하는 동안 트림을 시키지 않는다.

29 예방접종 예정일이 1주일이 지난 영아의 보호자에게 해줄 수 있는 말은?

① "일정은 크게 중요하지 않습니다."

② "놓친 예방접종을 하고 이어서 일정대로 맞으면 됩니다."

③ "시기를 놓친 예방접종은 용량을 두 배로 맞으면 됩니다."

④ "이미 지난 예방접종 중 몇 가지만 선택하여 맞으면 됩니다."

⑤ "지나간 예방접종은 넘어가고 이후 예정된 접종을 하면 됩니다."

30 노인 낙상 발생의 가장 큰 원인은?

① 기억력 장애

② 수면 양상의 변화

③ 뇌세포 수의 감소

④ 뇌 기능 장애 발생

⑤ 균형 변화에 대한 반사 반응이 느려짐

31 노인의 수면 양상의 변화로 옳은 것은?

① 전체 수면 시간이 길어진다.

② NREM 수면 시간이 증가한다.

③ 잠이 들 때까지의 시간이 짧아진다.

④ 낮잠 자는 시간이나 횟수가 줄어든다.

⑤ 얕은 수면과 함께 수면의 질이 떨어진다.

32 노인에게 나타나는 약물작용에 대한 설명으로 옳은 것은?

① 약물의 흡수력이 좋다.

② 부작용이 발생하기 쉽다.

③ 약물대사가 향상되어 있다.

④ 약물의 효과가 일찍 나타난다.

⑤ 약물의 배설 경로와 속도는 모두 동일하다.

33 화학물질로 인한 화상의 응급처치 방법으로 옳은 것은?

① 페놀이 묻은 경우 즉시 물을 부어 닦아낸다.

② 강산으로 인한 화상은 알칼리성으로 중화한다.

③ 석회 가루가 피부에 묻은 경우 즉시 물로 씻어낸다.

④ 강산으로 인한 화상은 강한 수압의 물로 장시간 세척한다.

⑤ 한쪽 눈에 화학물질이 들어간 경우 환측 부위를 아래로 하여 세척한다.

34 신체 말단부가 절단된 환자의 절단 부위를 보관하는 방법으로 옳은 것은?

① 젖은 드레싱을 이용한다.

② 얼음 위에 절단된 부위를 놓는다.

③ 절단 부위가 얼음물에 잠기도록 한다.

④ 온도 유지를 위해 드라이아이스를 사용한다.

⑤ 비닐 주머니에 절단 부위를 집어넣어 얼음 채운 용기에 넣는다.

35 〈보기〉에서 설명하는 열손상의 종류와 응급처치가 옳게 연결된 것은?

─── 〈 보기 〉 ───

무더운 날씨에 심한 발한으로 다량의 염분이 손실되어 팔, 다리, 복부 등의 근육에 강직이 일어나는 상태

① 열사병-신속하게 체온을 내리게 한다.

② 열실신-경구로 수분 전해질을 공급한다.

③ 열피로-서늘한 곳에 눕히고 머리를 낮춘다.

④ 열성허탈-머리를 높이는 자세로 수분을 공

급한다.

⑤ 열경련-식염수를 마시게 하거나 염분이 있는 음식과 수분을 공급한다.

 보건간호학 개요

36 브레인스토밍의 장점으로 옳은 것은?

① 상대의 비판능력을 키운다.

② 민주적 회의 능력을 배운다.

③ 단시간에 많은 양의 교육을 전달할 수 있다.

④ 다양한 창의적인 아이디어가 많이 확인된다.

⑤ 문제를 다각도 분석해서 전체 참여자에게 전문적인 지식을 줄 수 있다.

37 우선순위에 따라 가장 먼저 보건교육을 실시해야 하는 대상자는?

① 암 환자 1명

② 당뇨 환자 7명

③ 비만 집단 30명

④ 고혈압 집단 10명

⑤ 콜레라 집단 30명

38 보건교육의 학습 내용을 조직하는 일반적인 원칙으로 옳은 것은?

① 친숙한 것에서 낯선 것으로

② 어려운 것에서 쉬운 것으로

③ 복잡한 것에서 단순한 것으로

④ 간접적인 것에서 직접적인 것으로

⑤ 추상적인 것에서 구체적인 것으로

39 조혈장애 및 백혈병 등의 문제를 일으킬 수 있는 유기용제 물질은?

① 벤젠
② 메탄올
③ 이황화탄소
④ 메틸부틸케톤
⑤ 노말헥산

40 우리나라 일차보건의료 사업을 위한 국가 보건의료 정책을 반영한 법은?

① 의료법
② 지역보건법
③ 국민건강증진법
④ 감염병의 예방 및 관리에 관한 법
⑤ 농어촌 등 보건의료를 위한 특별 조치법

41 요양급여, 건강검진, 요양비, 임신·출산진료비, 장애인보조기, 본인부담액 상한제 급여비가 제공되는 사회보험은?

① 고용보험
② 국민연금
③ 산재보험
④ 국민건강보험
⑤ 노인장기요양보험

42 피보험자가 의료기관을 이용할 때 진료비를 부담하지 않거나 일부만 부담하고 의료기관이 나머지 진료비를 보험자에게 청구하면 보험자가 이를 지불하는 유형은?

① 현금 배상형
② 재가 급여형
③ 시설 급여형
④ 특례 요양형
⑤ 제3자 지불형

43 사회보장 제도에서 보장하는 사회보장의 대상자로 옳은 것은?

① 노인
② 장애인
③ 의료인
④ 빈곤층
⑤ 전체 인구

44 포도상구균 식중독의 예방법으로 가장 옳은 것은?

① 어패류를 수돗물로 잘 씻는다.
② 60℃에서 20분 이상 가열하여 조리한다.
③ 신체 부위에 화농이 있으면 음식을 조리하지 않는다.
④ 다진고기는 중심부까지 74℃에서 1분 이상 가열하여 섭취한다.
⑤ 통조림과 소시지 등의 위생적인 가공처리 및 보관이 중요하다.

45 식품을 설탕이나 당과 같이 저장하는 방법으로, 잼과 젤리와 같은 형태로 보존하는 방법은?

① 살균법
② 염장법
③ 당장법
④ 통조림법
⑤ 움저장법

46 〈보기〉에서 설명하는 공기 조성 성분으로 옳은 것은?

─── 〈 보기 〉 ───

- 대기의 성분 중 두 번째로 많은 성분임.
- 대기 중 21% 정도 비율을 차지함.
- 변동범위가 15~30%(최대 15~50%)로 넓음.
- 식물의 동화작용으로 생성됨.

① 산소
② 질소
③ 아르곤
④ 이산화탄소
⑤ 일산화탄소

47 인체에 쾌적감을 주는 습도로 옳은 것은?

① 10~20%
② 20~40%
③ 40~60%
④ 60~80%
⑤ 80~90%

48 인간 생활에 직접적으로 관계가 깊은 수원의 종류는?

① 해수
② 지표수
③ 지하수
④ 복류수
⑤ 증류수

49 식품위생 관리의 3대 요소로 옳은 것은?

① 안전성, 경제성, 효과성
② 건전성, 효과성, 효율성
③ 건전성, 효율성, 상품성
④ 완전 무결성, 건전성, 경제성
⑤ 완전 무결성, 건전성, 안전성

50 특정 직업과 그 업무에 종사함으로 발생할 수 있는 직업병의 연결이 옳은 것은?

① 잠수부 - 잠함병
② 유리작업 - 진폐증
③ 도금작업자 - 난청
④ 공항근무자 - 항공병
⑤ 광산근로자 - 석면폐증

공중보건학 개론

51 코로나 19처럼 전파력이 강하여 한 지역에만 국한되지 않고 세계적으로 확산하는 감염병 발생 양상은?

① 산발성
② 유행성
③ 주기성
④ 토착성
⑤ 범유행성

52 면역에 대한 정의로 옳은 것은?

① 항체의 작용에 대한 항원 생산이다.
② 병 또는 독소에 대한 감수성을 뜻한다.
③ 생체의 항체에 대한 저항성의 증가이다.
④ 병원체에 대한 특이적 저항력이다.
⑤ 병원체에 대항하여 감염이나 발병을 저지할 수 없는 상태이다.

53 소화기계 감염병으로만 나열된 것은?

① 콜레라, 장티푸스, 세균성 이질
② 콜레라, 장티푸스, 발진티푸스
③ 콜레라, 발진열, 세균성 이질
④ 콜레라, 장티푸스, 인플루엔자
⑤ 쯔쯔가무시, 장티푸스, 세균성 이질

54 병원체가 바이러스인 감염병은?

① 콜레라
② 장티푸스
③ 세균성이질
④ 발진티푸스
⑤ 유행성 이하선염

55 결핵 환자의 전염력이 가장 높은 상태로 옳은 것은?

① 객담검사 결과 양성인 경우
② 결핵 치료제를 2주 이상 복용한 환자
③ IGRA 검사 결과 잠복 결핵 양성인 경우
④ 투베르쿨린 검사 결과 양성 반응인 경우
⑤ 흉부 X-선 검사상 석회화 음영이 보이는 경우

56 매개물 없이 사람에게서 사람으로 직접 전파되는 감염병은?

① 매독
② 일본뇌염
③ 말라리아
④ 쯔쯔가무시
⑤ 발진티푸스

57 모성 사망률을 구할 때 분모로 옳은 것은?

① 일정 기간의 중앙 인구
② 일정 기간의 출생아 수
③ 위험에 폭로된 인구수
④ 어떤 연도의 사망자 수
⑤ 15~49세 가임기 여성 수

58 생후 5개월 이전의 영아에게 시행해야 하는 예방접종으로 옳은 것은?

① 수두
② 풍진
③ 홍역
④ 백일해
⑤ 유행성 이하선염

59 지역사회 간호의 개념으로 옳은 것은?

① 고위험 집단을 대상으로 한다.
② 간호의 결과가 쉽게 나타난다.
③ 하향식 사업전달방식을 가진다.
④ 적정 기능 수준의 향상을 목표로 한다.
⑤ 질병 예방과 건강 보호를 목적으로 한다.

60 지역사회 간호사업 중 가정방문의 우선순위에 대한 표시로 옳은 것은?

① 집단 〈 개인
② 신환자 〈 구환자
③ 급성질환 〈 만성질환
④ 감염성 대상 〈 비감염성 대상
⑤ 문제가 있는 대상 〈 건강한 대상

61 외상 후 스트레스 장애에 대한 설명으로 옳은 것은?

① 회복이 불가능한 정신적 외상이다.
② 충격으로 인한 기억상실이 동반된다.
③ 기억하지 못하는 사건에 대한 상상이다.
④ 일상의 스트레스를 극복하지 못해서 발생한다.
⑤ 생명을 위협할 정도의 극심한 스트레스 경험 후 발병한다.

62 지역사회 간호사업이 실패하는 주요인으로 옳은 것은?

① 환경 조건
② 질병의 범위
③ 지역사회 인구의 특성
④ 잘못된 지역주민의 요구 파악
⑤ 지역 사회풍습에 대한 인식 부족

63 인구 구성의 노령화를 나타내는 지표는?

① 경제화 지수
② 노령화 지수
③ 사회화 지수
④ 국가 부양 지수
⑤ 초국가 경제 발전 지수

64 지역사회 간호사업에서 가족 간호에 대한 설명으로 옳은 것은?

① 가족은 지역사회의 이차적 집단이다.
② 가족은 '형성-축소-확대-해체'되는 과정을 거친다.
③ 가족은 한 가구 내에서 같이 거주하는 경우만 해당한다.
④ 가족에 대한 건강간호 요구가 발생했을 때는 스스로 문제를 해결할 수 있도록 돕는다.
⑤ 가족 간호계획을 세울 때, 가족과 협의하는 것보다는 일방적으로 세우는 것이 바람직하다.

65 「의료법」상 중증질환에 대하여 난이도가 높은 의료행위를 전문적으로 하는 종합병원을 상급종합병원으로 지정하는 자는?

① 대통령
② 질병관리청장
③ 보건복지부장관
④ 대한의사협회장
⑤ 국립중앙의료원장

66 「감염병의 예방 및 관리에 관한 법률」상 〈보기〉에서 설명하는 것은?

─── 〈 보기 〉 ───

감염병 환자의 발생 빈도가 높아 전수조사가 어렵고 중증도가 비교적 낮은 감염병의 발생에 대하여 감시기관을 지정하여 정기적이고 지속적인 의과학적 감시를 하는 것

① 감시
② 표본감시
③ 역학조사
④ 질병 행태조사
⑤ 감염병 실태조사

67 「구강보건법」상 보건소의 구강보건실에서 수행하여야 하는 업무는?

① 치아교정
② 노인 틀니 사업
③ 임산부 치주질환 치료
④ 노인·장애인 및 취약계층의 구강질환 진료
⑤ 지역 내 구강 건강증진 관련 민간 협력체계 구축

68 「결핵예방법」상 소속기관의 의사로부터 결핵 환자의 진단 및 치료를 보고 받은 의료기관의 장이 관할 보건소장에게 신고하여야 하는 시기는?

① 지체 없이
② 24시간 이내
③ 3일 이내
④ 7일 이내
⑤ 30일 이내

69 「정신건강증진 및 정신질환자 복지서비스 지원에 관한 법률」상 정신질환자의 보호 의무자가 될 수 있는 사람은?

① 미성년자
② 행방불명자
③ 피성년후견인
④ 민법에 따른 후견인
⑤ 파산선고를 받고 복권되지 아니한 사람

70 「혈액관리법」상 부적격 혈액의 범위에 속하지 않는 것은?

① 보존기간이 경과한 혈액 및 혈액제제
② 스트레스가 심한 중장년층으로부터 채혈된 혈액
③ 채혈과정에서 응고 또는 오염된 혈액 및 혈액제제
④ 혈액용기의 밀봉 또는 표지가 파손된 혈액 및 혈액제제
⑤ 심한 혼탁을 보이거나 변색 또는 용혈된 혈액 및 혈액제제

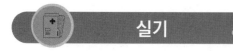

실기

71 호흡을 측정하는 방법으로 옳은 것은?

① 운동 후 즉시 측정하도록 한다.

② 과다환기 환자는 30초간 측정 후 2배를 곱한다.

③ 대상자가 의식하지 않는 상태에서 호흡수를 측정한다.

④ 호흡기 질환이 있는 환자는 15초간 측정 후 4배를 곱한다.

⑤ 흡기와 호기를 각각 1회로 측정한다.

72 혈압 측정 시 커프를 감을 때 주의사항으로 옳은 것은?

① 짧은 커프를 이용한다.

② 커프를 느슨하게 감는다.

③ 손가락 하나가 들어갈 여유를 두고 감는다.

④ 커프의 중앙은 상완동맥 뒤로 가도록 감는다.

⑤ 커프 상단이 상완동맥 촉지 부위보다 5cm 위로 오도록 한다.

73 대상자의 식사를 돕는 방법으로 옳은 것은?

① 식사 전에는 물을 제공하지 않는다.

② 금기가 아니면 식사하기 편한 자세를 취하게 한다.

③ 식사 전에 상처 드레싱을 끝내는 것이 좋다.

④ 음식물을 숟가락에 가득 떠서 입에 넣어준다.

⑤ 흡인되지 않도록 가능하면 식사를 빨리 끝내도록 도와준다.

74 배설량 측정과 관련된 설명으로 옳은 것은?

① 정상 대변은 포함하지 않는다.

② 호흡 시 수분 소실량은 포함한다.

③ 상처 배액량은 소량이므로 포함하지 않는다.

④ 침대보가 젖을 정도의 심한 발한은 포함하지 않는다.

⑤ 정상 소변은 정확한 측정이 불가능하므로 포함하지 않는다.

75 규칙적인 배변을 위한 간호로 옳은 것은?

① 쪼그리고 앉는 자세는 금한다.

② 복부 마사지는 복통을 유발하므로 피한다.

③ 정기적인 운동으로 복부의 근육을 강화한다.

④ 하루 1,000mL 이하의 수분을 섭취하도록 한다.

⑤ 고섬유질 식품은 가스 형성을 유발하므로 피한다.

76 요실금을 호소하는 대상자에게 제공할 수 있는 간호로 옳은 것은?

① 활동을 제한하고 휴식을 취하도록 한다.

② 요의가 있을 때마다 소변을 보도록 한다.

③ 골반 저부 근육 강화 운동을 하도록 한다.

④ 수면 전에 수분을 충분히 섭취하도록 한다.

⑤ 수분 섭취량을 1일 1,000mL 이하로 제한한다.

77 대상자가 내쉬는 공기와 공급되는 산소가 혼합되는 것을 막기 위해 일방향성 밸브를 지닌 저장백이 있는 형태로 삽관하지 않고 가장 높은 산소를 제공하는 방법은?

① 비강 캐뉼라
② 안면 마스크
③ 벤츄리 마스크
④ 비재호흡 마스크
⑤ 부분 재호흡 마스크

78 의료진이 준수해야 할 표준주의에 관한 설명으로 옳은 것은?

① 장갑은 사용한 즉시 벗는다.
② 사용한 주삿바늘은 뚜껑을 닫고 버린다.
③ 눈에 보이는 오염물질이 있을 경우 알코올 젤을 사용한다.
④ 한 병실의 모든 환자 간호가 끝난 후 손을 씻는다.
⑤ 분비물이 튈 가능성이 있는 경우 마스크만 착용한다.

79 감염과 관련된 용어의 정의로 옳은 것은?

① 멸균은 아포를 제외한 미생물을 사멸시키는 것을 말한다.
② 오염은 미생물이 숙주 내에서 자리를 잡고 살고 있는 경우를 말한다.
③ 정균은 감염되지 않은 상태로 병원성 미생물이 없는 상태를 말한다.
④ 무균은 유해한 미생물의 성장과 번식 및 전파를 억제하는 것을 말한다.
⑤ 감염은 미생물이 숙주 내에 자리 잡고 살면서 인체에 영향을 주는 단계를 말한다.

80 멸균 물품의 보관 및 관리방법으로 옳은 것은?

① 유효기간이 지난 물품은 재소독한다.
② 멸균 물품 보관 장소는 환기를 제한한다.
③ 멸균 표지자가 불분명하면 앞에 진열한다.
④ 소독 날짜가 최근인 물품은 앞에 진열한다.
⑤ 유효기간이 적게 남은 물품은 뒤에 진열한다.

81 장기간 누워있는 환자의 욕창 예방 간호로 옳은 것은?

① 등 마사지는 금지하도록 한다.
② 반좌위를 8시간 동안 유지한다.
③ 공기침요는 사용하지 않는다.
④ 피부 주름진 곳은 관찰하지 않는다.
⑤ 밑 홑이불의 주름진 곳이 없도록 한다.

82 무의식 대상자의 구강 간호를 수행할 때 유의해야 할 사항으로 옳은 것은?

① 똑바로 눕힌 후 시행한다.
② 지혈감자 사용 시 치아에 직접 닿게 한다.
③ 백태나 죽은 조직은 제거하지 않도록 한다.
④ 잇몸이 상했을 때는 치실을 부드럽게 사용한다.
⑤ 입가에 물기를 제거하고 미네랄 오일을 발라 준다.

83 좌욕을 돕는 방법으로 옳은 것은?

① 대야에 물을 가득 채운다.

② 물의 온도는 36~39℃ 정도로 한다.

③ 좌욕 시 프라이버시를 위해 혼자 둔다.

④ 1회 15~30분, 하루 3~4회씩 꾸준히 하도록 한다.

⑤ 재래식 변기에 변을 보듯이 쪼그려 앉도록 한다.

84 고열 대상자에게 해열을 목적으로 시행하는 목욕은?

① 통목욕

② 온목욕

③ 전분 목욕

④ 침상 목욕

⑤ 알코올 목욕

85 대상자의 세수를 도울 때 닦는 순서로 옳은 것은?

① 눈 → 코 → 입 → 귀

② 눈 → 입 → 코 → 귀

③ 코 → 입 → 눈 → 귀

④ 입 → 눈 → 귀 → 코

⑤ 입 → 귀 → 눈 → 코

86 고관절의 관절 가동 범위 운동에서 외회전에 해당하는 그림은?

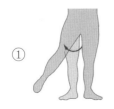
① ②

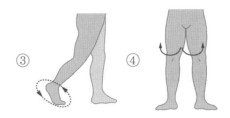
③ ④

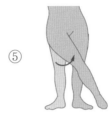
⑤

87 목발 사용에 관한 설명으로 옳은 것은?

① 목발 보행 시 체중이 겨드랑이에 가도록 한다.

② 목발의 길이는 신장의 1/2 정도로 맞추도록 한다.

③ 계단을 오를 때는 아픈 다리부터 올라가도록 한다.

④ 목발의 위치는 앞쪽과 옆쪽으로 각각 5cm 위치에 둔다.

⑤ 팔꿈치를 30도 정도 구부린 상태에서 양쪽으로 목발을 잡게 한다.

88 분만 후 3일이 지난 산모가 38.2℃의 열과 오로에서 악취가 나고 복부 통증이 심할 때 취할 수 있는 체위로 옳은 것은?

① 앙와위

② 쇄석위

③ 심스 체위

④ 파울러 체위

⑤ 트렌델렌버그(트렌델렌부르크) 체위

89 〈보기〉에서 설명하는 체위 유지 도구는?

> ─── 〈 보기 〉 ───
>
> 대상자에게 위 침구의 무게가 가해지지 않게 하거나 특별 치료 시 침구가 직접 몸에 닿지 않도록 하기 위해 사용한다.

① 베개
② 크래들
③ 발 지지대
④ 침상 난간
⑤ 대전자 두루마리

90 보호대 사용 방법으로 옳은 것은?

① 침상 난간에 묶도록 한다.
② 최소한으로 필요한 시간만 사용한다.
③ 매듭 부위가 대상자의 손에 닿도록 한다.
④ 쉽게 풀어지지 않도록 단단하게 묶어야 한다.
⑤ 대상자가 움직일 수 없도록 클로브 히치 매듭을 사용한다.

91 온요법의 적응증으로 옳은 것은?

① 염좌 직후
② 좌상 직후
③ 골절 직후
④ 국소적 화상
⑤ 퇴행성 관절 질환

92 부종을 경감시키기 위한 얼음주머니 적용 방법으로 옳은 것은?

① 주머니에 얼음을 가득 채운다.
② 얼음이 녹을 때까지 적용한다.

③ 얼음 조각은 큰 덩어리를 사용한다.
④ 공기를 제거하고 주머니 입구를 잠근다.
⑤ 주머니는 싸지 않고 직접 피부에 대준다.

93 위절제술 후 덤핑 신드롬 (급속이동증후군) 예방으로 옳은 것은?

① 저지방 식이를 한다.
② 저탄수화물 식이를 한다.
③ 식후 수분량을 증가시킨다.
④ 식후 30분간 반좌위를 취한다.
⑤ 한 번에 많은 양의 음식을 준다.

94 동맥혈 가스 분석(Arterial Blood Gas Analysis; ABGA) 검사에 관한 내용 옳은 것은?

① 냉장 보관한다.
② 차광용기에 보관한다.
③ 공기가 통하도록 보관한다.
④ 채혈 후 약 1분 동안 지혈한다.
⑤ 아이스박스에 담아 검사실로 즉시 운반한다.

95 수술 후 의식이 없는 환자의 머리를 옆으로 돌리는 이유로 옳은 것은?

① 위세척을 위해
② 안위 증진을 위해
③ 마취 가스 배출을 위해
④ 분비물의 흡인을 예방하기 위해
⑤ 심호흡과 기침을 격려하기 위해

96 길거리를 걷다가 쓰러진 사람을 발견한 경우 의식을 확인한 후 취해야 할 행동은?

①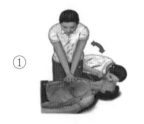

②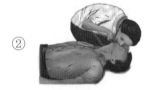

③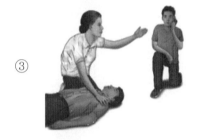

④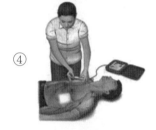

⑤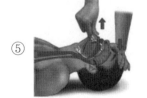

97 하임리히법에 관한 설명으로 옳은 것은?

① 빠르고 강하게 후 하방으로 밀어 올린다.
② 이물질이 보이면 손가락을 넣어 제거한다.
③ 의식이 없는 대상자의 이물질 제거 방법이다.
④ 비만한 사람은 복부를 더 강하게 밀어 올린다.
⑤ 처치 도중 의식을 잃는 경우 심폐소생술을 시행한다.

98 대상자 입원 시 간호조무사가 해야 하는 업무로 옳은 것은?

① 담당 의사를 소개해 준다.
② 이름표를 병실 앞과 침대에 부착한다.
③ 대상자가 가지고 온 물품을 소독한다.
④ 입원비 계산을 먼저 하도록 안내한다.
⑤ 평소 먹던 약은 그대로 먹도록 안내한다.

99 다음 상황에서 준비해야 할 침상으로 옳은 것은?

> 간호조무사1 : 605호 홍OO 님 퇴원하셨나요?
> 간호조무사2 : 네. 입퇴원 관리실에서 빈 병실에 대한 문의가 있어서 605호 안내해 드렸습니다.
> 간호조무사1 : 네. 그렇군요. 605호 침상을 얼른 준비해야겠어요.

① 빈 침상
② 든 침상
③ 골절 침상
④ 수술 침상
⑤ 크래들 침상

100 비치료적 의사소통에 해당하는 것은?

① 경청하기
② 수용하기
③ 침묵하기
④ 반영하기
⑤ 충고하기

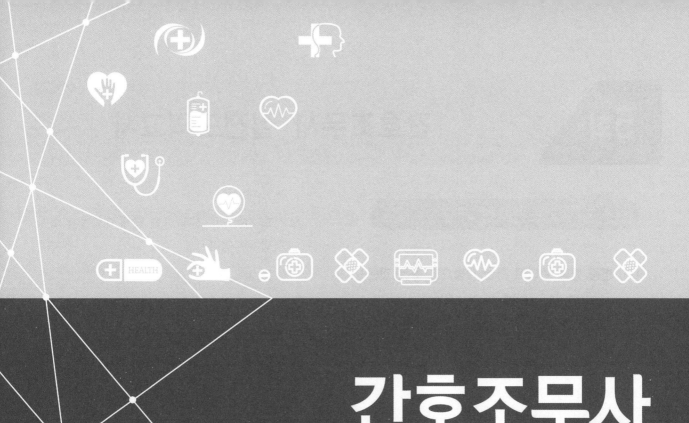

간호조무사
실전모의고사

5회

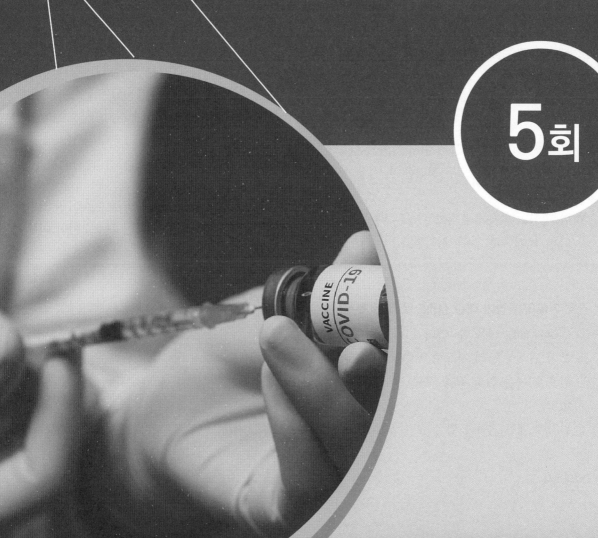

간호조무사 실전모의고사

 기초간호학 개요

01 병동 물품 관리에 관한 설명으로 옳은 것은?

① 소변기는 2일에 한 번 소독한다.

② 주삿바늘은 일반의료용 폐기물 통에 버린다.

③ 고무제품은 그늘에서 말린 후 겹치지 않게 보관한다.

④ 유효기간이 짧은 물품은 보관장 뒤쪽에 보관한다.

⑤ 혈액이 묻은 곡반은 먼저 뜨거운 물로 헹군 후 찬물로 세척한다.

02 청결한 병원 환경과 감염의 최소화를 위한 방법으로 옳은 것은?

① 바닥 청소 시에는 비질로 깨끗이 청소한다.

② 환자의 휠체어 이동을 도운 후 손을 씻는다.

③ 감염성 질환자의 병실은 수시로 환기한다.

④ 한 병실의 침상을 모두 정리한 후 손을 씻는다.

⑤ 한 병실의 환자에게 나오는 모든 배설물은 다른 폐기물과 같이 처리한다.

03 간호 기록의 특징에 대한 설명으로 옳은 것은?

① 간호계획을 세울 수 있다.

② 보험 관계상 증거 자료로 제출할 수 없다.

③ 간호 기록은 임상 교육 자료로 사용할 수 없다.

④ 환자에 대한 기록은 법정 증거물로 채택될

수 없다.

⑤ 간호 기록으로 건강 요원 간에 대화를 최소화할 수 있다.

04 간호조무사의 업무에 해당되는 것으로 옳은 것은?

① 화상환자의 드레싱을 한다.

② 검체를 검사실로 운반한다.

③ 전반적인 치료계획을 세운다.

④ 환자에게 간호계획을 설명한다.

⑤ 환자에게 검사 결과를 설명한다.

05 관상동맥에 관한 설명으로 옳은 것은?

① 심근에 혈액을 공급하는 동맥이다.

② 뇌와 안면에 혈액을 공급하는 동맥이다.

③ 팔과 다리에 혈액을 공급하는 동맥이다.

④ 복부와 골반강에 혈액을 공급하는 동맥이다.

⑤ 전신에 퍼져있는 혈액을 모아 심장으로 전달하는 동맥이다.

06 호흡기계의 말단에 위치하며 포도송이 모양의 작은 공기주머니로 실질적인 가스교환이 이루어지는 장소는?

① 폐포

② 비강

③ 후두

④ 기관지

⑤ 세기관지

07 항원 항체 반응을 일으키는 과민성 반응의 하나로 약물 투약 시 나타나는 면역학적 반응은?

① 내성
② 중독작용
③ 축적작용
④ 약물 의존성
⑤ 알레르기 반응

08 당뇨를 앓고 있는 환자의 혈당을 낮추기 위해 사용되는 약물은?

① 인슐린
② 코르티졸
③ 글루카곤
④ 에피네프린
⑤ 노어에피네프린

09 〈보기〉에서 설명하는 영양소는?

┌─────── 〈 보기 〉 ───────┐
- 호르몬, 세포막의 주요 구성 성분
- 외부와의 절연체 역할로 체온 유지
- 체내의 장기를 둘러싸서 보호해 주는 충격
  흡수 역할
└──────────────────────┘

① 지방
② 비타민
③ 단백질
④ 무기질
⑤ 탄수화물

10 만성신부전 환자에게 식이 교육을 하려고 할 때 교육내용으로 옳은 것은?

① 염분 섭취를 제한하세요.
② 가능하면 야채를 많이 드세요.
③ 바나나, 오렌지를 많이 섭취하세요.
④ 수분을 많이 섭취하여 탈수를 예방하세요.
⑤ 고단백, 고칼로리 식사로 체력을 키워야 해요.

11 맹출에 관한 설명으로 옳은 것은?

① 생리적 이상 반응이다.
② 38℃ 이상의 발열은 나타나지 않는다.
③ 대부분의 아동들이 식욕부진과 불쾌감을 갖는다.
④ 유치와 영구치의 맹출 장애는 발견이 빠를 수록 치료가 쉽다.
⑤ 유치의 감염으로 인한 맹출 장애 시는 정기적인 항생제 사용이 필요하다.

12 치과 기구 사용 원칙으로 올바른 것은?

① 기구 전달 시 동작을 크게 하여 눈에 띄게 하여야 사고가 일어나지 않는다.
② 진료 의사가 오른손으로 진료 시 간호조무사는 진공 흡입기를 왼손으로 잡고 조정한다.
③ 기구를 전달할 때 진료 의사가 확인할 수 있도록 시술 부위에서 시선을 돌리도록 한다.
④ 기구는 진료 의사가 받아서 위치를 바꿀 필요가 없도록 사용하는 부위에 맞게 전달한다.
⑤ 진료 시 진공 흡입기를 사용하지 않는 나머지 손은 방해가 되지 않도록 사용하지 않는다.

13 약물에 물을 가하고 달여서 찌꺼기를 제거하고 꿀이나 설탕 등의 보조물을 넣고 농축시킨 반유동의 상태로 만든 것으로 내복과 외용 두 종류가 있는 약의 제형은?

① 탕제
② 산제
③ 고제
④ 주제
⑤ 환제

14 피부나 경혈에 직접 열을 가하거나 따뜻한 기운이 전달되게 하는 한방 치료는?

① 침
② 뜸
③ 자법
④ 양생술
⑤ 초음파 치료

15 외래 간호조무사의 업무상 과실에 해당하는 것으로 옳은 것은?

① 환자를 사적으로 만난 경우
② 환자를 병실에 혼자 두고 나온 경우
③ 대상자 신체 변화를 동료들에게 말한 경우
④ 환자에게 치유 과정에 관해 설명한 경우
⑤ 환자에게 더운 물주머니 온도를 확인하지 않고 대주어 화상이 발생한 경우

16 효율적인 의사소통 방법에 대한 설명으로 옳은 것은?

① 경청 - 상대에게 집중하여 듣는 과정
② 침묵 - 대상자의 생각을 말로 다시 표현
③ 반영 - 의도적으로 말을 하지 않거나 질문
④ 수용 - 대상자의 모호한 사고를 다시 설명
⑤ 질문 - 대상자를 지각하고 정보를 받는 것

17 자기공명영상(MRI) 검사 시 주의사항에 대한 설명으로 옳은 것은?

① 검사 후 구토 반사를 확인하고 음식을 섭취한다.
② 검사 후 알레르기 반응으로 오심, 구토가 발생할 수 있다.
③ 사전에 조영제에 대한 알레르기 반응조사를 반드시 한다.
④ 검사 후 분변 매복, 변비가 나타날 수 있어 수분섭취를 권장한다.
⑤ 자기장을 이용한 검사이므로 모든 금속성 물체는 반드시 제거한다.

18 수근관이 좁아지거나 내부 압력이 증가하여 손저림 현상이 나타나는 질환은?

① 골프엘보
② 내측상과염
③ 외측상과염
④ 테니스엘보
⑤ 수근관증후군

19 갑상선기능항진으로 나타나는 질환은?

① 에디슨병
② 점액수종
③ 크레틴병
④ 하시모토병
⑤ 그레이브스병

20 소변검사 결과 혈뇨와 단백뇨가 검출되어 급성 사구체신염 진단을 받은 환자에게 제공할 식이로 옳은 것은?

① 저염식이

② 고칼륨식이

③ 고지방식이

④ 고단백질식이

⑤ 저탄수화물식이

21 유방암의 발생 가능성이 가장 높은 대상자는?

① 카페인 과다 복용자

② 출산 경험이 없는 사람

③ 어린 연령의 첫 만삭 임산부

④ 6개월 이상의 모유 수유 산모

⑤ 장기간의 자궁 내 장치 삽입 여성

22 눈에 심한 충혈과 눈물 흘림, 이물감, 가려움증을 호소하는 결막염 환자의 간호보조 업무로 옳은 것은?

① 안약을 점적할 때 눈을 아래로 보게 한다.

② 수건은 따로 사용하지만, 안약은 같이 사용해도 된다.

③ 안연고는 결막을 노출하여 외안각에서 내안각 쪽으로 넣는다.

④ 동시에 투여할 경우 안연고를 먼저 투여하고 안약을 점안한다.

⑤ 안약은 눈꺼풀을 아래로 약간 당겨 결막낭의 바깥쪽 1/3 부위에 점적한다.

23 성숙한 난자가 복강 내로 배출되는 현상을 무엇이라 하는가?

① 배란

② 월경

③ 수정

④ 착상

⑤ 탈락

24 임신 초기에 나타나는 출혈성 합병증으로, 자궁 경관의 개대와 소실 및 수정된 조직의 배출도 없어 안정을 취하고 적절한 치료를 받으면 임신 유지가 가능한 것은?

① 절박유산

② 계류유산

③ 완전유산

④ 불가피유산

⑤ 불완전유산

25 분만 직후 신생아의 아프가 점수를 측정한 〈보기〉의 결과에 대한 설명으로 옳은 것은?

평가항목 \ 점수	0	1	2
피부색		V	
심장박동수			V
자극에 대한 반응		V	
근긴장도			V
호흡 노력		V	

① 사지가 약간 굴곡되어 있다.

② 피부색은 전체가 분홍색이다.

③ 자극에 대하여 재채기를 한다.

④ 호흡이 양호하고 힘차게 운다.

⑤ 심장박동수는 분당 100회 이상이다.

26 임신 시 자궁 내 태아 위치 교정에 효과적이며 출산 후 자궁 후굴 예방을 위해 좋은 체위는?

① 반좌위
② 쇄석위
③ 슬흉위
④ 배횡와위
⑤ 심스체위

27 균이 인두, 후두, 비강이나 그 외 점막에 위막을 형성하는 질환으로 독성 심근염 합병증을 주의해야 하는 질환은?

① 풍진
② 홍역
③ 수두
④ 폐렴
⑤ 디프테리아

28 초유에 대한 설명으로 옳은 것은?

① 묽고 흰색을 띤다.
② 태변 배출을 촉진시킨다.
③ 성숙유보다 지방 함량이 많다.
④ 성숙유보다 단백질 함량이 적다.
⑤ 분만 직후부터 분비되기 시작한다.

29 아동의 입술이나 피부 점막이 건조되면서 천문이 움푹 들어가는 증상이 나타날 때 의심할 수 있는 것은?

① 고열
② 탈수
③ 구토
④ 경련
⑤ 변비

30 노인우울증의 관리방법으로 옳은 것은?

① 운동을 삼가고 안정하도록 한다.
② 노인에게 항우울제 사용은 금기이다.
③ 노인 우울증은 자연적으로 치료된다.
④ 혼자 조용히 살 수 있는 여건을 조성해 준다.
⑤ 노인 학대와 방임에 대해 사회적으로 적극적인 개입을 한다.

31 노인의 미각이 둔화되어 식욕이 없을 때 효과적으로 적용해 볼 수 있는 것은?

① 장 세척을 실시한다.
② 치료식을 제공한다.
③ 새로운 의치를 착용한다.
④ 다이어트 식품을 제공한다.
⑤ 색다른 식기에 음식을 담아 입맛을 돋우어 준다.

32 노인에게 발생하는 변비의 주요 원인은?

① 다이어트
② 활동 부족
③ 섭취량 증가
④ 수분 섭취량의 증가
⑤ 섬유소 섭취의 증가

33 벌에게 쏘였을 때의 응급처치로 옳은 것은?

① 환부에 온습포를 적용한다.
② 핀셋으로 즉시 침을 제거한다.
③ 비눗물로 환부를 깨끗이 씻는다.
④ 환부의 위쪽에 지혈대를 적용한다.
⑤ 입안에 쏘였을 경우 뜨거운 물로 가글한다.

34 뜨거운 물로 인한 2도 화상의 응급처치 방법으로 옳은 것은?

① 환부에 붙은 옷을 제거하도록 한다.
② 착용한 장신구는 그대로 두도록 한다.
③ 화상 부위를 찬물에 20분 이상 담근다.
④ 소독제를 사용하고 화상연고를 도포한다.
⑤ 수포나 너덜너덜한 조직 파편을 제거한다.

35 경추손상이 의심되는 환자의 기도개방 방법으로 옳은 것은?

① 흉부 압박을 실시한다.
② 고개를 옆으로 돌린다.
③ 앉은 자세에서 고개를 든다.
④ 목을 고정하여 턱을 밀어 올린다.
⑤ 머리를 뒤로 젖히고 턱을 올린다.

보건간호학 개요

36 교육이 진행되는 동안 교육내용, 교육방법, 교육효과 등을 향상시키기 위해 내용을 조정, 추가하기 위해 실시하는 평가 방법은?

① 상대평가
② 영향평가
③ 절대평가
④ 진단평가
⑤ 형성평가

37 시범 교육 후에 습득한 기술을 정확하게 수행하는지를 평가하는 방법으로 활용하는 평가 방법은?

① 관찰법
② 질문지법
③ 자기보고서
④ 구두 질문법
⑤ 자기 감시법

38 〈보기〉에서 설명하는 교육 매체는?

〈 보기 〉

전 세계의 정보자원 탐색, 가상공간에서의 협력학습, 원격교육, 원거리 시뮬레이션 교육 등이 가능하며 정보와 다양한 배경의 지식을 무제한으로 제공하고 끊임없이 탐색하는 과정에서 창의성과 종합적 사고를 배양할 수 있다.

① 칠판
② 교과서
③ 인터넷
④ 슬라이드
⑤ 투시물 환등기

39 지역사회 간호사업의 계획할 때 최우선으로 고려해야 할 사항으로 옳은 것은?

① 건물주의 관심
② 의료진들의 관심
③ 지역사회 주민의 관심
④ 지방자치단체장의 관심
⑤ 65세 이상 인구들의 관심

40 지역사회 간호사업 후 기록의 가치로 옳은 것은?

① 예산 확보

② 정보의 전달

③ 인적 자원 확보

④ 지역사회의 자원

⑤ 지역사회 간호사업의 기초자료 및 교육자료

41 〈보기〉에서 설명하는 보건 행정 관리요소는?

───── 〈 보기 〉 ─────

실제 실행을 하기 전에 무엇을 어떻게 할
것인지를 계획하고 미래를 예측하는 사전
준비 활동과 집행전략

① 기획

② 보고

③ 예산

④ 지시

⑤ 조정

42 보건 의료 전달체계의 조건에 대한 설명으로
옳은 것은?

① 건강을 지키는 것은 국민의 자유이다.

② 농·어촌 지역에 병·의원이 집중되어야 한다.

③ 의료 공급자에게 최대한의 보상이 주어져
야 한다.

④ 보건 의료기관의 설비, 자원을 최소로 사용
하는 것이 중요하다.

⑤ 질병의 심각성에 따라 적합한 의료기관을
이용할 수 있어야 한다.

43 국민건강보험의 특징으로 옳은 것은?

① 소득재분배의 기능이 있다.

② 공공부조 성격의 사회서비스이다.

③ 개인의 선택에 의해 보험가입이 이루어진다.

④ 보험료 수준에 따라 차등 급여를 받는다.

⑤ 질병 발생에 따라 보험료를 차등 부과한다.

44 영국이나 덴마크, 이탈리아 등에서 채택하고
있는 진료비 지불제도로 의사에게 등록된 환자
또는 주민의 수에 따라 진료비를 지급하는 방식
은?

① 봉급제

② 인두제

③ 포괄수가제

④ 총액계산제

⑤ 행위별수가제

45 층간소음의 종류 중 중량충격음에 해당하는 것
은?

① 발자국 소리

② 마늘 찧는 소리

③ 식탁을 미는 소리

④ 물건을 떨어뜨리는 소리

⑤ 의자를 끌 때 발생하는 소리

46 〈보기〉에서 설명하는 것은?

─── 〈 보기 〉 ───

A 씨는 많은 사람이 모인 밀폐된 극장에서 장시간 있었고 두통, 현기증, 권태감, 불쾌감을 호소하였고 문을 열어 환기하자 증상이 호전되었다.

① 빈혈
② 편두통
③ 후두염
④ 군집독
⑤ 천식 발작

47 오존에 대한 설명으로 옳은 것은?

① 대류권의 오존은 프레온가스에 의해 파괴된다.
② 대류권의 오존은 맑고 더운 날, 바람이 없고 건조한 날씨에 심해진다.
③ 성층권의 오존은 대기오염물질과 자외선이 반응하여 형성된 것이다.
④ 성층권의 오존은 태양광선 중 적외선을 흡수하여 지구의 생명체를 보호한다.
⑤ 대류권의 오존은 오존의 강력한 산화력으로 하수의 살균, 악취 제거에 유용하게 쓰인다.

48 〈보기〉에서 설명하는 물의 자정작용은?

─── 〈 보기 〉 ───

여러 종류의 물속 생물에 의해 오염물질이 분해되는 작용으로 자정작용 중에서 물의 오염농도를 낮추는데 가장 큰 역할을 한다.

① 희석
② 침전
③ 산화작용
④ 식균작용
⑤ 일광소독

49 식품의 변질에 대한 설명으로 옳은 것은?

① 부패는 지방 식품이 미생물에 의해 분해되는 것이다.
② 발효는 지방 식품이 미생물에 의해 분해되는 것이다.
③ 발효는 단백질 식품에 미생물이 증식하여 분해되는 것이다.
④ 변패는 탄수화물 식품에 미생물이 증식하여 분해되는 것이다.
⑤ 부패는 단백질 식품이 미생물의 작용에 의해 분해되는 것이다.

50 특정 화학물질에 의한 중독이 우려되는 근로자가 발생한 경우 사업주에게 임시 건강진단 실시를 명령하는 자는?

① 대통령
② 국무총리
③ 질병관리청장
④ 고용노동부장관
⑤ 보건복지부장관

공중보건학 개론

51 질병의 자연사 중 이미 감염되었으나 증상이 나타나지 않는 시기로 조기진단 및 조기 치료가 이루어지는 시기는?

① 회복기
② 비병원성기
③ 발현성감염기
④ 불현성감염기
⑤ 초기병원성기

52 〈보기〉에서 설명하는 감염병은?

─── 〈 보기 〉 ───

- 중동 지역에서 최초로 발생하였다.
- 38℃ 이상 고열이 대표 증상이다.
- 2015년에 해외유입으로 우리나라에 유행한 호흡기 감염병이다.
- 원인균은 코로나바이러스이다.

① 콜레라
② 장티푸스
③ 세균성이질
④ 인플루엔자
⑤ 메르스(MERS)

53 인수공통감염병에 해당하는 것은?

① 장티푸스
② 발진티푸스
③ 세균성이질
④ 인플루엔자

⑤ 장출혈성대장균 감염증

54 고등학교에서 결핵환자가 발생해 접촉자 대상으로 투베르쿨린 피부 반응검사를 실시한 결과 경결의 크기가 10mm로 측정된 학생의 다음 조치 단계로 옳은 것은?

① 등교중지
② 객담검사
③ BCG 예방접종
④ 흉부 X-선 검사
⑤ 투베르쿨린 피부 반응검사

55 항문 주위가 가렵다고 호소하는 유아에게 의심되는 질환과 진단을 위한 검사로 옳은 것은?

① 회충증 - 대변검사
② 편충증 - 피부도말
③ 요충증 - 항문주위도말
④ 유구촌충증 - 혈액검사
⑤ 무구촌충증 - 타액배양검사

56 인구의 사회적 증가 원인으로 옳은 것은?

① 전입인구보다 전출인구가 적을 때 인구가 감소한다.
② 전입인구보다 전출인구가 많을 때 인구가 증가한다.
③ 사회증가인구의 경우 전출인구가 많을수록 인구는 증가한다.
④ 사회증가인구의 경우 전입하는 인구가 적을수록 인구는 증가한다.
⑤ 인구사회증가는 일정 지역 내의 유입인구에서 유출인구를 빼면 된다.

57 모성과 영유아들의 전문적인 보건의료 제공과 육체적, 정신적 건강을 유지하기 위한 보건 활동은?

① 가정간호
② 가족간호
③ 모자보건
④ 산업간호
⑤ 학교보건

58 임신 20주의 산모가 풍진으로 진단을 받았을 때 취할 수 있는 행위로 옳은 것은?

① 풍진은 태아에 미치는 위험이 없으므로 임신을 유지하여야 한다.
② 법적으로 인공임신중절수술 허용 기간이 지나 임신을 유지하여야 한다.
③ 인공임신중절수술을 할 수 있는 기간이지만 풍진은 태아에 미치는 위험이 낮아서 임신을 유지하여야 한다.
④ 인공임신중절수술 허용 기간은 지났지만, 풍진은 태아에 미치는 위험이 크기 때문에 배우자 동의하에 인공임신중절수술을 할 수 있다.
⑤ 인공임신중절수술을 할 수 있는 기간이고 풍진은 태아에 미치는 위험이 크기 때문에 본인과 배우자 동의하에 인공임신중절수술을 할 수 있다.

59 〈보기〉에서 설명하는 스트레스 대처 방법은?

〈 보기 〉
우리의 감정은 사건이나 상황에 따라 생기는 것이 아니라 그것을 개인이 어떻게 해석하는지에 따라 결정된다. 원인을 찾아 역기능의 자동적 사고를 찾아내 수정하는 치료 방법

① 복식 호흡법
② 바이오피드백
③ 분노 조절 훈련
④ 인지 행동 치료
⑤ 점진적 근육 이완법

60 낮에는 학교나 직장생활을 하고 치료와 숙식을 제공받는 부분 입원 기관으로 직장생활로 수입을 얻을 수 있으면서 치료를 받을 수 있는 프로그램은?

① 낮병원
② 밤병원
③ 복지관
④ 환자 자조모임
⑤ 정신질환자 요양시설

61 노인 우울증이 치료되지 못하고 방치되는 이유로 옳은 것은?

① 정확한 진단
② 사회화된 적극적인 반응
③ 사회를 향한 긍정적 반응
④ 정상 노화 과정을 소홀히 여기는 태도
⑤ 노인의 보편적이고 적극적인 생활 태도

62 노인 문제의 대응책을 여러 방면에서 준비해야 하는 이유로 옳은 것은?

① 노인 문제 형태의 다양화
② 노인 인구의 지역적 감소
③ 줄어든 지역적 의료 격차
④ 노인 건강 문제의 통일성
⑤ 의료자원의 농어촌 집중화

63 지역사회 간호사업의 기본원리로 옳은 것은?

① 뚜렷한 목표와 목적이 없다.
② 지역사회가 보건사업을 주도한다.
③ 가족보다는 개인이 사업 단위가 된다.
④ 보건사업과 지역개발사업은 별개로 진행한다.
⑤ 효율적인 전개를 위해서는 개별화된 지역사회의 노력이 필요하다.

64 지역사회 간호사업의 수단 중 방문 간호에 관한 설명으로 옳은 것은?

① 보건소에서 이루어진다.
② 심리적 안정감이 제한된다.
③ 학교 내 보건실에서 이루어진다.
④ 가족 건강을 직접 감독하는 효과가 있다.
⑤ 대상자의 가족 환경과 상황 파악이 어렵다.

65 「의료법」 상 보건복지부 장관이 의료인의 면허를 취소할 수 있는 경우는?

① 면허 조건을 이행한 경우
② 2회 이상 자격 정지 처분을 받은 경우
③ 의료기관을 개설할 수 없는 자가 의료기관을 개설한 경우

④ 의료기관 개설자가 될 수 없는 자에게 고용되어 의료행위를 한 때
⑤ 일회용 의료기기를 재사용하여 사람의 생명 또는 신체에 중대한 위해를 발생하게 한 경우

66 「감염병의 예방 및 관리에 관한 법률」 상 역학조사 시 고의로 사실을 누락·은폐하는 행위를 한 경우 벌칙은?

① 1년 이하의 징역이나 1천만원 이하의 벌금
② 2년 이하의 징역이나 2천만원 이하의 벌금
③ 3년 이하의 징역이나 3천만원 이하의 벌금
④ 5년 이하의 징역이나 5천만원 이하의 벌금
⑤ 7년 이하의 징역이나 1억원 이하의 벌금

67 「구강보건법」 상 노인 구강검진사업의 범위는?

① 치아마모증 상태
② 직업성 치과 질환 상태
③ 치아 건강식품 섭취 현황 조사
④ 구강 관리 용품 사용 실태 조사
⑤ 구강 건강에 대한 교육 및 홍보

68 「결핵예방법」 상 전염성 결핵 환자가 전염성 소실 판정을 받을 때까지 일정 기간 정지하거나 금지되는 업무는?

① 재택근무자
② 학교에서 근무하는 교직원 업무
③ 항공법에 따른 모든 승무원의 업무
④ 호텔업에 종사하는 모든 종업원의 업무
⑤ 선박업에 종사하는 모든 종업원의 업무

69 「정신건강증진 및 정신질환자 복지서비스 지원에 관한 법률」의 기본이념으로 옳은 것은?

① 정신질환자는 복지서비스의 이용 여부는 보호자가 결정할 수 있도록 한다.

② 정신질환자는 자신에게 법률적 영향을 미치는 사안은 환자가 결정해야 한다.

③ 정신질환자는 자신에게 사실적 영향을 미치는 사안은 환자가 결정해야 한다.

④ 정신질환자는 자신과 관련된 정책의 결정 과정에 참여할 권리를 가져야 한다.

⑤ 정신질환자는 타인과의 교류시 보호 의무자의 도움을 받아 결정할 수 있도록 한다.

70 「혈액관리법」상 헌혈자에 대하여 채혈 전 해야 하는 건강진단 내용은?

① 혈당검사

② 안압측정

③ 초음파 검사

④ 흉부 X-ray 검사

⑤ 체온 및 맥박 측정

실기

71 쿠스마울 호흡(kussmaul's respiration)에 관한 설명으로 옳은 것은?

① 임종 시 나타나는 호흡이다.

② 호흡수와 깊이가 불규칙적이다.

③ 호흡수가 비정상적으로 얕고 빠르다.

④ 얕은 호흡과 무호흡이 교대로 나타난다.

⑤ 당뇨성 케톤산증 시 나타나는 호흡이다.

72 혈압 측정 시 실제 혈압보다 낮게 측정되는 경우로 옳은 것은?

① 커프가 너무 넓은 경우

② 재측정을 곧바로 한 경우

③ 커프를 너무 헐겁게 감은 경우

④ 팔의 위치가 심장보다 낮은 경우

⑤ 커프의 공기를 너무 천천히 뺀 경우

73 위관이 정확히 삽입되었는지 확인하는 방법으로 옳은 것은?

① 주사기에 물을 담아 위관으로 물을 넣는다.

② 튜브 끝에 주사기를 꽂아 위액을 흡인한다.

③ 위액의 pH는 7 또는 그 이상이면 고정한다.

④ 위관 끝을 물그릇에 넣어 공기 방울이 생기면 위관을 고정한다.

⑤ 주사기로 공기를 튜브 속에 주입하면서 청진기를 배꼽 아래쪽에 대어 소리를 듣는다.

74 섭취량과 배설량의 설명으로 옳은 것은?

① 설사는 배설량에 포함하지 않는다.

② 구토물은 배설량에 포함하지 않는다.

③ 흉곽 천자 배출액은 섭취량에 포함한다.

④ 영아의 경우 기저귀 무게를 배설량에 포함한다.

⑤ 위장관 흡인의 경우 흡인된 양은 섭취량에 포함한다.

75 영구적인 인공항문을 가진 대상자에게 교육하는 내용으로 옳은 것은?

① 세척 용액은 체온보다 10℃ 높게 하여 준비한다.
② 일상생활에 제한이 있음을 받아들일 수 있도록 설득한다.
③ 배추, 무, 양파는 배변 활동에 도움이 되므로 섭취를 권장한다.
④ 장루 세척 시 직장 튜브 끝에 윤활제를 바르고 약 20cm 삽입한다.
⑤ 인공항문을 매일 세척하여 일정한 시간에 규칙적으로 배변하는 습관을 들이도록 한다.

76 유치 도뇨 대상자의 간호로 옳은 것은?

① 도뇨관을 복부에 고정한다.
② 소변 주머니를 비운 후 세척한다.
③ 소변 주머니는 방광보다 낮게 위치시킨다.
④ 도뇨관과 소변 주머니는 2주마다 교체한다.
⑤ 소변 주머니 끝이 바닥에 닿도록 고정한다.

77 효과적인 소독을 위한 조건으로 옳은 것은?

① 가장 강력한 소독제만 사용한다.
② 소독의 목적을 고려하지 않는다.
③ 소독제를 바르고 입으로 불어 말린다.
④ 최대한 오랜 시간 소독제가 머물도록 한다.
⑤ 소독할 물건과 소독제 사이에 충분한 접촉면을 확보한다.

78 다음 도형이 붉은색으로 되어있는 경우 의료 폐기물의 최대 보관 기간은?

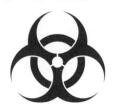

① 1일
② 3일
③ 5일
④ 7일
⑤ 10일

79 병원에서 마스크 사용 시 유의 사항으로 옳은 것은?

① 마스크 겉면을 잡고 버린다.
② 착용 시 아래 끈부터 묶는다.
③ 코와 입이 완전히 가려지도록 착용한다.
④ 안경이 마스크 밑으로 들어가도록 한다.
⑤ 마스크가 젖어도 수술 중에는 교환하지 않는다.

80 멸균 영역과 오염 영역에 관한 설명으로 옳은 것은?

① 마스크를 착용한 얼굴은 멸균 영역으로 간주한다.
② 소독포를 폈을 때 가장자리는 오염된 것으로 간주한다.
③ 시야에서 보이지 않는 부분은 멸균된 것으로 간주한다.
④ 멸균 물품이 습기로 젖은 경우 멸균된 것으로 간주한다.
⑤ 멸균 물품과 청결한 물품이 접촉하면 멸균 상태로 간주한다.

81 드레싱 시 주의사항으로 옳은 것은?

① 상처 위에서 물건을 교환하도록 한다.

② 환자의 통증이 심해도 계속 드레싱 한다.

③ 반복되는 드레싱 교환 시 장갑은 교체하지 않아도 된다.

④ 드레싱 시 상처배액관에서 절개부위 쪽으로 닦는다.

⑤ 상처에서 심한 냄새가 나는 경우 의사에게 보고하여 배양검사를 보낸다.

82 구강 간호 시 과산화수소수를 장기간 사용할 경우 나타날 수 있는 증상으로 옳은 것은?

① 미각 감소

② 잇몸 출혈

③ 구내염 발생

④ 치은염 발생

⑤ 치아의 에나멜층 손상

83 침상 세발 간호에 관한 설명으로 옳은 것은?

① 눈을 수건으로 덮어준다.

② 환의를 전부 탈의시킨 후 시행한다.

③ 손톱을 이용하여 두피 마사지를 한다.

④ 세발 시 창문을 열어 환기를 충분히 시킨다.

⑤ 머리카락이 엉켰을 때는 엉킨 부위를 자른다.

84 침상 목욕 준비 방법으로 옳은 것은?

① 복위를 취하게 한다.

② 침대 난간을 올려준다.

③ 침상을 최대한 낮게 조절한다.

④ 목욕 후에 대변을 보도록 한다.

⑤ 대상자를 침상 가장자리로 옮겨준다.

85 산소 공급 중인 환자 간호로 옳은 것은?

① 모직으로 된 담요를 사용한다.

② 습윤병에 생리식염수를 넣는다.

③ 환기를 자주 시키지 않도록 한다.

④ 휘발성, 인화성 물질의 사용을 금한다.

⑤ 산소마스크 안쪽에 파우더를 발라 건조시킨다.

86 관절 가동 범위 운동을 하던 환자가 부종과 통증을 호소할 때 해야 하는 간호로 옳은 것은?

① 천천히 지속하게 한다.

② 운동 강도를 낮추게 한다.

③ 관절 가동 범위 운동을 중단한다.

④ 최대 운동 범위 이상으로 실시한다.

⑤ 수동적 관절 가동 범위 운동으로 전환한다.

87 보행기를 사용하여 이동 시 돕는 방법으로 옳은 것은?

① 보행기는 대상자의 허리 높이에 맞춘다.

② 보조자는 대상자의 옆에 서서 보행 벨트를 잡는다.

③ 보행기는 팔꿈치가 약 90°정도 구부러지도록 한다.

④ 한쪽 다리만 약한 경우 건강한 다리와 보행기를 같이 옮긴다.

⑤ 양쪽 다리가 약한 경우 보행기를 한 걸음 정도 옮기고 한쪽 발씩 옮긴다.

88 척추 손상 환자에게 사용되는 체위는?

① 복위

② 심스위

③ 앙와위

④ 반좌위

⑤ 슬흉위

89 신체 역학에 관한 설명으로 옳은 것은?

① 중력에 맞서서 일하도록 한다.

② 다리를 벌릴수록 기저면이 커진다.

③ 무게 중심이 낮을수록 불안정하다.

④ 물건을 밀지 말고 들어 올려서 운반한다.

⑤ 무거운 물체의 운반 시 무릎을 펴고 등을 구부린다.

90 〈보기〉에서 영아에게 사용한 보호대는?

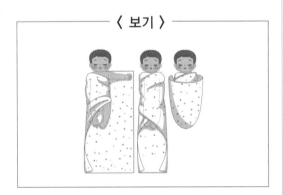

─── 〈 보기 〉 ───

① 벨트 보호대

② 재킷 보호대

③ 손목 보호대

④ 팔꿈치 보호대

⑤ 홑이불 보호대

91 냉요법의 적응증으로 옳은 것은?

① 순환 부전

② 감각 부전

③ 생리통

④ 개방성 상처

⑤ 국소적 화상

92 전기 패드 사용 방법으로 옳은 것은?

① 적용 부위 피부를 완전히 건조한다.

② 대상자가 원하는 시간 동안 적용한다.

③ 커버를 벗기고 위에 직접 눕도록 한다.

④ 대상자가 임의로 온도를 조절하도록 한다.

⑤ 전기 패드를 신체에 고정하기 위해 안전핀을 사용한다.

93 수술 후 식이 섭취 단계로 옳은 것은?

① 물 → 유동식 → 연식 → 경식 → 일반식

② 유동식 → 물 → 연식 → 경식 → 일반식

③ 물 → 유동식 → 연식 → 일반식 → 경식

④ 물 → 유동식 → 경식 → 연식 → 일반식

⑤ 물 → 경식 → 유동식 → 연식 → 일반식

94 기관지 촬영에 관한 설명으로 옳은 것은?

① 가스 배출 시까지 금식한다.

② 검사 전 기관지 확장제를 투여한다.

③ 순환기계 질병을 확인하기 위한 검사이다.

④ 검사 후 호흡 곤란이 발생하는지 자주 관찰한다.

⑤ 검사 후 두통이 발생할 수 있어 앙와위로 8시간 유지한다.

95 수술 전 확인 사항으로 옳은 것은?

① 학력

② 직업

③ 가족 사항

④ 경제적인 상태

⑤ 알레르기 확인

96 좌상의 응급처치로 옳은 것은?

① 상처 부위에 냉찜질을 적용한다.

② 멸균 드레싱으로 상처를 보호한다.

③ 지혈을 도모하기 위해 억제대를 적용한다.

④ 감염 예방을 위해 파상풍 예방접종을 한다.

⑤ 소독액으로 가능한 한 이물질을 제거한다.

97 의료인의 경우 심정지가 의심스러운 성인 대상자의 맥박을 측정하는 부위로 옳은 것은?

① 경동맥

② 측두동맥

③ 상완동맥

④ 요골동맥

⑤ 대퇴동맥

98 환자 전동 시 전출 병동에서의 대상자 관리로 옳은 것은?

① 전동 시 부착된 카테터를 제거한다.

② 의무기록에 전동 이유, 대상자 상태를 기록할 필요는 없다.

③ 기록을 마무리하고 입원 차트를 정리하며 남아 있는 약이나 물품을 보낼 준비를 한다.

④ 대상자의 상태가 위중할 경우 이송 요원이 있어 의사나 담당 간호사가 동행할 필요는

없다.

⑤ 전동 수속이 확정되면 옮겨 갈 병동 담당자는 전자 의무 기록상으로 확인할 수 있어 따로 알려줄 필요는 없다.

99 침상 만들기의 특징으로 옳은 것은?

① 베갯잇 터진 곳이 출입문 반대편으로 가게 한다.

② 담요의 상단을 침대 상부에서 15~20cm 위로 편다.

③ 고무포는 침상 상부에 놓아 환자가 누웠을 때 머리에서 허리까지 위치하도록 한다.

④ 매트리스 전체가 방수 재질로 싸여 있어도 반홑이불을 깐다.

⑤ 밑 침구를 팽팽히 당기면 마찰력으로 환자에게 피부염증을 유발할 수 있어 주름을 만든다.

100 대상자를 이해하기 위한 효율적인 의사소통의 기술로 옳은 것은?

① 빠른 대화 속도

② 적절한 유머 사용

③ 대상자의 비밀 공유

④ 공개적인 공간 필요

⑤ 대상자의 사생활 노출

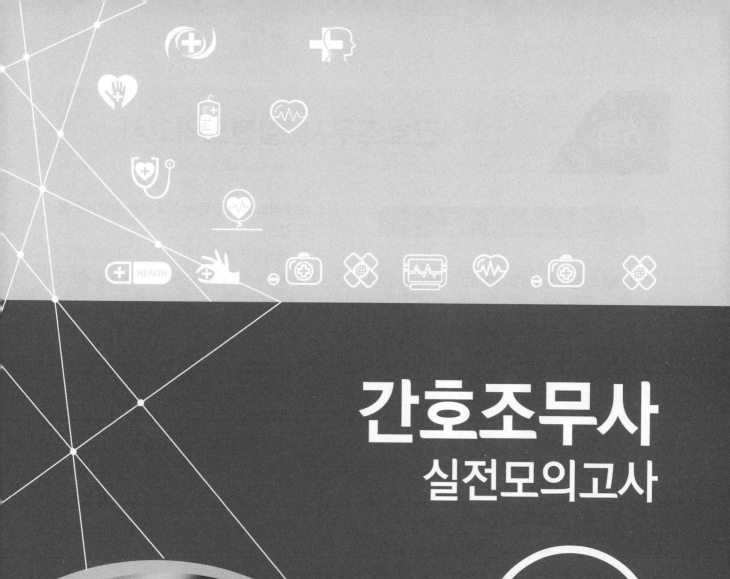

간호조무사
실전모의고사

6회

간호조무사 실전모의고사

 기초간호학 개요

01 퇴원한 환자의 병실을 청소하고 소독하는 이유는?

① 병실 분위기를 조성

② 병원 내 감염의 최소화

③ 퇴원 환자의 흔적 제거

④ 신환자의 입원 생활 적응 유도

⑤ 간호요구자의 빠른 처치를 위해

02 〈보기〉에서 불안감을 유발하는 병원 환경 요인으로 옳은 것은?

─── 〈 보기 〉 ───

검사를 위해 병원에 입원한 A 씨는 입원 중 다른 환자들이 있는 병실에서 근육주사를 위해 둔부(엉덩이) 일부를 노출해야 하는 것에 대해 심리적인 불안감을 느꼈으며, 옆 침대에서 이야기하는 소리가 들려 심리적으로 위축되었다.

① 사생활 결여

② 사회적 격리

③ 감염의 위험

④ 새로운 기구 사용

⑤ 의학용어 이해 부족

03 개인 정보 보호 관련 사항에 대한 설명으로 옳은 것은?

① 개인정보 취급자의 지정을 최대화한다.

② 개인정보에 대한 접근 통제 조치를 최소화한다.

③ 개인정보 취급자에게 정기적인 교육을 실시한다.

④ 중요한 데이터는 공유 폴더에 저장하여 관리한다.

⑤ 비밀번호는 암호화하여 관리자가 알 수 있도록 해야 한다.

04 입원한 대상자가 검사 결과에 대하여 간호조무사에게 질문하였을 때의 대처 행동으로 옳은 것은?

① 담당 간호사에게 보고한다.

② 자신의 권한에 따라 행동한다.

③ 나중에 알아봐 준다고 대답한다.

④ 검사실 직원에게 물어보라고 말해준다.

⑤ 경험이 많은 간호조무사에게 물어본 후 알려준다.

05 멜라닌 세포가 많아 암갈색 또는 자주색을 띠며 혈관이 많이 분포되어 있어 눈 조직에 영양을 공급하는 막은?

① 각막

② 망막

③ 공막

④ 홍채

⑤ 맥락막

06 혈액순환에 관한 설명으로 옳은 것은?

① 대동맥으로 혈액을 내보내는 곳은 좌심방이다.

② 우심실에서 시작하여 좌심실까지의 순환을 폐순환이라 한다.

③ 폐순환은 혈액이 폐동맥에서 폐를 거쳐 좌심방으로 들어오는 것이다.

④ 대순환은 혈액이 우심방에서 나가서 다시 우심방으로 되돌아오는 것이다.

⑤ 소순환은 심장에서 대동맥을 통해 혈액을 박출하고 우심방으로 돌아오는 것이다.

07 페니실린을 투여 후 아나필락시스가 나타난 대상자에게 투여해야 할 약물로 옳은 것은?

① 모르핀

② 타이레놀

③ 아스피린

④ 반코마이신

⑤ 에피네프린

08 안약 투여 방법으로 옳은 것은?

① 대상자가 아래를 보게 한다.

② 안약 투여 후 둘째 손가락으로 눈의 내안각을 가볍게 눌러준다.

③ 안연고를 투여한 후 안구를 굴리지 말고 조용히 눈을 감게 한다.

④ 안연고는 하부 결막낭의 외각에서 내각을 가로 1~2cm 정도 바른다.

⑤ 눈꺼풀 밖으로 연고가 나온 경우 생리식염수에 적신 소독솜으로 눈 바깥쪽에서 안쪽으로 닦아낸다.

09 탄수화물에 관한 설명으로 옳은 것은?

① 항체를 만드는 데 이용된다.

② 전분, 글리코겐, 식이섬유 등은 단당류로 분류된다.

③ 주된 에너지원으로 1g당 4kcal의 에너지를 생성한다.

④ 남은 탄수화물은 글리코겐으로 전환되어 뼈에 저장된다.

⑤ 인체는 에너지원으로 단백질과 지방을 먼저 이용한 다음 탄수화물을 사용한다.

10 질병에 따른 치료 식이의 내용으로 옳은 것은?

① 고혈압 - 고지방식이, 고염식이

② 만성신부전 - 고단백식이, 저염식이

③ 당뇨 - 고탄수화물식이, 고섬유식이

④ 간염 - 고탄수화물식이, 고비타민식이

⑤ 위 절제 후 식이 - 저탄수화물식이, 고단백식이

11 발치 후 출혈 예방법으로 옳은 것은?

① 습관대로 흡연한다.

② 빨대 사용을 금한다.

③ 침이나 혈액은 삼키지 않고 뱉는다.

④ 칫솔질로 구강을 청결하게 유지한다.

⑤ 거즈나 솜으로 30분 정도 발치 부위를 압박한다.

12 치과 의료기관에서 주로 하악 진료 및 치료 시에 사용하는 자세는?

① 수평 자세

② 수직 자세

③ 측위 자세

④ 반수평 자세

⑤ 슬흉위 자세

13 음양오행의 개념 중 음의 성질에 해당하는 것은?

① 땀을 잘 흘린다.

② 변비가 잘 생긴다.

③ 기초대사가 약간 높다.

④ 위의 소화 기능이 활발하다.

⑤ 입안에 침이 잘 고이며 갈증이 별로 없다.

14 음압의 원리를 이용하여 혈액순환을 촉진시키고 소염 및 진통작용이 있어 주로 근육통 완화에 이용되는 치료법은?

① 안마

② 안교

③ 지압

④ 수기

⑤ 부항

15 컴퓨터 단층촬영 검사에 대한 설명으로 옳은 것은?

① 초음파를 이용한 검사이다.

② 검사 동안 움직이는 것은 가능하다.

③ 구토 반사가 돌아올 때까지 금식한다.

④ 조영제 알러지가 있는지 반드시 확인한다.

⑤ 분변 매복이 발생할 수 있으므로 검사 후 수분 섭취를 많이 한다.

16 대상자에게 "계속 말씀해 보세요" 또는 "그래서 어떻게 되었나요?" 등을 사용하여 한 주제의 내용을 이야기하도록 하는 의사소통 기법은?

① 촉진하기

② 경청하기

③ 직면하기

④ 질문하기

⑤ 수용하기

17 대변검사 시 유의사항으로 옳은 것은?

① 검사 전 글리세린 관장을 한다.

② 8시간 금식 후 검체물을 받는다.

③ 대변에 소변이 섞여 있어도 된다.

④ 잠혈 검사 전 철분제제를 복용한다.

⑤ 아메바 검사 시 검체를 실온 보관한다.

18 환자에게 〈보기〉와 같은 증상이 나타났을 때 의심할 수 있는 것은?

```
─────── 〈 보기 〉 ───────

 - 동공확대
 - 의식장애
 - 아침에 심한 두통
 - 혈압상승, 서맥, 불규칙적 호흡
```

① 뇌압상승

② 산소부족

③ 배뇨장애

④ 심근경색

⑤ 척수손상

19 신경전달 물질인 도파민이 저하되어 나타나는 신경퇴행성 질환인 파킨슨병 환자에 대한 간호로 옳은 것은?

① 낮에만 침상 난간을 올려준다.
② 음식을 잘게 잘라 소량씩 자주 섭취한다.
③ 기립성저혈압이 있으면 가능한 안정을 취한다.
④ 옷 입기에 소요되는 시간이 길어지므로 입혀준다.
⑤ 화장실에 가다 넘어질 수 있기 때문에 유치도뇨를 실시한다.

20 황반변성의 증상으로 옳은 것은?

① 수정체의 혼탁
② 색의 인식 감소
③ 물체가 두 개로 보이는 복시
④ 자동차 전조등을 볼 때 눈부심
⑤ 욕실 타일 선이 물결치듯 굽어 보임

21 남성 생식기 장애 중 가장 높은 비율을 차지하며 야간에 빈뇨가 발생하고 배뇨를 시작하기가 어려우며 소변 후 잔뇨감이 느껴지는 질환은?

① 방광염
② 요실금
③ 요로결석
④ 사구체신염
⑤ 전립선 비대증

22 빈혈 환자에게 철분제 투여 시 주의사항으로 옳은 것은?

① 대변 색이 붉어짐을 알려준다.
② 근육주사 시 주사 부위를 문질러 준다.
③ 구강 간호를 하여 백태가 생기는 것을 예방한다.
④ 액체로 된 철분제제는 입안에 물고 있다가 삼킨다.
⑤ 액체로 된 철분제제는 오렌지 주스를 섞어서 먹인다.

23 임신 후반기 출혈성 합병증으로 태아사망률이 높은 것은?

① 계류유산
② 포상기태
③ 자궁 외 임신
④ 태반조기박리
⑤ 자궁경관무력증

24 정자 성숙에 필요한 호르몬은?

① 에스트로겐
② 프로게스테론
③ 테스토스테론
④ 부신피질호르몬
⑤ 융모성선자극호르몬

25 자궁 수축이 있을 때 아두가 양 음순 사이로 보였다가 수축이 멎으면 안 보이는 현상은?

① 배림
② 발로
③ 수축
④ 신전
⑤ 굴곡

26 분만 12시간 후 산모의 자궁 저부가 촉진되는 위치는?

① 배꼽 위
② 배꼽 위치
③ 배꼽 아래 2cm
④ 배꼽과 치골 결합 중간
⑤ 촉진되지 않음

27 천식 환아에 대한 간호로 옳은 것은?

① 조용하고 안정된 환경에서 쉬게 한다.
② 천식 원인 물질을 찾아 자주 노출한다.
③ 흡입제가 필요할 때마다 치료해준다.
④ 호기보다 흡기를 길게 하여 숨을 쉬도록 한다.
⑤ 호흡곤란을 막기 위해 수분 섭취량을 증가한다.

28 신생아 수유 후 트림을 시키는 이유는?

① 장의 기능이 미숙함
② 소변 배출이 용이하도록 함
③ 구강기 만족을 충족시키기 위하여 대신함
④ 폐의 기능이 미숙함으로 가스교환이 어려움
⑤ 위분문 괄약근이 잘 발달되어 있지 않아 토하기 쉬움

29 피부 전반적으로 발진이 나타나며 특히 혀가 딸기 모양처럼 되는 질환은?

① 홍역
② 파상풍
③ 성홍열
④ 백일해
⑤ 디프테리아

30 노화에 따른 비뇨기계 변화로 옳은 것은?

① 네프론 수의 증가
② 사구체 여과율 증가
③ 방광 근육의 기능 강화
④ 빈뇨와 야뇨증 증가
⑤ 방광 용적의 증가

31 노화로 인한 호흡기계의 변화로 옳은 것은?

① 호흡 근력의 증가
② 폐포의 탄력성 증가
③ 가슴 전후경의 증가
④ 폐의 섬모 수 증가
⑤ 폐의 비효율적 호기로 잔기량 감소

32 노년기 척추후만이 나타나는 이유는?

① 칼슘의 축적
② 뼈의 유기질화
③ 인대의 석회화
④ 근섬유 크기 감소
⑤ 근섬유 수의 증가

33 의식과 호흡이 없는 대상자에게 가장 먼저 시행해야 하는 응급처치로 옳은 것은?

① 가슴압박
② 기도유지
③ 인공호흡
④ 하지상승
⑤ 수분공급

34 심폐 소생술 시 가슴 압박의 위치로 옳은 것은?

① 가슴 중앙

② 가슴뼈 아래쪽 1/2 지점

③ 검상돌기 아래쪽 1/2 지점

④ 늑골과 명치가 만나는 지점

⑤ 양쪽 젖꼭지를 연결한 선 중앙지점

35 창상 관리의 기본 원칙으로 가장 옳은 것은?

① 지혈, 쇼크 예방, 감염 방지

② 지혈, 감염 방지, 기형 예방

③ 쇼크 예방, 감염 방지, 기형 예방

④ 쇼크 예방, 통증 조절, 부종 감소

⑤ 통증 조절, 부종 감소, 기형 예방

보건간호학 개요

36 〈보기〉에서 설명하는 보건교육 수행과정은?

───── 〈 보기 〉 ─────

전반적인 교육의 방향을 설정해 주고 안내
하는 역할을 하므로 보건교육의 계획, 수
행, 평가의 기준이 된다.

① 요구 사정

② 학습 목표 선정

③ 학습 내용 선정

④ 학습 경험 선정

⑤ 학습 내용 평가

37 많은 사람에게 파급 효과가 커서 급성 감염병이
나 신종 호흡기 감염병같이 많은 사람에게 급속
도로 영향을 미칠 경우 사용하면 효과적인 교육
매체는?

① 프레지

② 대중매체

③ 청각 매체

④ 시각 매체

⑤ 파워포인트

38 〈보기〉에서 설명하는 용어는 무엇인가?

───── 〈 보기 〉 ─────

시설의 필요성은 인정하지만, 혐오감을 줄
수 있는 시설이 자기 거주 지역에 들어서는
것을 반대하는 지역 이기주의 현상을 일컫
는 용어이다.

① 밀스-레인케현상

② 님비현상

③ 핌피현상

④ 엘리뇨현상

⑤ 라니냐현상

39 일차보건의료의 접근 방법으로 옳은 것은?

① 쉽게 이용 가능해서는 안 된다.

② 예방보다는 치료에 중점을 둔다.

③ 국가 차원에서 보건사업이 획일적으로 제
시되어야 한다.

④ 지역사회의 적극적인 참여를 통해 사업이
이루어져야 한다.

⑤ 지역사회 특성보다는 세계적인 추세에 따
라 보건사업을 추진한다.

40 〈보기〉에서 설명하는 사회보험 관리 운영 기관은?

> ─〈 보기 〉─
>
> '산업재해보상보험'에 따라 근로자의 업무
> 상 재해에 대한 신속하고 공정한 보상과
> 재해근로자의 재활 및 사회 복귀 촉진을
> 위한 보험시설의 설치, 운영 재해 예방 기
> 타 근로자의 복지증진을 위한 사업을 시행
> 한다.

① 고용노동부
② 보건복지부
③ 근로복지공단
④ 국민건강보험공단
⑤ 국민연금관리공단

41 수급자를 하루 중 일정한 시간 동안 장기요양 기관에 보호하여 신체활동 지원 및 심신 기능의 유지·향상을 위한 교육·훈련 등을 제공하는 장기요양 급여의 종류는?

① 단기 보호
② 방문 요양
③ 방문 간호
④ 가족 요양비
⑤ 주·야간 보호

42 저소득층의 의료보장을 통한 건강증진과 복지 향상을 목적으로 하는 사회보장제도는?

① 의료급여제도
② 건강보험제도
③ 시설급여제도
④ 특례요양제도
⑤ 복지서비스제도

43 의료서비스의 양이나 제공받는 사람의 수와 관계없이 일정한 기간에 따라 보상받는 방식으로 사회주의 여러 국가에서 채택하고 있는 진료비 지급방식은?

① 봉급제
② 인두제
③ 포괄수가제
④ 총액계산제
⑤ 행위별수가제

44 국민 의료비 상승 원인 분석으로 옳은 것은?

① 보험 급여 적용 축소
② 아동 인구 비중의 변환
③ 고가의 의료장비 도입
④ 의료인의 보수 상한제도
⑤ 건강보험 적용 인구의 감소

45 〈보기〉의 내용에서 설명하는 현상은?

> ─〈 보기 〉─
>
> - 상부기온이 하부기온보다 높은 경우
> - 대기오염이 잘 발생할 수 있는 기상 조건

① 기온 역전
② 열섬 현상
③ 라니냐 현상
④ 엘리뇨 현상
⑤ 열대야 현상

46 〈보기〉에서 설명하는 자외선 지수의 단계로 옳은 것은?

─── 〈 보기 〉 ───

위험 단계로 태양에 노출 시 극도로 위험하며 노출된 피부는 몇 분 내에 탈 수 있음. 겉옷을 입고 모자와 선글라스를 쓰고 자외선 차단제를 2시간마다 충분히 발라야 함.

① 0~2
② 3~5
③ 6~7
④ 8~10
⑤ 11~12

47 〈보기〉에서 설명하는 생활폐기물의 처리 방법은?

─── 〈 보기 〉 ───

- 가장 위생적인 폐기물 처리방법
- 도심 등 근거리에 설치가 가능
- 건설비가 관리비가 비싸고 대기오염의 요인

① 매립법
② 소각법
③ 수출법
④ 퇴비법
⑤ 재사용 방법

48 식품의 보존을 위해 사용되는 방법 중 수분함량을 15% 이하가 되게 하여 보존하는 방법은?

① 건조법
② 냉동법
③ 가열법

④ 밀봉법
⑤ 움저장법

49 급성 위장관염을 유발하고 겨울철 특히 1월에 집단 식중독의 주요 원인이며 전파력이 매우 높은 식중독은?

① 웰치균 식중독
② 살모넬라 식중독
③ 포도상구균 식중독
④ 노로바이러스 식중독
⑤ 병원성 대장균 식중독

50 〈보기〉에서 설명하는 직업병은?

─── 〈 보기 〉 ───

- 자동 톱, 공기해머 등 손으로 하는 작업 공구를 사용하는 근로자에게 주로 발생함.
- 손가락이 창백하거나 청색증을 일으키며 수지 감각 마비가 일어나는 현상임.

① 잠함병
② VDT증후군
③ 참호족
④ 경견완증후군
⑤ 레이노현상

공중보건학 개론

51 병원체 탈출 경로가 호흡기계인 감염병은?

① 홍역
② 콜레라
③ 장티푸스
④ 발진티푸스
⑤ 세균성이질

52 잠복 결핵 진단을 위해 PPD 용액 0.1cc를 피내주사 시 검사 결과 판독 시간은?

① 주사 후 6~12시간
② 주사 후 12~24시간
③ 주사 후 24~36시간
④ 주사 후 36~48시간
⑤ 주사 후 48~72시간

53 〈보기〉에서 설명하는 질환은?

───── 〈 보기 〉 ─────

- 원인균이 트레포네마 팔리듐이다.
- 항생제로 완치가 가능하다.
- 태반을 통해 태아에게 감염될 수 있다.
- 태아감염으로 유산, 사산을 초래할 수 있다.
- 성병의 일종으로 부부가 함께 치료해야 한다.
- 왓셀만 검사(wssermann test)로 진단한다.

① 임질

② 매독
③ 에이즈
④ 연성하감
⑤ 질트리코모나스

54 〈보기〉에서 설명하는 기생충은?

───── 〈 보기 〉 ─────

- 소장에서 기생하며 수명은 9~12개월이다.
- 우리나라에서 가장 높은 발생률을 갖는 기생충이다.
- 변과 함께 배출되며 오염된 음식, 손, 파리 등의 매개물로 감염된다.

① 요충
② 회충
③ 유구촌충
④ 간디스토마
⑤ 폐디스토마

55 전체 지역사회주민 중 특정 질병이나 건강문제에 이환되어 있는 사람이 얼마나 있는지를 나타낸 지표는?

① 발생률
② 유병률
③ 발병률
④ 치명률
⑤ 건강지표

56 인구피라미드 유형 중 종형의 특징은?

① 생산연령인구가 많이 유출되는 농촌형
② 생산연령인구가 많이 유입되는 도시형
③ 출생률이 사망률보다 낮은 인구감소형
④ 낮은 출생률과 낮은 사망률이 특징인 선진 국형
⑤ 높은 출생률과 높은 사망률이 특징인 저개발국형

57 한 여자가 일생 평균 몇 명의 자녀를 낳는가를 나타내는 재생산 지표로 옳은 것은?

① 조출생률
② 순재생산율
③ 총재생산율
④ 일반 출산율
⑤ 합계 출산율

58 가정방문 횟수의 결정자로 옳은 것은?

① 보건소장
② 병원 종사 간호사
③ 시립의료원 간호사
④ 지역사회 보건간호사
⑤ 지역사회 간호조무사

59 상대방의 말을 주의 깊게 들어 주고, 그 말에 대해 반응을 하지 않으면서 상대방이 계속해서 말할 수 있도록 하는 의사소통으로 나와 상대방에게 생각을 정리할 시간을 주는 치료적 의사소통의 기법은?

① 경청
② 수용

③ 직면
④ 침묵
⑤ 개방적 질문

60 정신건강 간호사업에서 3차 예방에 해당하는 것은?

① 우울증 조기 검진사업 실시
② 사회적응을 위한 각종 훈련 실시
③ 정신질환자 조기 발견과 치료의뢰
④ 직장인 스트레스 대처 프로그램 실시
⑤ 정신건강복지센터에서의 가정폭력 상담 홍보

61 '노인복지법'에 따라 방문 요양에 관한 재가급여 업무를 하는 장기요양 요원의 자격은?

① 의사
② 간호사
③ 조산사
④ 간호조무사
⑤ 요양보호사

62 수급자 가족의 사정에 의해 일정기간 동안 장기요양 기관에 보호하여 신체활동 지원 및 심신기능의 유지향상을 위한 교육·훈련 등을 제공하는 장기요양 급여로 옳은 것은?

① 단기 보호
② 방문 요양
③ 방문 간호
④ 시설 급여
⑤ 주·야간 보호

63 지역사회 간호사업 수행할 때 수행 전 고려해야 하는 사항은?

① 이용시설의 확보
② 주민들의 교육 수준
③ 사업 우선순위 결정
④ 지역주민의 정치적 관심
⑤ 지역주민의 건강에 대한 태도

64 지역사회 간호조무사의 역할은?

① 간단한 진료
② 예방접종 실시
③ 보건사업 계획 및 수행
④ 응급처치 및 시범 교육
⑤ 보건교육 장소, 도구 준비

65 「의료법」상 간호조무사 자격인정에 관한 설명으로 옳은 것은?

① 간호조무사 교육 훈련기관에서 실시하는 780시간 이상의 이론교육 과정을 이수해야 한다.
② 조산원을 포함한 의료기관에서 실시하는 780시간 이상의 실습 교육과정을 이수해야 한다.
③ 실습 교육과정 780시간 중 병원이나 종합병원에서의 실습 교육과정이 400시간 이상이어야 한다.
④ 최초로 자격을 받은 후부터 2년마다 그 실태와 취업상황을 보건복지부장관에게 신고하여야 한다.
⑤ 국가시험에 관하여 부정행위를 하여 합격이 무효가 된 사람은 그다음에 치러지는 국가시험에서 한 번 응시자격이 정지된다.

66 「감염병의 예방 및 관리에 관한 법률」상 성매개 감염병 및 후천성 면역결핍증에 감염되어 타인을 감염시킬 우려가 있다고 인정되는 사람에게 건강진단을 받을 것을 통지하여야 하는 자는?

① 시 · 도지사
② 질병관리청장
③ 시 · 군 · 구청장
④ 보건복지부장관
⑤ 중앙감염병사업지원기구의 장

67 「구강보건법」상 학교 구강보건사업 중 불소 도포사업에 필요한 불소 도포의 횟수는?

① 1개월에 1회
② 2개월에 1회
③ 4개월에 1회
④ 6개월에 1회
⑤ 12개월에 1회

68 「결핵예방법」상 결핵에 감염되어 결핵 감염 검사에서 양성으로 확인되었으나 결핵에 해당하는 임상적, 방사선학적 또는 조직학적 소견이 없으며 결핵균 검사에서 음성으로 확인된 자는?

① 결핵 환자
② 결핵 의사 환자
③ 전염성 결핵 환자
④ 잠복 결핵 감염자
⑤ 비활동성 결핵 환자

69 「정신건강증진 및 정신질환 복지서비스 지원에 관한 법률」상 자의로 입원한 정신질환자가 퇴원을 신청한 경우에 정신의료기관의 장이 퇴원시키는 시기는?

① 지체 없이
② 8시간 후
③ 2일 경과 후
④ 한 달 이내
⑤ 처음 입원하기로 했던 시기까지

70 「혈액관리법」상 혈액 관리 기본 계획에 포함되어야 하는 사항은?

① 수혈 부작용에 대한 지원
② 수혈의 안전성 향상 방안
③ 혈액 매매에 대한 예외사항
④ 혈액 보관에 따른 경비지출
⑤ 혈액원의 수익성 창출 방안

실기

71 산소포화도 측정에 관한 설명으로 옳은 것은?

① 성인의 산소포화도 정상 범위는 80~90%이다.
② 말초순환이 적절하고 습기가 있는 부위를 선택한다.
③ 손가락 순환이 좋지 않을 경우 귀 끝이나 이마에 부착한다.
④ 자동 혈압 측정 커프가 부착되어 있는 팔에 감지기를 부착한다.
⑤ 혈액순환을 잘 측정할 수 있도록 팔을 많이 움직인다.

72 혈압 측정 방법에 관한 설명으로 옳은 것은?

① 누워있는 대상자는 앉혀서 측정한다.
② 대상자의 팔을 심장 높이와 같은 위치에 놓고 측정한다.
③ 조절 밸브를 열어 1초에 4mmHg 속도로 공기가 나오도록 조절기를 조절한다.
④ 심장박동 소리가 계속 들리다가 갑자기 약해지거나 소리가 사라지는 지점이 수축기 혈압이다.
⑤ 커프에 공기 주입 시 상완동맥에서 맥박이 느껴지지 않는 지점에서 10mmHg 정도를 더 올린다.

73 위관영양을 실시하기 전에 위 내용물을 흡인한 후 다시 넣어주는 이유는?

① 탈수 예방
② 구토 예방
③ 위관 개방
④ 소변량 증가
⑤ 전해질 균형 유지

74 섭취량과 배설량 측정에 관한 설명으로 옳은 것은?

① 정상 대변은 배설량에 포함한다.
② 약 복용 시 함께 마신 물은 섭취량에서 제외한다.
③ 얼음을 섭취한 경우는 전량을 수분으로 측정한다.
④ 유치 도뇨 삽입 대상자는 소변 주머니의 눈금을 확인하여 소변량을 측정한다.

⑤ 식간에 마시는 물은 섭취량에 포함하지 않는다.

75 관장 중 복통을 호소하는 경우 대처 방법으로 옳은 것은?

① 주입을 잠시 중단한다.
② 복부에 힘을 주도록 한다.
③ 관장액을 교체하여 주입한다.
④ 남은 용액을 빠르게 주입한다.
⑤ 정서적 지지를 하며 주입 속도를 줄인다.

76 유치 도뇨관 제거 시 주의해야 할 점으로 옳은 것은?

① 항생제 투약 후 제거한다.
② 숨을 잠시 참게 한 후 도뇨관을 제거한다.
③ 소변 주머니 연결관과 도뇨관을 먼저 분리하여 제거한다.
④ 도뇨관에 주입한 증류수는 완전히 빼낸 후 도뇨관을 제거한다.
⑤ 도뇨관을 제거하기 전 생리식염수로 도뇨관을 세척 후 제거한다.

77 멸균 물품을 다루는 방법으로 옳은 것은?

① 멸균 물품은 허리 높이 아래에서 다룬다.
② 소독용액의 뚜껑을 열어서 바로 따라 붓는다.
③ 뚜껑을 바닥에 둘 때는 내면이 아래로 가게 한다.
④ 겸자를 손에 들 때는 겸자의 끝이 아래로 가게 한다.
⑤ 멸균 물품이 축축해도 멸균날짜가 유효하면 사용한다.

78 산화 에틸렌가스(E.O. gas) 멸균법에 관한 설명으로 옳은 것은?

① 가격이 저렴하다.
② 소독 효과가 낮다.
③ 아포를 사멸하지 못한다.
④ 멸균 후 통기 시간이 필요하다.
⑤ 고압증기멸균보다 멸균 시간이 짧다.

79 격리실에서 사용한 보호구를 제거하는 방법으로 옳은 것은?

① 가운의 바깥 면을 잡고 벗는다.
② 장갑을 착용한 채로 마스크를 벗는다.
③ 장갑을 벗은 후 가운의 허리끈을 푼다.
④ 가운의 안쪽 면이 보이게 말아서 버린다.
⑤ 가운의 허리끈은 오염되지 않은 구역으로 간주한다.

80 외과적 무균술 적용이 필요한 경우는?

① 관장
② 위관 영양
③ 혈압 측정
④ 도뇨관 삽입
⑤ 장루 주머니 교환

81 앙와위에서 욕창 발생이 우려되는 부위로 옳은 것은?

① 무릎, 어깨
② 귀, 큰돌기
③ 뒤통수, 꼬리뼈
④ 엉치뼈, 발가락
⑤ 어깨, 큰돌기

82 복부를 닦을 때 배꼽을 중심으로 시계 방향으로 닦는 이유는?

① 체온 유지

② 탈수 예방

③ 장운동 촉진

④ 혈액순환 증진

⑤ 소화효소 분비 증가

83 알코올 목욕에 관한 설명으로 옳은 것은?

① 가려움증 완화에 적용한다.

② 얼굴을 포함한 전신을 닦는다.

③ 의사 처방이 없어도 실시할 수 있다.

④ 32℃ 정도의 물에 60~70%의 알코올을 섞는다.

⑤ 목욕 전에 체온을 측정하고, 목욕 시행 30분 후에 다시 측정한다.

84 일반적인 구강 간호 방법으로 옳은 것은?

① 치아에서 잇몸 쪽으로 닦는다.

② 혀는 바깥쪽에서 안쪽으로 닦는다.

③ 치아 안쪽을 닦은 후 바깥면을 닦는다.

④ 칫솔모는 단단하고 강한 것을 사용한다.

⑤ 혈액 응고 장애가 있는 대상자는 치실을 사용하지 않는다.

85 등 마사지 방법으로 옳은 것은?

① 앙와위를 취하도록 한다.

② 로션을 차갑게 하여 사용한다.

③ 늑골 골절 환자에게는 유날법을 시행한다.

④ 화농성 피부염 환자는 부드럽게 마사지한다.

⑤ 피부가 건조한 대상자에게 알코올 제제는 사용하지 않는다.

86 다음과 같은 목의 능동관절 가동 범위 운동은?

① 신전

② 회전

③ 굴곡

④ 과신전

⑤ 측방 굴곡

87 퇴행성 관절염으로 힘들어하는 노인에게 적절한 운동은?

① 복싱

② 등산

③ 수영

④ 줄넘기

⑤ 계단 오르기

88 하복부 통증과 하혈로 산부인과를 방문한 여성이 검진 시 취해야 하는 체위는?

① 복위

② 심스위

③ 슬흉위

④ 반좌위

⑤ 절석위

89 움직일 수 없는 환자를 침상에서 운반차로 옮기는 방법으로 옳은 것은?

① 침상을 운반차 높이보다 낮게 한다.
② 운반차 바퀴의 고정 장치를 풀어 둔다.
③ 수액은 방해가 되므로 제거하고 옮긴다.
④ 환자를 옮긴 후 운반차의 난간을 올려준다.
⑤ 침상과 운반차를 30cm 이상 떨어뜨려 놓는다.

90 노인 낙상 예방법으로 옳은 것은?

① 밤에는 야간등을 켜둔다.
② 욕실 바닥은 물이 마르지 않게 한다.
③ 고무바닥으로 된 슬리퍼를 신도록 한다.
④ 자리에서 일어날 때는 빨리 일어나도록 한다.
⑤ 옷을 갈아입을 때는 침대 위에 서서 갈아입도록 한다.

91 온요법 적용 시 효과로 옳은 것은?

① 대사 증진
② 지혈 촉진
③ 순환 감소
④ 염증반응 감소
⑤ 근육 긴장도 증가

92 냉요법을 적용해야 하는 경우로 옳은 것은?

① 요통
② 치질
③ 생리통
④ 국소적 관절통
⑤ 외상 직후 염좌

93 수술 전에 매니큐어를 지우는 이유로 옳은 것은?

① 감염 예방
② 청색증 관찰
③ 기도 폐색 예방
④ 원활한 마취 유도
⑤ 호흡기 합병증 예방

94 대변 검체 수집 시 주의사항으로 옳은 것은?

① 아메바 검사는 냉장 보관한다.
② 배변 전에 먼저 배뇨하도록 한다.
③ 신장계통 질환이 있는지 확인하기 위함이다.
④ 잠혈 검사를 위하여 1일 전부터 육류 섭취를 피한다.
⑤ 대변에 점액이 섞인 경우 점액 부분은 채취하지 않는다.

95 24시간 소변 수집 방법으로 옳은 것은?

① 중간 뇨를 수집한다.
② 검사 전 금식하도록 한다.
③ 차광 수집 용기에 소변을 모은다.
④ 검사 시작 첫 소변부터 모은다.
⑤ 검사가 끝나는 마지막에 배뇨한 소변을 버린다.

96 다음과 그림과 같은 붕대법에 관한 설명으로 옳은 것은?

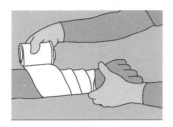

① 말단부위에 사용한다.
② 관절 부위에 사용한다.
③ 돌출부위에 이용하는 방법이다.
④ 붕대법의 시작과 마지막에 사용한다.
⑤ 주위 굵기가 비슷한 곳의 부목을 고정할 때 사용한다.

97 소아 심정지 환자에게 의료인 구조자 2인이 심폐소생술을 실시할 때 가슴 압박 대 인공호흡의 비율로 옳은 것은?

① 10 : 2
② 15 : 1
③ 15 : 2
④ 30 : 1
⑤ 30 : 2

98 저혈량성 쇼크의 원인으로 옳은 것은?

① 요로감염
② 척추 손상
③ 심한 화상
④ 봉와직염
⑤ 심근경색증

99 병동에 입원한 대상자에게 가장 먼저 제공해야 할 업무로 옳은 것은?

① 활력 징후 측정하기
② 병실 사용 설명하기
③ 병원 종교 시설 안내하기
④ 가정방문 서비스 안내하기
⑤ 대상자 확인 후 병실 안내하기

100 병원에 처음 입원한 노인 대상자와 대화 시 주의해야 할 사항으로 옳은 것은?

① 자신의 이름을 밝히지 않는다.
② 일반화된 틀에 맞추어 대한다.
③ 대상자가 원하는 존칭을 사용한다.
④ 고음으로 분명하고 천천히 말한다.
⑤ 대상자의 언행에 대해 의미를 추정한다.

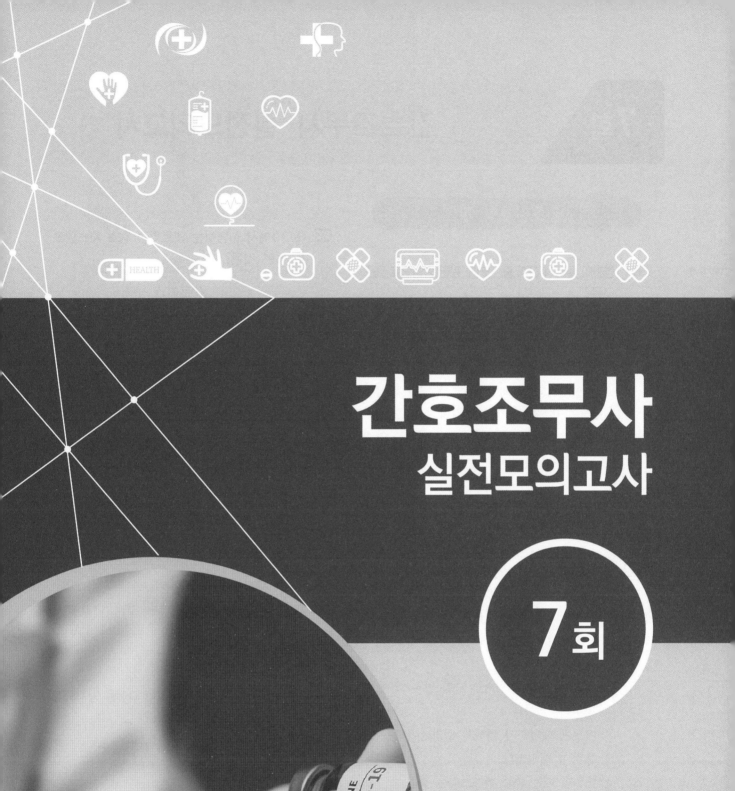

간호조무사
실전모의고사

7회

기초간호학 개요

01 병원의 물리적 환경 중 환기에 관한 방법으로 옳은 것은?

① 환기를 통해 병실의 온도를 조절할 수 있다.

② 창문 면적은 바닥 면적의 1/10 정도가 적절하다.

③ 저항력이 약한 대상자들은 병실을 환기하는 것이 위험하므로 환기하지 않는다.

④ 창문의 아래와 위를 열어 더운 공기는 아래로, 찬 공기는 위로 들고 날 수 있도록 한다.

⑤ 대상자 병실에 창문을 열지 못할 때는 다른 방을 환기해 간접적으로 공기가 흐르게 한다.

02 병원 화재는 큰 인명피해가 나기 쉽다. 인명 피해를 최소한으로 줄이고 대상자를 안전하게 대피하기 위한 방법으로 옳은 것은?

① 문손잡이가 뜨거운 쪽으로 문을 열고 대피한다.

② 대피 시 마른 수건으로 코와 입을 막고 대피한다.

③ 빠르게 대피하기 위해서 엘리베이터를 이용하여 대피한다.

④ 대피할 때는 중증 환자보다는 경증 환자를 먼저 대피시킨다.

⑤ 화재가 크게 나지 않은 경우에는 대피하지 않고 병실에서 대기한다.

03 〈보기〉에서 설명하는 의료기관 정보 시스템으로 옳은 것은?

> ── 〈 보기 〉 ──
>
> 대상자에게 발생하는 처방을 중심으로 손으로 작성하던 모든 사항을 통합하여 컴퓨터를 통해 진료에 필요한 모든 정보를 입력하고 진료 부서, 진료 지원 부서, 원무 부서들과 공유, 검색, 전달되는 과정을 전산화 한 시스템

① 사무자동화 (Office Automation, OA)

② 약품전달 시스템(Drug Delivery System, DDS)

③ 처방전달 시스템(Order Communication System, OCS)

④ 전자 의무기록 시스템(Electronic Medical Record, EMR)

⑤ 의료 영상 전송 시스템(Picture Archiving and Communications System, PACS)

04 간호조무사가 병실에서 사고나 과실을 방지하기 위한 가장 바람직한 방법은?

① 수간호사가 지시한 업무만 한다.

② 간호조무사의 판단에 따라 한다.

③ 담당 간호사가 지시한 업무만 한다.

④ 간호조무사의 직무 범위를 정확히 안다.

⑤ 업무 수행 시 언제나 감독자와 의논한다.

05 우리 몸의 뼈, 연골, 힘줄, 인대 등을 구성하고 있는 조직은?

① 상피조직

② 결합조직

③ 신경조직

④ 근육조직

⑤ 원주상피조직

06 뇌하수체 전엽에서 분비되는 호르몬으로 옳은 것은?

① 옥시토신

② 성장호르몬

③ 항이뇨호르몬

④ 부신피질호르몬

⑤ 부갑상선호르몬

07 예방주사 약물의 관리법으로 옳은 것은?

① 실온

② 2~5℃ 냉암소

③ 영하 10℃ 이하

④ 어둡고 서늘한 곳

⑤ 30℃ 이하 서늘한 곳

08 자궁을 수축시키는 약물로 옳은 것은?

① 와파린

② 모르핀

③ 옥시토신

④ 페니실린

⑤ 푸로세마이드

09 체내에 저장되지 않으므로 매일 음식물로 섭취

해야 하는 비타민은?

① 비타민 A

② 비타민 C

③ 비타민 D

④ 비타민 E

⑤ 비타민 K

10 A형 간염을 진단받고 회복기에 있는 환자에게 제공할 식이요법으로 옳은 것은?

① 고염식이

② 고열량식이

③ 저단백식이

④ 고지방식이

⑤ 저비타민식이

11 치석 제거술에 관한 설명으로 옳은 것은?

① 전문 불소 도포 후 치석을 녹이는 방법이다.

② 칫솔과 치실을 이용하여 치태를 제거하는 방법이다.

③ 치태와 치석을 제거하고 치아 표면을 매끄럽게 하는 방법이다.

④ 치근부에 부착된 세균덩어리와 괴사조직을 제거하는 방법이다.

⑤ 변성된 치아 표면 일부를 제거하여 깨끗한 치근을 만드는 방법이다.

12 충치의 깊이나 치아의 동요도 등을 검사할 때 사용하는 기구로 옳은 것은?

① 탐침
② 핀셋
③ 겸자
④ 치경
⑤ 루트 피커

13 인체 내부 장기를 5장(腸)과 6부(腑)로 나눌 경우 5장에 해당하는 것은?

① 폐
② 담
③ 위
④ 방광
⑤ 대장

14 부항 요법의 적응증은?

① 고열
② 경련
③ 근육통
④ 정맥류
⑤ 피부질병

15 간호조무사가 응급업무로 바쁠 때 대상자가 침요를 갈아 달라 요구한다. 이때 간호조무사가 취할 적절한 행동으로 옳은 것은?

① 기다리라고 한다.
② 대상자에게 하라고 한다.
③ 다른 사람에게 부탁한다.
④ 모든 일을 중단하고 갈아준다.
⑤ 자신의 상황을 설명한 후 나중에 갈아준다

고 양해를 구한다.

16 대상자와 효과적인 의사소통을 위한 간호조무사의 경청기술로 옳은 것은?

① 눈을 마주치고 대화하기
② 근엄한 표정으로 대화하기
③ 대상자보다 말을 많이 하기
④ 전문용어 사용하여 대화하기
⑤ 산만한 행동으로 지루함을 해소하기

17 객담 검체 수집을 위한 방법으로 옳은 것은?

① 아침 식사 후 기침하여 받는다.
② 밤에 자기 전에 기침하여 받는다.
③ 점심 식후 1시간 뒤 기침하여 받는다.
④ 아침에 일어나자마자 물로 양치 후 기침하여 받는다.
⑤ 호흡이 약간 가빠질 때까지 걷거나 뛰고 난 후 받는다.

18 알레르기 비염 환자의 간호로 옳은 것은?

① 외출 후 코에 냉찜질한다.
② 면역획득을 위해 예방접종을 한다.
③ 차가운 음료, 얼음의 섭취를 격려한다.
④ 잦은 환기로 청결한 공간을 유지한다.
⑤ 폐렴에 걸리지 않도록 건강을 유지한다.

19 심장 판막에 관한 설명으로 옳은 것은?

① 심장 판막 이상 시 심잡음 증상이 나타난다.

② 좌심방과 좌심실 사이에는 삼첨판막이 있다.

③ 좌심실과 대동맥 사이에는 폐동맥판막이 있다.

④ 판막 이상은 협착증과 개방 불능증으로 나뉠 수 있다.

⑤ 심장 판막은 심실에서 심방으로, 심방에서 대혈관 쪽으로 혈액이 흐르도록 하는 기능을 한다.

20 갑상샘 기능저하증의 증상으로 옳은 것은?

① 더위에 민감

② 저체온, 저혈압

③ 안구 돌출 증상

④ 빠른 맥박과 심계항진

⑤ 식욕은 좋은데 체중 감소

21 혈액 투석을 위해 동정맥루 수술을 한 환자의 간호 시 주의사항으로 옳은 것은?

① 시계 착용은 허용된다.

② 투석 후 체중과 활력 징후를 측정한다.

③ 동정맥루가 있는 팔에 혈압을 측정한다.

④ 부드러운 공을 주무르는 운동을 교육한다.

⑤ 동정맥루를 만들고 1주일 후 투석이 가능하다.

22 당뇨병 환자의 가장 대표적인 증상은?

① 심계항진

② 가려움증

③ 체중증가

④ 어지럼증

⑤ 다음, 다뇨, 다식

23 임부의 비뇨기 감염의 원인이 되고, 거구증 신생아가 출생할 수 있는 합병증은?

① 전치태반

② 포상기태

③ 임신성 당뇨

④ 자궁경관무력

⑤ 임신성 고혈압

24 자간전증을 진단받은 임산부에게 나타나는 증상으로 모두 옳은 것은?

① 빈뇨, 부종, 고혈압

② 당뇨, 부종, 고혈압

③ 경련, 부종, 단백뇨

④ 부종, 단백뇨, 고혈압

⑤ 경련, 단백뇨, 고혈압

25 임산부의 정상적인 생리적 변화로 옳은 것은?

① 장운동의 저하로 설사를 자주 한다.

② 자궁이 방광을 압박해 핍뇨를 경험한다.

③ 호르몬의 영향으로 유륜의 착색이 나타난다.

④ 적혈구 생산이 줄어들어 생리적 빈혈이 발생한다.

⑤ 임신이 진행되면서 복식호흡에서 흉식호흡으로 변화된다.

26 임산부가 감염되면 태아의 **30%** 백내장, 심장질환, 소두증 등의 치명적인 기형이 나타날 수 있는 질환은?

① 풍진
② 홍역
③ 수두
④ 폐렴
⑤ 디프테리아

27 아동을 학교에 보내지 않거나 아동의 무단결석을 방치하는 아동학대 유형은?

① 방임
② 유기
③ 성적학대
④ 정서학대
⑤ 신체학대

28 신생아를 반듯이 눕히고 머리를 한쪽으로 돌리면, 돌리는 쪽의 팔과 다리는 펴고 반대쪽 팔과 다리는 구부리는 반사운동으로 옳은 것은?

① 빨기 반사
② 모로 반사
③ 파악 반사
④ 긴장성 반사
⑤ 바빈스키 반사

29 영아의 성장 발달에 관한 내용으로 옳은 것은?

① 생후 4~5개월이 되면 옹알이를 시작한다.
② 신뢰감이 형성되지 못하면 수치심이 생긴다.
③ 12개월이 되면 체중은 출생 시의 2배가 된다.
④ 12개월이 되면 신장은 출생 시의 3배가 된다.
⑤ 4개월 정도가 되면 도움 없이 혼자 앉을 수 있다.

30 노인에게 권장하는 근육 강화 운동 방법으로 적절한 것은?

① 고무밴드를 이용한 운동
② 순간 에너지를 쏟는 운동
③ 상대방과 직접 부딪치는 운동
④ 자신의 체력 범위를 조금 벗어난 운동
⑤ 단기간에 근육 증가를 돕는 식품 섭취를 포함한 운동

31 노화로 인한 체위성 저혈압 발생 원인은?

① 심박출량의 증가
② 심내막의 섬유화
③ 혈액의 칼슘 부족
④ 심장 세포의 증식
⑤ 일회 박출량의 증가

32 노인에게 설사 및 장의 감염이 쉽게 발생하는 원인은?

① 위산 분비 감소
② 위벽 세포 수의 증가
③ 면역 체계의 보상 능력 향상
④ 위 점막 분비샘의 활동 증가
⑤ 만성 위염의 발생 빈도수 저하

33 익수 시 나타나는 증상으로 옳은 것은?

① 요독증
② 고산소증
③ 기도폐쇄
④ 고산소혈증
⑤ 저탄산혈증

34 복부 손상 환자의 응급처치로 옳은 것은?

① 골반고위를 취해준다.
② 수분섭취를 권장한다.
③ 무릎을 펴는 자세를 유지한다.
④ 노출된 내장은 몸 안으로 밀어 넣어준다.
⑤ 내장이 노출된 경우 깨끗한 젖은 헝겊으로 내장을 덮어 감염을 예방한다.

35 심한 출혈로 저혈압, 창백함, 약하고 빠른 맥박 등의 증상을 보이는 대상자에 관한 응급처치 방법으로 옳은 것은?

① 온요법을 적용한다.
② 말초 부위를 마사지 해준다.
③ 구강으로 수분을 섭취시킨다.
④ 변형된 트렌델렌버그 체위를 취해준다.
⑤ 두부 손상이 있는 경우 머리를 아래로 낮게 유지해준다.

보건간호학 개요

36 평가 과정에서 측정하고자 하는 내용 자체를 얼마나 잘 측정하고 있는지 확인하기 위해 사용되는 평가도구의 조건은?

① 신뢰도
② 객관도
③ 타당도
④ 실용도
⑤ 친밀도

37 저온환경에서 근무하는 근로자의 한랭질환 예방을 위한 기본수칙으로 옳지 않은 것은?

① 보온을 위해 적절한 음주 허용
② 작업장 내 따뜻한 휴게 장소 제공
③ 고지방식 섭취 권장
④ 방한구 착용
⑤ 한랭특보 발령 시 규칙적 휴식

38 미리 도달할 목표를 설정해 놓고 교육을 실시한 후 목표 도달 여부를 확인하는 평가방법은?

① 진단평가
② 과정평가
③ 영향평가
④ 상대평가
⑤ 절대평가

39 세계보건기구에서 제시한 건강의 정의 중 '사회적으로 안녕한 상태'에 대한 설명으로 옳은 것은?

① 신체의 질병이나 상처가 없는 상태
② 신체에 대한 자기 치유력이 강한 상태
③ 사회에 대한 자기 만족도가 높은 상태
④ 불안, 초조, 우울감, 분노가 없는 상태
⑤ 집단이나 사회에서 자신의 역할을 충실히 잘하는 상태

40 보건소의 기능 및 업무에 관한 내용으로 옳은 것은?

① 보건 의료법에 대한 연구 및 평가
② 경제 친화적인 지역사회 여건의 조성
③ 국가 보건의료 정책의 기획, 조사, 연구 및 평가
④ 보건 산업 관련 제조기업의 협력체계 구축
⑤ 지역주민의 건강증진 및 질병 예방관리를 위해 지역 보건의료 서비스 제공

41 우리나라 보건 의료 전달체계에서 개념적으로 3차 의료기관이면서 실제로 건강보험 진료 절차에서 2단계 의료기관은?

① 의원
② 병원
③ 보건소
④ 종합병원
⑤ 상급종합병원

42 〈보기〉에서 설명하는 세계보건기구(WHO)에서 제시한 일차 보건의료 접근의 필수요소는?

─── 〈 보기 〉 ───

지리적, 지역적, 경제적, 사회적 이유로 차별이 있어서는 안 된다.

① 공공성
② 접근성
③ 수용 가능성
④ 주민의 참여
⑤ 지불 부담 능력

43 노인장기요양보험제도 중 〈보기〉에서 설명하는 장기요양등급은?

─── 〈 보기 〉 ───

심신의 기능상태의 장애로 일상생활에서 상당 부분 다른 사람의 도움이 필요한 자로서 장기요양인정 점수가 75점 이상 95점 미만인 자

① 1등급
② 2등급
③ 3등급
④ 4등급
⑤ 5등급

44 2,800~3,200 Å의 파장으로 인체에 유리한 작용을 하여 건강선, 생명선으로 불리는 것은?

① 적외선
② 감마선
③ 마이크로파
④ 도르노선
⑤ 가시광선

45 미세먼지에 대한 설명으로 옳은 것은?

① 몸속에서 면역작용을 강화시킨다.
② PM₁₀은 입자의 크기가 50㎛이다.
③ 고운 모래 입자와 크기가 비슷하다.
④ 피부를 통해 침투하여 혈관으로 이동한다.
⑤ 미세먼지 85는 나쁨 수준의 경보단계이다.

46 기후요소 중 인간의 체온조절에 큰 영향을 미치는 온열 요소는?

① 기압
② 일조
③ 기류
④ 해류
⑤ 증발량

47 지구 온도 상승을 초래하는 온실효과를 초래하는 주된 물질은?

① 산소
② 수소
③ 질소
④ 일산화탄소
⑤ 이산화탄소

48 〈보기〉에서 설명하고 있는 수질검사 항목은?

─── 〈 보기 〉 ───

수중에 존재하는 유기물을 호기성 상태에서 호기성 미생물에 의해 20℃에서 5일간 산화시킬 때 소비되는 산소량을 말하며 단위는 mg/L(ppm)이다.

① 부유물질(SS)
② 용존산소량(DO)
③ 수소이온농도(pH)
④ 화학적 산소요구량(COD)
⑤ 생물학적 산소요구량(BOD)

49 〈보기〉에서 설명하는 건강 장애는?

─── 〈 보기 〉 ───

눈을 계속 쓰는 일을 할 때 눈이 느끼는 증세로, 조도가 부족하거나 눈부심이 심한 환경에서 대상물의 식별을 위해 눈을 무리하게 장시간 사용할 때 발생한다.

① 녹내장
② 결막염
③ 안정피로
④ 가성근시
⑤ 안구진탕증

50 작업환경관리의 기본 원칙에 관한 설명으로 옳은 것은?

① 대치는 작업자와 유해인자 사이에 장벽을 설치하는 것을 말한다.
② 격리는 안전관리를 위해 개인 보호구를 철저히 착용하도록 한다.
③ 교육은 작업을 관리·감독하는 책임자에게만 안전교육을 하는 것이다.
④ 보호는 공정변경, 시설변경, 물질변경을 통해 실시하는 중요한 작업이다.
⑤ 환기는 오염된 공기를 작업장으로부터 제거하고 신선한 공기를 유입하도록 하는 것이다.

공중보건학 개론

51 질병 발생에 직접적인 원인이 되는 것으로 세균, 바이러스, 기생충이 해당하는 질병 발생 요소는?

① 숙주
② 병원체
③ 매개체
④ 병원소
⑤ 환경요인

52 40대 남성이 만성 피로감과 어지러움, 두통으로 종합검진을 받고자 하는 질병의 예방 활동은?

① 1차 예방
② 2차 예방
③ 3차 예방
④ 4차 예방
⑤ 5차 예방

53 세균성 이질에 걸려 입원하였을 때 간호 및 치료법으로 옳은 것은?

① 물과 음식은 끓여서 제공한다.
② 열이 나지 않도록 복부 냉찜질을 해준다.
③ 환자의 토물과 분변은 바로 변기에 버린다.
④ 예방접종을 실시하여 집단 발병을 예방한다.
⑤ 설사 및 발열이 없을 경우 즉시 격리해제가 가능하다.

54 감염성 질환의 진단검사 방법으로 옳은 것은?

① VDRL - 홍역
② 레몬 테스트(Lemon test) - 유행성 이하선염

③ 위달 테스트(Widal test) -콜레라
④ 쉬크 테스트(SchIck test) -성홍열
⑤ 딕 테스트(Dick test) - 디프테리아

55 만성질환의 발병률과 유병률에 관한 설명으로 옳은 것은?

① 유병률보다 발병률이 높다.
② 유병률이 발병률보다 높다.
③ 발병률이 유병률보다 높다.
④ 발병률과 유병률 둘 다 높다.
⑤ 발병률과 유병률이 비슷하게 낮다.

56 인구에 관한 설명으로 옳은 것은?

① 특정 시간의 중앙시점의 인구를 중앙인구라고 한다.
② 인구 이동에 의해 인구증가가 있는 경우를 변동인구라고 한다.
③ 연령별 출생률과 사망률이 일정한 인구를 적정 인구라고 한다.
④ 인구의 이동이 없고 출생과 사망으로만 변동되는 인구를 정지인구라고 한다.
⑤ 출생률과 사망률이 같아서 인구의 자연증가가 나타나지 않는 경우를 폐쇄인구라고 한다.

57 DTaP 예방접종에 해당하는 감염병은?

① 풍진
② 홍역
③ 콜레라
④ 파상풍
⑤ 세균성 이질

58 임산부의 건강과 아기의 성장 발달을 일관성 있게 기록하기 위해 사용하는 모자보건 수첩에 기록되어야 하는 사항으로 옳은 것은?

① 임신 전의 가정상황

② 임산부의 경제 상황

③ 영유아 부의 인적사항

④ 임산부 부모의 인적사항

⑤ 임산부의 산전, 산후의 구강 건강 관리사항

59 건강증진의 개념으로 옳은 것은?

① 질병을 치료하는 것이다.

② 평균 수명을 연장하는 것이다.

③ 건강 수준을 향상하는 것이다.

④ 질병을 조기에 발견하는 것이다.

⑤ 질병의 악화를 예방하는 것이다.

60 생애주기에 따른 건강증진사업으로 옳은 것은?

① 영유아기- 음주, 약물 중독 예방

② 아동기- 성장 발달 검사

③ 청소년기- 치매 예방, 관절염 관리

④ 장년기- 만성질환 예방관리

⑤ 노년기- 영양 관리, 구강 관리

61 셀리의 '일반 적응 증후군'의 단계 중 〈보기〉에서 설명하는 단계는?

───〈 보기 〉───

스트레스가 많은 상황에 갑자기 직면했을 때 일어나는 반응으로 적응 호르몬이 자극을 받아 생화학 작용이 일어나는 단계

① 소모기

② 저항기

③ 이완기

④ 경고기

⑤ 안정기

62 낮병원 이용 대상자로 부적합한 환자는?

① 쉽게 악화하거나 재발하는 환자

② 기질적인 뇌 장애 혹은 지적장애 환자

③ 치료진의 감독 아래 진단적 검사나 관찰, 투약이 필요한 환자

④ 정신질환으로 사회적으로 위축되고 직업이나 학업 능력에 장애가 생긴 환자

⑤ 입원할 정도는 아니나 비교적 심한 정신 병리가 있어서 지속적인 관찰과 치료가 필요한 환자

63 장기요양 요원이 수급자의 가정 등을 방문하여 신체활동 및 가사활동 등을 지원하는 장기요양 급여의 종류는?

① 단기 보호

② 방문 요양

③ 방문 간호

④ 방문 목욕

⑤ 주 · 야간 보호

64 인구정태와 인구동태에 관한 설명으로 옳은 것은?

① 출생률, 혼인율은 인구정태에 속한다.

② 인구정태는 조사 시기로 시점조사이다.

③ 인구동태는 각종 지표산출의 기초자료로 이용한다.

④ 인구 크기, 인구구조, 인구밀도는 인구동태에 속한다.

⑤ 인구정태는 인구와 관련된 사상의 변화를 파악하기에 좋다.

65 「의료법」상 의료기관의 장이 환자나 보호자의 동의를 받을 수 없는 불가피한 사유가 있는 경우 다른 의료기관으로 전원시킬 경우 승인을 받아야 하는 기관장은?

① 시 · 도지사

② 관할 보건소장

③ 특별자치도지사

④ 시 · 군 · 구청장

⑤ 보건복지부 장관

66 「감염병의 예방 및 관리에 관한 법률」상 예방접종 후 이상 반응의 보고를 받은 보건소장은 그 사실을 언제까지 시·군·구청장에게 보고해야 하는가?

① 신고를 받은 후 즉시

② 12시간 이내

③ 24시간 이내

④ 72시간 이내

⑤ 7일 이내

67 「구강보건법」상 수돗물 불소 농도 조정사업을 시행할 수 있는 자는?

① 보건소장

② 정수장 소장

③ 시 · 도지사

④ 질병관리청장

⑤ 주민자치센터장

68 「결핵예방법」상 결핵 환자 발생 시 신고된 결핵 환자 등에 대하여 결핵 예방 및 의료상 필요하다고 인정되는 경우에는 해당 의료기관에 간호사 등을 배치하거나 방문하게 하여 환자 관리 및 보건교육 등 의료에 관한 적절한 지도를 하게 하여야 하는 자는?

① 의사

② 병원장

③ 보건소장

④ 보건복지부 장관

⑤ 대한결핵관리협회장

69 「정신건강증진 및 정신질환자 복지서비스 지원에 관한 법률」상 정신건강 분야에 관한 전문 지식과 기술을 갖추고 보건복지부령으로 정하는 수련 기관에서 수련을 받은 사람에게 정신건강 전문 요원의 자격을 줄 수 있는 자는?

① 대통령

② 시 · 도지사

③ 대한의사협회

④ 보건복지부 장관

⑤ 한국보건의료인국가시험원장

70 「혈액관리법」에서 제시한 혈액제제는?

① 부분혈액
② 농축혈색소
③ 농축임파구
④ 농축백혈구
⑤ 신선동결혈장

 실기

71 고막 체온 측정방법으로 옳은 것은?

① 심스 체위를 취해 준다.
② 환자에게 심호흡하도록 한다.
③ 성인은 귓바퀴를 후하방으로 당긴다.
④ 한 번 사용한 탐침 커버는 재사용하지 않는다.
⑤ 측정 완료 신호음이 울리면 30초 동안 유지한다.

72 호흡수를 감소시키는 요인으로 옳은 것은?

① 급성 통증
② 체온 증가
③ 헤모글로빈 감소
④ 신진대사율 증가
⑤ 마약성 진통제 투여

73 편마비로 인해 위관 영양을 실시 중인 환자에게 청색증, 구역질 등의 증상이 나타났을 때 시행해야 할 조치로 옳은 것은?

① 위관을 제거한다.
② 환자를 눕혀준다.
③ 위관을 교체한다.
④ 영양액의 속도를 줄인다.
⑤ 영양액 주입을 중단한다.

74 섭취량과 배설량 측정 시 배설량에 포함해야 할 항목은?

① 가글액
② 심한 발한
③ 위관 영양액
④ 정상 대변량
⑤ 호흡 시 수분 소실

75 관장 시 관장통에 용액이 조금 남았을 때 조절기를 잠그는 이유는?

① 복압을 감소시키기 위해
② 복통을 감소시키기 위해
③ 항문에 압력을 줄여주기 위해
④ 장내 공기 주입을 방지하기 위해
⑤ 관장 용액의 양을 조절하기 위해

76 자연 배뇨를 돕는 방법으로 옳은 것은?

① 편하게 누운 자세로 배뇨를 시도한다.
② 통풍을 위해 커튼을 사용하지 않는다.
③ 회음부에 따뜻한 물을 조금씩 부어준다.
④ 방광 부위를 1시간에 한 번씩 세게 눌러준다.
⑤ 흐르는 물소리를 들려주는 것은 효과가 없다.

77 의료기관 내에서 대상자를 대상으로 하는 모든 처치, 술기, 간호하는데 가장 기본적인 감염 예방 지침은?

① 비말주의
② 표준주의
③ 접촉주의
④ 공기주의
⑤ 격리주의

78 고압 증기 멸균법에 관한 설명으로 옳은 것은?

① 기구류는 뚜껑을 닫고 싼다.
② 겸자는 끝을 오므려서 싼다.
③ 한 겹으로 된 방포에 물품을 싼다.
④ 물품은 멸균의뢰 전 철저히 세척한다.
⑤ 고압 증기 멸균기에 무거운 물품을 위에 넣는다.

79 뚜껑이 있는 용기에 담긴 소독액을 다루는 방법으로 옳은 것은?

① 뚜껑을 계속 열어 둔다.
② 소량의 용액을 따라 버려 용기 입구를 소독한다.
③ 뚜껑을 닫을 때는 뚜껑의 안쪽 면을 잡고 닫는다.
④ 뚜껑을 들고 있을 때는 내면이 위를 향하게 한다.
⑤ 용기에서 따른 용액을 사용하지 않았다면 다시 넣는다.

80 외과적 무균술의 원칙으로 옳은 것은?

① 가운의 앞면 전체는 멸균된 것으로 본다.
② 멸균된 거즈가 젖으면 오염된 것으로 본다.
③ 멸균 물품이 시야에서 벗어나도 멸균된 것으로 본다.
④ 멸균 물품과 소독 물품이 접촉하면 멸균된 것으로 본다.
⑤ 수술실에서 가운을 입은 사람끼리 통과할 때 마주 보며 지나간다.

81 엉치뼈(천골)에 발적이 발생하였을 때 필요한 간호는?

① 측위를 취해준다.
② 공기 침요는 제거한다.
③ 크래들 침상을 적용한다.
④ 다리 관절은 신전시킨다.
⑤ 무릎 사이를 벌리되 베개는 두지 않는다.

82 〈보기〉에서 설명하는 목욕은?

〈 보기 〉

- 물의 온도는 30~33℃로 유지한다.
- 고열 대상자에게 해열 목적으로 시행한다.
- 사지 말단부에서 중앙 쪽으로 서서히 닦아 낸다.
---

① 중조 목욕
② 전분 목욕
③ 알코올 목욕
④ 미온수 목욕
⑤ 찬 수건 목욕

83 좌욕의 목적으로 옳은 것은?

① 가려움증 완화
② 피부 자극 진정
③ 하지의 순환 증진
④ 회음부의 염증 감소
⑤ 직장 출혈 시 지혈 도모

84 특수 구강 간호 시 주의사항으로 옳은 것은?

① 강한 칫솔모를 사용한다.
② 혀의 백태는 제거하지 않는다.
③ 고개를 똑바로 하고 앙와위를 취해준다.
④ 이동 겸자 사용 시 치아에 직접 닿도록 한다.
⑤ 항균 용액을 사용한 후에 입안을 헹군다.

85 일반 회음부 간호 방법으로 옳은 것은?

① 철저히 무균술을 적용한다.
② 알코올 솜을 이용하여 닦아낸다.
③ 여성은 항문에서 요도 방향으로 닦는다.
④ 한 번 사용한 면은 다시 사용하지 않는다.
⑤ 감염 예방 목적으로 항생제 연고를 바른다.

86 쇼크(shock) 시 취해 주어야 할 체위는?

①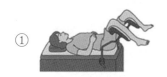

②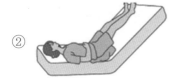

③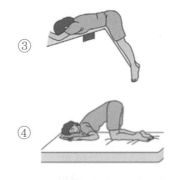

④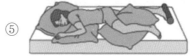

⑤

87 다음과 같은 발목의 능동관절 가동 범위 운동은?

① 외번
② 회전
③ 굴곡
④ 순환
⑤ 내번

88 간호조무사가 휠체어를 탄 환자와 엘리베이터를 타고 내릴 때 방법으로 옳은 것은?

① 뒤로 들어가서 뒤로 밀고 나온다.
② 뒤로 들어가서 앞으로 밀고 나온다.
③ 앞으로 들어가서 뒤로 밀고 나온다.
④ 앞으로 들어가서 앞으로 밀고 나온다.
⑤ 사선으로 들어가서 사선으로 밀고 나온다.

89 오른쪽 편마비가 있는 환자가 지팡이를 사용하여 보행할 때 돕는 방법으로 옳은 것은?

① 왼쪽 옆에서 지지하여 돕는다.

② 오른쪽에 지팡이를 잡도록 한다.

③ 오른쪽으로 기울여서 걷도록 한다.

④ 계단을 오를 때 지팡이를 올린 후 오른쪽 다리를 올린다.

⑤ 평지에서 2동작 보행 시 지팡이와 오른쪽 다리를 동시에 이동한 후 왼쪽 다리를 이동한다.

90 영아가 수술 상처나 피부 병변을 긁지 못하도록 하는 신체 보호대는?

① 조끼 보호대

② 전신 보호대

③ 벨트 보호대

④ 팔꿈치 보호대

⑤ 홑이불 보호대

91 발목 염좌 대상자에게 냉요법을 적용하는 이유로 옳은 것은?

① 부종을 감소시키기 위함이다.

② 혈관을 확장시키기 위함이다.

③ 근육을 이완시키기 위함이다.

④ 혈액순환을 증진하기 위함이다.

⑤ 세포의 대사 활동을 증진하기 위함이다.

92 더운물 주머니 적용 시 주의사항으로 옳은 것은?

① 습기가 있는 피부에 적용한다.

② 최소 4시간마다 물을 교환한다.

③ 20~30분간 적용하고 제거한다.

④ 물을 주머니의 3/4 이상 채운다.

⑤ 물의 온도는 55~60℃로 유지한다.

93 녹내장 수술 후 안대를 하는 이유로 옳은 것은?

① 안구의 통증을 감소하기 위함이다.

② 안구의 출혈을 감소하기 위함이다.

③ 안구의 운동을 최소화하기 위함이다.

④ 빛이 반사되지 않도록 하기 위함이다.

⑤ 동공이 축소되지 않도록 하기 위함이다.

94 복부 천자 시 주의사항으로 옳은 것은?

① 복위를 취하도록 한다.

② 저혈량 징후를 관찰한다.

③ 시행 전 소변을 참도록 한다.

④ 검사 전 동의서를 받을 필요는 없다.

⑤ 시행 전후에 가슴둘레를 측정하여 비교한다.

95 흉강 천자 시 대상자의 자세로 옳은 것은?

① 엎드려 누운 자세

② 바로 누워 무릎을 세운 자세

③ 팔을 머리 위로 하여 앉는 자세

④ 머리를 숙여 새우등처럼 구부린 자세

⑤ 옆으로 누워 한쪽 다리를 위로 올린 자세

96 동상의 응급처치로 옳은 것은?

① 동상 부위를 마사지한다.

② 환부에 전기담요를 적용한다.

③ 수포는 터트리고 멸균 드레싱을 한다.

④ 하지 손상 시 순환을 위해 걷도록 한다.

⑤ 1도 동상 부위를 40℃ 정도의 물에 담근다.

97 기관절개관이 빠졌을 때 간호조무사가 해야 할 간호로 옳은 것은?

① 거즈로 기관절개관을 막는다.

② 기관절개관을 다시 삽입한다.

③ 기관절개 부위에 산소를 주입한다.

④ 절개 상처보다 큰 크기의 기관절개관을 준비한다.

⑤ 호흡곤란 정도를 사정하며 의료진이 올 때까지 반좌위로 앉힌다.

98 침상 정리 시 홑이불 사용법에 대해 옳은 것은?

① 사용한 홑이불을 잠시 병실 바닥에 놓아도 된다.

② 깨끗한 홑이불과 사용한 홑이불을 구별할 필요는 없다.

③ 홑이불의 먼지를 제거하기 위해서 창문 밖으로 털어준다.

④ 사용한 홑이불을 빨래 주머니 속으로 집어 던지지 않는다.

⑤ 사용한 홑이불이 들어 있는 빨래 주머니를 병실로 가지고 들어간다.

99 입원 환자의 편안함을 증진하기 위한 간호로 옳은 것은?

① 취침 시에 직접 조명을 사용한다.

② 기구의 마찰 소음을 줄이도록 한다.

③ 바람이 직접 닿게 환기하여 쾌적함을 느끼게 한다.

④ 치료 시 병실 문을 열어 놓아 안정감을 느끼게 한다.

⑤ 원활한 통풍을 위해 창문 면적이 바닥 면적의 1/3이 되게 한다.

100 대상자를 위한 효율적인 경청으로 옳은 것은?

① 눈을 마주 보며 듣기

② 대상자의 말을 가로막기

③ 호응의 태도 보이지 않기

④ 말을 많이 하여 지루하지 않게 하기

⑤ 자신만의 단어로 바꾸어 사용하지 않기

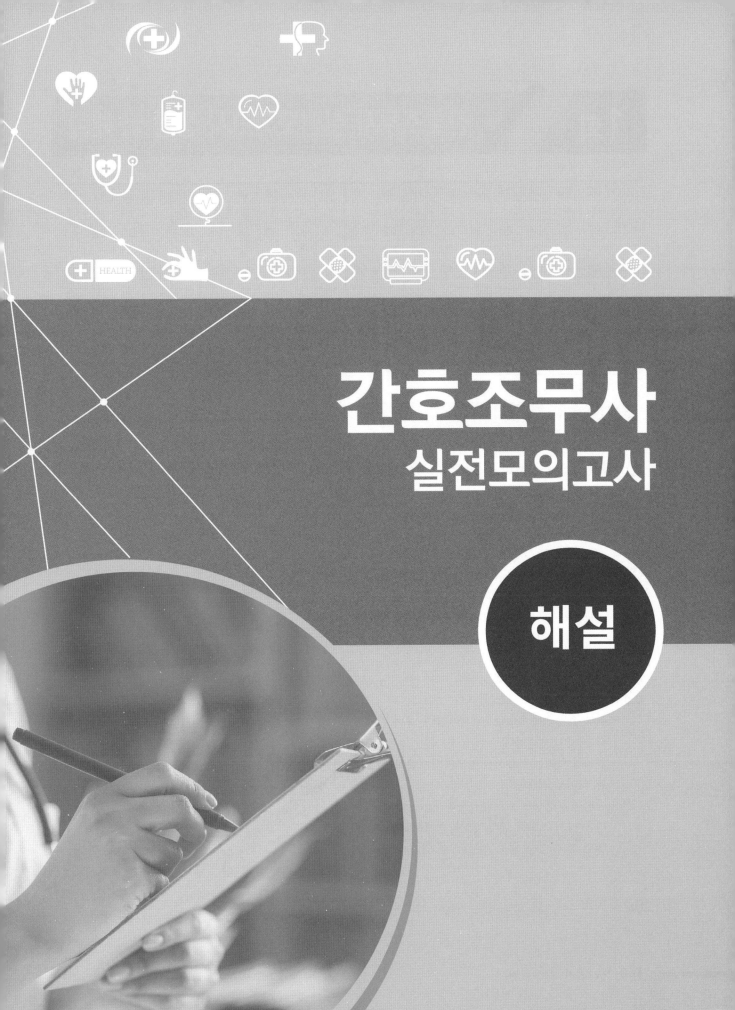

간호조무사
실전모의고사

해설

01	02	03	04	05	06	07	08	09	10	11	12	13	14	15	16	17	18	19	20
④	⑤	④	③	②	②	③	③	⑤	①	⑤	④	①	①	⑤	④	①	⑤	④	③
21	22	23	24	25	26	27	28	29	30	31	32	33	34	35	36	37	38	39	40
④	⑤	②	⑤	④	③	③	①	②	④	①	①	①	③	②	④	①	①	⑤	①
41	42	43	44	45	46	47	48	49	50	51	52	53	54	55	56	57	58	59	60
③	②	③	④	④	①	①	④	①	③	④	②	①	③	⑤	④	④	⑤	④	④
61	62	63	64	65	66	67	68	69	70	71	72	73	74	75	76	77	78	79	80
①	④	③	①	①	⑤	③	②	③	⑤	④	②	①	②	①	④	④	①	③	②
81	82	83	84	85	86	87	88	89	90	91	92	93	94	95	96	97	98	99	100
④	④	⑤	⑤	③	②	①	⑤	①	⑤	③	④	⑤	⑤	④	③	④	③	①	②	④

기초간호학 개요

01 나이팅게일은, 간호란 자연적인 치유가 대상자에게 힘 있게 작용하도록 가장 좋은 환경을 제공해주는 것이라고 환경에 대하여 강조하였다.

02 전인 간호란 인간 중심의 개별적 간호로서 대상자의 육체적, 정신적, 심리적, 사회·경제적 더 나아가 영적 요구를 충족시키는 간호로 오늘날 요구되는 간호의 개념이다.

03 - 기록은 볼펜으로 작성한다.
  - 투약 전에 기록하지 않으며 행위를 한 후에 기록하는 것이 원칙이다.
  - 임의적 약어는 사용하지 않으며 공통으로 규정된 약어를 사용한다.
  - 틀리면 붉은색으로 두 줄 긋고 'error'라고 쓴 다음 다시 쓰도록 한다. EMR 상에서도 error 발생 시 사유를 넣고 정정할 수 있다.

04 - 젖은 수건으로 코와 입을 가리고 대피한다.

- 소화기는 안전핀을 빼고 바람을 등지고 분사한다.
- 중증환자보다 경증환자를 먼저 대피시킨다.
- 화재 시 엘리베이터는 탑승을 금지한다.(정전으로 인한 추락사고 및 연기로 인한 질식의 우려가 있기 때문)

05 - 동화작용 : 단순한 물질을 자신에게 필요한 물질로 합성(예 포도당→글리코겐 합성하면서 에너지를 흡수)
- 이화작용 : 복잡한 물질을 단순한 물질로 분해하는 과정(예 글리코겐→포도당으로 분해로 에너지 방출)

06 골막은 뼈의 외면을 덮고 있는 결합조직으로 된 얇은 막이다. 뼈를 보호하고 혈관·림프관 및 신경을 통과시키는 바탕을 제공하며 근육이나 힘줄이 부착되는 곳으로, 골절 시에 뼈를 재생시키는 역할을 한다.

07 ① 좌약은 체온에 녹게 만들어졌으므로 실온에 보관한다.
② 인슐린은 2~5℃의 냉암소에 보관한다.

⑤ 일반적으로 약물은 될 수 있는 한 30℃ 이하의 서늘하고 통풍이 잘되며 직사광선을 피하여 보관한다.

08 - 디곡신 : 강심제로서 디지털리스 제제를 투여하기 전에 맥박을 먼저 측정하여 60회 이하이면 투약을 금하며 의사에게 보고한다.
- 라식스 : 부종이 발생하는 울혈성심부전, 신장질환, 고혈압 등에 사용하는 이뇨제로 저칼륨혈증, 저칼슘혈증이 발생할 수 있다.
- 아스피린 : 위장관을 자극하고 출혈을 일으킬 수 있으므로 아스피린에 대한 위장관 자극과 출혈의 경향이 있는지 투여 전에 확인해야 한다.
- 타이레놀 : 해열진통제이다.
- 하이드랄라진 : 고혈압치료제에 쓰이는 혈압강하제이다.

09 뇌와 신경조직은 포도당만을 에너지원으로 이용한다.

10 ① 연식은 소화 기능이 감소했거나 수술 후 회복기에 제공되며 흰죽, 연두부, 계란찜, 곱게 간 고기 등이 해당한다.
② 경식은 씹고 삼키기 편하게 조리된 식사로 소화기능은 정상이지만 치아가 없거나 씹을 수 없는 환자에게 반찬을 다져서 제공하는 식사이다.
④ 유동식은 영양가가 많이 함유된 농축된 액체 음식을 말하며 주로 수술 후 환자, 삼키기 힘든 환자, 급성 고열환자 등에 좋은 식이이다.(예, 맑은 국물, 미음, 과일주스 등)

11 치아의 고유 조직은 법랑질, 상아질, 치수로 이루어져 있으며, 치아 주위조직은 백악질, 치조골, 치주인대, 치은으로 구성된다.

- 경조직은 뼈와 치아(법랑질, 상아질, 백악질)를 포함하며, 연조직은 점막, 근육, 치수 등이 있다.
- 치관(치아머리)은 잇몸 밖으로 돌출된 부분으로, 치아가 위치한 방향에 따라 여러 개의 치면(순면, 설면, 근심면, 원심면, 절단면, 협면, 교합면)을 가지고 있으며 치면은 편평하지 않고 대개 굴곡되어 있다.
- 치아는 모양별로 서로 다른 저작기능을 가지고 있다(절치-절단기능, 견치-찢는기능, 구치-분쇄기능).

12 ① 소독에는 화학약품 소독제와 자비소독법이 있으며 자비소독은 100℃ 끓는 물에 10~20분 정도 끓여준다.
② 공기 중에 두면 혈액이 기구에 말라붙어 세척이 어려우므로 바로 세척이 어려울 때는 즉시 소독용액에 담근다.
③ 고압멸균기 소독 후에는 소독기에 보관한다.
⑤ 혈액이 묻은 기구는 차가운 물로 씻는다.

13 맥진은 다른 말로 절맥이라고도 하며 맥상을 검사하는 것이다. 환자의 요골동맥을 취하여 세 부위를 나누어 살짝 눌러 절맥한다.

14 근육이 많은 부위는 큰 화관을 사용하며 화관 입구에 약간의 바셀린을 발라 피부 손상을 예방할 수 있다. 부항 시간은 매회 5~15분 동안이며 하루에 한 번 하는 것을 원칙으로 한다.

15 유해한 결과가 발생하지 않도록 의식을 집중할 의무로써 주의를 소홀히 하여 타인의 생명과 신체에 손해를 가한 경우에 민형사상의 법적 책임을 준다. (의료인의 주의 의무 위반을 의료과실이라고 한다.) 간호사나 간호조무사의 업무상 과실이란 대부

분 주의 의무 태만이다.

16 진료 시 대상자를 정확하게 확인하는 것은 중요하다. 대상자를 정확하게 확인하기 위해서는 이름을 부르거나 개방형 질문으로 대상자를 확인한다. 개방형 질문은 네, 아니오가 아닌 환자가 자신의 신원을 직접 대답할 수 있는 질문이 개방형 질문이다. (예. 성함이 어떻게 되시죠? 등록번호가 어떻게 되시죠?)

17 - 손상성 폐기물 전용 용기에 버려 감염을 예방한다.
- 70mg/dl 이하가 나오면 저혈당이 의심되므로 즉시 보고한다. 가장 우선적인 간호는 의식 수준을 사정한다.
- 천자 부위를 짜내면 압력이 더해져서 검사 결과에 영향을 미친다.
- 대상자에 따라 손에 굳은살이 많은 경우 채혈이 잘되지 않을 수 있으므로 피한다.
- 소독약이 묻은 채 채혈할 경우 혈액이 희석되어 혈당수치가 부정확해질 수 있다.

18 골수염의 원인은 황색 포도상구균이 약 80%를 차지하며 전신 통증, 허약감, 발열과 통증, 환부 근육 경직, 고열, 관절통의 증상이 나타난다. 성인보다는 소아나 청소년기 남자에게 많이 발생하며 급성기에는 침상 안정, 수분과 전해질 투여, 항생제를 투여하며 필요 시 수술요법이 시행된다.

19 - 편도선 수술 환자는 출혈이 발생하지 않도록 유의해야 한다.
- 부드럽고 자극성 없는 음식을 섭취하고 오렌지주스는 산성용액으로 상처 부위에 열감을 주므로 금하는 것이 좋다. 편도선 수술 후 첫날은 유

동식을 제공하고 찬 음료가 적당하다.
- 삼킨 혈액 때문에 수술 후 며칠 동안 검은 변을 볼 수 있다.

20 - 폐기종 : 허파꽈리의 벽이 파괴되고 허파의 탄력성이 상실되어 종말 세기관지 말단부위 허파꽈리가 영구적으로 확장되는 현상을 말한다.
- 폐결핵 : 결핵균에 의해 감염된 질환으로 폐에 가장 잘 감염된다.
- 만성 기관지염 : 기관지에 염증이 일어나서 기도의 점액 분비샘이 붓고, 기관지가 좁아지며, 세기관지와 폐포 주위가 손상되고 섬유화가 나타나는 상태이다.
- 기관지 확장증 : 하나 이상의 큰 기관지가 영구적이고 비정상적으로 확장되어 정상 방어 기전이 파괴된 상태를 말한다.

21

	객혈	토혈
증상	기침을 하면서 나오며 목의 통증 발생	구역 반응이 나타나며 위 불쾌감이 동반
색	밝은 붉은색	검붉은색
거품	있음	없음
pH	알칼리성	산성
내용	백혈구, 적혈구, 대식세포가 포함	음식 찌꺼기
대변	정상	흑색변, 잠혈
빈혈	가끔 나타남	일반적으로 나타남

22 - 객담 배출을 위해 수분섭취를 증가시킨다.
- 저농도의 산소를 공급한다.
- 흡기와 호기의 비율을 1:2로 한다.
- 입술을 오므리고 호흡하도록 한다.

23 난자의 수명은 12~24시간이며 정자의 수명은 질 내에서는 4~8시간, 자궁 내에서는 30시간이다.

24 배란기에 기초체온이 상승하게 되면 배란이 끝났음을 의미한다. 기초체온의 곡선 변화는 임신과 피임을 위해서 가장 유용하고 중요하다.

25 가진통은 수축 간격에 변화가 없고 통증 부위는 복부에 국한되며 걸으면 완화되고 휴식 시 통증이 감소하며 수축 기간과 강도는 변화 없고 자궁 수축의 규칙성은 불규칙적이며 자궁 경부의 개대와 소실이 없다.
진진통은 수축 간격이 점점 짧아지며 통증 부위는 허리에서 시작하여 복부로 방사되며 걸으면 심해지고 휴식과 통증은 무관하며 수축 기간과 강도는 점점 증가하고 자궁 수축의 규칙성은 규칙적이며 자궁 경부의 개대와 소실은 진행된다.

26 분만 후 4~6시간까지 배뇨하도록 하고, 6시간 이후에 자연 배뇨가 되지 않으면 간헐적 도뇨를 시행해야 한다.

27 - 형제 관계에 따라 발달에 차이를 보인다.
- 부모로부터 받은 요인을 유전적 요인이라 한다.
- 사회적 요인은 후 환경의 외적 요인에 해당한다.

28 ② 솜털이 많고 피하지방이 작거나 없다.
③ 손바닥, 발바닥에 주름이 적거나 없다.
④ 남아에서 음낭 발달이 미약하고 고환 하강이 안 된다.
⑤ 피부는 적색에서 분홍색이고 정맥이 보인다.

29 설사하는 아동은 수분과 전해질 보충이 중요하다.

30 노년기에 이르게 되면 대체로 신체 전반의 기능 저하로 질병에 걸리기 쉽고, 피로해지기 쉬우며 회복이 어렵게 된다. 신체활동에 제한이 일어나고 생활 범위도 좁아지며, 직장에서 은퇴함에 따라 점점 사회로부터 고립되고, 경제 능력이 감소하게 된다.

31 요실금으로 인해 피부 손상 및 대인 관계 행위가 위축되며 우울증, 자존감의 저하를 경험하게 된다.

32 - 40대 이후 노안이 시작되며, 50대에 수정체의 혼탁이 백내장으로 발전되며 시야가 좁아져서 주변 시야 확보가 어렵다.
- 동공 반사의 약화와 간상 세포, 로돕신의 양 감소로 어두운 공간에서나 밤에 시력이 나빠지며 사물을 잘 보기 위해 젊은 사람보다 더 많은 양의 빛이 필요하다.
- 수정체의 황변과 망막의 변화는 노인들이 파란색, 녹색, 보라색 등 낮은 톤의 색을 구별하지 못하게 된다.
- 깊이에 대한 지각이 왜곡되어 계단과 커브의 높이를 정확하게 판단하지 못한다.
- 눈물 분비가 감소하여 눈이 건조하고 메마르며 각막 주위에 부분적 또는 전체적으로 동그랗고 하얗게 지방이 축적(노인환 형성)된다.

33 응급처치 구명 4단계
기도유지 → 지혈 → 쇼크 예방 → 상처 보호

34 - 혈액순환에 장애가 되지 않도록 붕대를 너무 조이지 않도록 한다.
- 관절은 약간 구부린 상태에서 감고 말단부위를

노출해 순환 장애(청색증, 감각, 냉감, 움직임)를 관찰한다.
- 붕대의 시작과 매듭은 상처 부위에 하지 않는다.
- 배액이 있는 상처나 젖은 드레싱 위에 붕대를 감을 때는 마르면서 수축하여 국소 빈혈을 일으킬 수 있으므로 느슨하게 감아준다.
- 말단부터 중앙으로 감아 정맥 귀환을 돕고, 뼈의 돌출 부위나 함몰 부위는 거즈나 패드를 적용한다.

35 뱀에 의한 교상의 응급처치
- 대상자를 안정시키고 움직이지 않도록 한다.
- 상처 부위는 절대로 절개하거나 입으로 빨지 않는다.
- 비눗물로 상처를 깨끗이 씻는다.
- 물린 부위는 심장보다 낮게 한다.
- 상처가 부어오르면서 혈액순환을 방해할 수 있는 반지나 시계는 제거한다.
- 물린 부위의 위쪽을 폭 5cm 이상의 넓은 천으로 압박하거나 약하게 묶는다.
- 너무 조일 경우는 혈액순환이 되지 않아 이차적 손상을 가져올 수 있으므로 주의한다.
- 독이 전신에 퍼지는 것을 예방하기 위해 되도록 물을 마시지 않는다.
- 통증 완화와 독이 퍼지는 것을 지연시키기 위하여 얼음을 수건에 싸서 냉찜질한다.

보건간호학 개요

36 강의법은 교육자가 의사전달 방법을 통해 학습자에게 지식을 직접 가르치는 방법이다. 교육대상자가 교육내용에 대하여 기본적인 지식이 없을 경우, 청중이 많은 경우에 적용한다.

37 진단평가는 교육을 진행하기 전에 실시한다. 평가를 통해서 교육대상자의 지식수준, 태도, 흥미, 준비도, 동기부여 정도 등을 알 수 있다. 대상자의 개인차를 이해하고 교육방법을 설계하는 데 효과적으로 활용할 수 있다.
형성평가는 교육이 진행되는 동안 실시한다. 중간평가의 개념이다. 교육 내용, 교육 방법, 교육 효과 등을 향상시키기 위해서 내용을 조정, 추가하기 위한 평가 과정이다.
총괄평가는 교육 후 학습자가 교육주제에 대하여 지식, 태도의 변화가 있는지 확인하는 방법으로 교육과정에 대한 전반적인 평가이다.

38 보건 행정은 공공성 및 사회성, 과학성 및 기술성, 봉사성, 조장성 및 교육성의 특성을 가지고 있다.
- 공공성 및 사회성 : 공공복지와 집단의 건강을 추구하며, 사회 전체 구성원을 대상으로 한 사회적 건강증진에 있다.
- 과학성 및 기술성 : 보건 행정에서 과학적인 지식은 지역사회 건강증진을 위하여 이용되며 실천적이며 실제적인 기술을 제공하고 있다.
- 봉사성 : 국민의 행복과 복지를 위해 직접 개입하고 간섭하는 봉사 행정이다.
- 조장성 및 교육성 : 질병 예방과 건강증진을 위해 노력하도록 조장하는 조장행정이라고 할 수 있으며 수행은 지역사회 주민의 자발적인 참여를 전제로 하며 주로 교육을 통해 실시된다.

39 보건소는 지방 보건 행정의 최일선 조직이다. 공공 재원으로 운영하는 일차 보건의료기관으로, 보건 계몽 활동의 중심으로 지방 자치 단체의 사업소 성격을 나타낸다. 실질적인 보건 행정은 보건소를 통해 이루어지고 있으므로 보건 행정에서 차지하는 비중이 매우 크다.

40 노인장기요양보험은 고령이나 노인성 질병 등의 사유로 일상생활을 혼자서 수행하기 어려운 노인 등에게 신체활동 또는 가사활동 지원 등의 장기요양급여를 제공하여 노후의 건강증진 및 생활안정을 도모하고 그 가족의 부담을 덜어줌으로써 국민의 삶의 질을 향상시키기 위해 2008년 7월 1일부터 시행되었다. 노인장기요양보험제도의 서비스 대상자는 65세 이상 또는 65세 미만으로 치매·뇌혈관성 질환 등 노인성 질환을 가진 자 중 6개월 이상 혼자서 일상생활을 수행하기 어렵다고 인정되는 자를 수급대상자로 한다.

41 건강보험대상자 진료 절차는 1단계 및 2단계 진료체계로 운영되고 있다. 1단계 의료기관에서 초진을 받은 후, 요양급여의뢰서를 제출하여야 2단계 의료기관인 상급종합병원에서 진료를 받을 수 있다. 다만 응급환자, 분만, 치과, 가정의학과, 재활의학과, 혈우병은 예외이다.
의료급여 대상자의 진료 절차는 3단계로 단계적으로 진료를 받을 수 있으며 2차, 3차 의료급여 기관에서 진료를 받기 위해서는 의료급여의뢰서를 발급받아야 하며 회송 시에는 의료급여 회송서를 작성해야 한다.

42 고용보험, 산재보험은 근로자를 고용하는 모든 사업장에 적용되며 국민건강보험은 국내에 거주하는 국민에게 적용된다. 국민연금은 18세 이상 60세 미만인 국민에게 적용되며 노인장기요양보험은 65세 이상 노인 또는 64세 이하 노인성 질환자에게 적용된다.

43 포괄수가제는 진단군에 기초를 두고 환자 요양일수별, 질병별로 보수단가를 설정하여 보상하는 진료비 지불제도이다. 진료비 청구 방식이 간편하고 과잉진료를 예방할 수 있는 장점이 있고 의료의 질적 수준을 저하시키는 단점이 있다.

44 일산화탄소의 공기 중에 서한량은 1시간 기준 400ppm으로 맹독성이 강한 기체이다. 헤모글로빈과의 친화성이 매우 강해 산소와 비교하여 250~300배 높다. 혈액 중에 산소 헤모글로빈 형성을 방해하여 산소결핍증이 나타나면 증상으로 구토증, 혼수상태, 사망에 이를 수 있다.

45 식품첨가물은 식품을 제조 가공 또는 보존하는 과정에서 식품에 넣거나 섞는 물질 또는 식품을 적시는 등에 사용되는 물질이다. 식품 본연의 목적을 훼손하지 않는 범위에서 부패를 방지하고 영양을 강화하며 착색·착향의 목적으로 다양한 화학적 합성물이 사용된다.
유전자재조합은 유전적 형질이 자연적으로는 일어나지 않는 방법으로 변형된 생물로 유전자재조합농산물은 콩, 감자, 옥수수 등에 적용되어 개발되고 있다.

46 기후는 기온, 기습, 기류, 기압, 강우, 강설, 복사량, 풍속, 구름, 일조량 등으로 구성된다. 이 중 기온, 기습, 기류를 기후의 3대 요소라 한다.

47 열경련은 고온환경에서 심한 육체적 노동을 할 때 발생하며 심한 발한에 의한 탈수와 염분 소실이 원인이 된다. 증상은 전구증상으로 현기증, 이명, 두통, 구역, 구토가 일어날 수 있고 특이적 증상은 사용한 수의근의 통증성 경련이 일어난다.

48 대장균은 사람과 가축의 장관 내에 생존하는 균으로 분변성 오염의 지표로 사용된다. 대장균은 일반

세균보다 생존력이 강하다. 대장균의 검출은 다른 미생물이나 분변의 오염을 나타내는 지표이며 검출 방법이 간단하고 정확하기 때문에 수질오염의 지표로 중요하게 사용된다.

49 폐기물 처리법 중 매립방법은 가장 저렴하고 공정이 간단하며 고형 폐기물의 대부분을 처리할 수 있다. 지하로 오염물질이 침투되면 지하수를 오염시킬 수 있는 단점이 있다.

50 산업보건과 관련이 깊은 국제노동기구는 ILO (International Labour Organization)으로 노동문제를 다루는 유엔의 전문기구로서 스위스 제네바에 본부를 두고 있다.
- WHO(World Health Organization)는 국제 공중보건을 책임지는 유엔 전문기구이다.
- WTO(World Trade Organization) 세계무역기구로 국가 간 경제분쟁에 대한 판결권과 그 판결의 강제집행권이용, 규범에 따라 국가 간 분쟁이나 마찰조정 등을 다루는 전 세계적인 수준에서 국가 간 무역규범을 다루는 기구이다.
- UNESCO(United Nations Educational, Scientific and Cultural Organization)는 교육·과학·문화의 보급과 국제 교류·증진을 통하여 국제간의 이해와 인식을 깊이 하고 세계 평화에 기여함을 목적으로 하는 국제 연합 교육 과학 문화 기구이다.
- UNICEF(United Nations Children's Fund)는 국제연합아동기금으로 1946년 '차별 없는 구호'의 정신으로 전 세계 어린이를 돕기 위해 설립된 유엔기구이다.

공중보건학 개론

51 - 유행성 : 한 지역에서 같은 감염병이 짧은 시일 내에 계속해서 발생하고 넓은 범위로 퍼져나가는 양상
- 범 유행성(세계성) : 정도가 심하여 한 지역에만 국한되지 않고 전국 또는 전 세계로 퍼져나가는 양상

52 - 감염력 : 병원체가 숙주에 침입하여 기관에 자리 잡고 증식하는 능력
- 병원력 : 병원체가 감염된 숙주에게 현성질병을 일으키는 능력
- 독력 : 병원체가 숙주에 대해 심각한 임상 증상과 장애를 일으키는 능력
- 면역력 : 사람이나 동물의 몸 안에 병원균이나 독소 등의 항원이 공격할 때 이에 저항하는 능력
- 감수성 : 침입한 병원체에 대항하여 발병을 저지할 수 없는 상태

53 선천면역은 인체가 어떠한 면역에도 일체 접촉이 없었음에도 불구하고 체내에 자연스럽게 형성된 면역반응으로 종속 면역, 인종 면역이 있고 저항력의 개인차가 있다.

54 장티푸스는 소화기 감염병으로 오염된 물과 음식으로 전염되며 잠복기는 10~14일 고열, 서맥, 림프샘 종창, 장미진 등의 증상이 있으며, 위달 테스트로 진단한다.

55 만성질환을 예방하기 위해서는 식습관이나 기호식품, 생활습관 등을 개선하는 근본적 대책이 필요하

므로 꾸준한 홍보, 보건교육, 건강증진사업을 통한 적극적인 관리가 필요하다. 고혈압은 만성질환이다.

56 인구의 종류
- 법적 인구 : 본적지, 유권자, 납세인구 등
- 상주 인구 : 한 지역에 주거지를 두고 거주하는 인구
- 안정 인구 : 연령별 사망률과 연령별 출생률이 일정한 인구
- 적정 인구 : 주어진 여건 속에서 생산성을 최대로 유지하여 최고의 생활 수준을 유지하는 인구
- 중앙 인구 : 특정 기간의 중앙시점에서의 인구

57 모자보건사업의 중요성
- 모자보건 대상 전체 인구의 약 60%를 차지한다.
- 임산부와 영유아는 질병에 취약한 집단이다.
- 임산부와 영유아의 질병을 방치하면 사망률이 높다.
- 어린이는 미래를 위한 중요한 인적 자원이다.
- 영유아기의 건강은 타 보건사업보다 큰 비중을 차지한다.
- 지속적인 건강관리와 질병 예방에 힘쓰는 예방사업에 효과적이며 그 효과는 다음 세대에 영향을 준다.
- 기혼여성들의 취업이 증가하고 있다.
- 사망률이 높고 후유증이 평생 지속될 수 있다.

58
예방백신 관리 시 저장 온도를 확인하여 냉장실에 보관하며 유효기간을 확인하고 직사광선은 차단하도록 한다. 예방접종 시 약병을 흔들어 용액의 농도를 고르게 유지하며 철저하게 무균술을 실시하여 접종한다.

59
지역사회 간호사업 시 고려해야 할 사항은 인구의 특성, 질병의 범위, 건강을 유지하는 데 필요한 환경 조건 등을 고려하며, 가장 중요하게 고려해야 할 요소는 지역주민의 요구이다.

60
양극성(bipolar) 장애 혹은 양극성 기분장애는 조울증, 조울병 등 다양한 명칭을 통해 지칭하며 기분이 들뜨고 신나는 것이 지나쳐 흥분된 상태와 마음이 너무나 가라앉아 우울한 상태 중 어느 하나씩을 주기적으로 반복되는 상태를 말한다.

61
신생아, 미숙아 - 임산부 - 학령 전 아동 - 학령기 아동 - 성병 환자 - 감염병 환자(결핵 등) 순으로 방문한다.

가정방문 순서의 원칙
감염성 vs 비감염성 → 비감염성 우선
개인 vs 집단 → 집단 우선
건강한 대상 vs 문제 있는 대상 → 문제 있는 대상 우선
급성질환 vs 만성질환 → 급성질환 우선
신환자 vs 구환자 → 신환자 우선

62
1) 사정 : 대상자의 건강상태를 확인하기 위해 자료를 수집, 검토, 분석하는 과정
2) 진단 : 대상자의 간호 요구를 자료 분석 과정을 통해 도출된 문제로 서술하는 것, 지역사회간호문제를 확인하는 단계
3) 계획 : 사업의 우선순위 결정, 관찰 가능한 목표 설정, 간호 방법 및 수단의 선택, 수행 및 평가계획, 결과의 평가를 위한 평가계획 수립
4) 수행 : 대상자의 문제를 해결하고 간호목표를 달성하기 위해 선택된 간호계획 실천
5) 평가 : 성취된 간호목표의 범위를 결정하기 위해 수행된 간호 중재의 효과를 정해진 기준과 비교하는 과정

63 ① 뇌졸중 : 뇌에서 혈액공급 장애로 인해 뇌가 손상되어 나타나는 신경학적 증상
② 뇌전증 : 뇌의 비정상적인 전기활동의 결과로 반복적으로 발작을 일으키는 질환
④ 루게릭병 : 운동 신경 세포가 퇴행성 변화 때문에 점차 사라져서 근력 약화와 근 위축이 나타나는 질환
⑤ 알츠하이머병 : 뇌세포의 퇴화로 기억력을 비롯하여 인지기능이 점진적으로 저하되는 만성적이고 비가역적인 질환

64 만성질환 관리 목표
- 질병 유병률 감소
- 건강수명 연장
- 기능장애 지연
- 질환의 중증도 완화

65 의료법 제3조(의료기관)② 의료기관은 다음 각호와 같이 구분한다.
1. 의원급 의료기관 : 의사, 치과의사 또는 한의사가 주로 외래환자를 대상으로 각각 그 의료행위를 하는 의료기관으로서 그 종류는 다음 각 목과 같다.
가. 의원
나. 치과의원
다. 한의원

66 감염병예방법 제11조(의사 등의 신고), 시행규칙 제6조(의사 등의 감염병 발생신고)
① 즉시 신고하여야 한다.
② 해당 없음
③ 의료기관에 소속되지 아니한 의사는 관할 보건소장에게 신고하여야 한다.
④ 신고서를 질병관리청장 또는 관할 보건소장에게 정보시스템을 이용하여 제출해야 한다.
⑤ 신고서를 제출하기 전에 질병관리청장 또는 관할 보건소장에게 구두, 전화 등의 방법으로 알려야 한다.

67 구강보건법 제5조(구강보건사업기본계획의 수립)
② 기본계획에는 다음 각 호의 사업이 포함되어야 한다.
1. 구강보건에 관한 조사·연구 및 교육사업
2. 수돗물불소농도조정사업
3. 학교 구강보건사업
4. 사업장 구강보건사업
5. 노인·장애인 구강보건사업
6. 임산부·영유아 구강보건사업
7. 구강보건 관련 인력의 역량강화에 관한 사업
8. 그 밖에 구강보건사업과 관련하여 대통령령으로 정하는 사업

구강보건법 시행령
제2조(구강보건사업기본계획의 내용) ① 구강보건법 제5조제2항제8호에서 그 밖에 구강보건사업과 관련하여 대통령령으로 정하는 사업이란 다음 각 호의 사업을 말한다.
1. 구강보건 관련 인력의 양성 및 수급에 관한 사업
2. 구강보건에 관한 홍보사업
3. 구강보건사업에 관한 평가사업
4. 그 밖에 구강보건에 관한 국제협력 등 보건복지부장관이 필요하다고 인정하는 사업

68 결핵예방법
제2조(정의) 이 법에서 사용하는 용어의 뜻은 다음과 같다.
1. "결핵"이란 결핵균으로 인하여 발생하는 질환을 말한다.
2. "결핵환자"란 결핵균이 인체 내에 침입하여 임상적 특징이 나타나는 자로서 결핵균검사에서 양

성으로 확인된 자를 말한다.

3. "결핵의사(擬似)환자"란 임상적, 방사선학적 또는 조직학적 소견상 결핵에 해당하지만 결핵균검사에서 양성으로 확인되지 아니한 자를 말한다.

4. "전염성결핵환자"란 결핵환자 중 객담(喀痰)의 결핵균검사에서 양성으로 확인되어 타인에게 전염시킬 수 있는 환자를 말한다.

5. "잠복결핵감염자"란 결핵에 감염되어 결핵감염검사에서 양성으로 확인되었으나 결핵에 해당하는 임상적, 방사선학적 또는 조직학적 소견이 없으며 결핵균검사에서 음성으로 확인된 자를 말한다.

69 정신건강증진 및 정신질환자 복지서비스 지원에 관한 법률 제2조(기본이념)
- 모든 국민은 정신질환으로부터 보호받을 권리를 가진다.
- 모든 정신질환자는 인간으로서의 존엄과 가치를 보장받고, 최적의 치료를 받을 권리를 가진다.
- 모든 정신질환자는 정신질환이 있다는 이유로 부당한 차별대우를 받지 아니한다.
- 미성년자인 정신질환자는 특별히 치료, 보호 및 교육을 받을 권리를 가진다.

70 혈액관리법 제18조(벌칙)
- 5년 이하의 징역 또는 5천만원 이하의 벌금.
1. 혈액 매매행위 등을 한 자
2. 혈액관리업무를 할 수 있는 자가 아니면서 혈액관리업무를 한 자
3. 허가받지 아니하고 혈액원을 개설한 자 또는 변경허가를 받지 아니하고 중요 사항을 변경한 자
4. 의약품 제조업의 허가를 받지 아니하고 혈액관리업무를 한 자 또는 품목별로 품목허가를 받거나 품목신고를 하지 아니하고 혈액관리업무를 한 자
5. 허가받지 아니하고 혈액관리업무를 한 자

 실기

71 중추신경계

연수	▶생명유지와 직결 호흡, 심장박동, 혈관운동, 위장작용 조절
대뇌	▶감정과 행동 조절 감각중추, 지각중추, 운동중추
소뇌	▶몸의 평형 유지
시상하부	▶항상성 유지(체온, 음식섭취, 생식계 기능 조절) ▶옥시토신, 항이뇨 호르몬 생성 (분비는 뇌하수체 후엽에서)
뇌하수체	▶생명유지에 필요한 호르몬 분비 〈대표적 호르몬〉 뇌하수체 전엽 : 성장호르몬 뇌하수체 후엽 ┌ 옥시토신 　　　　　　　└ 항이뇨 호르몬

72 [산소포화도] 혈액 내 산소농도
▶측정방법 : 빛 센서를 이용하여 피부를 통해 가시광선을 투과시켜 혈중 산소 농도를 측정.
- 센서 부착 위치 : 손가락 끝, 이마, 귓불, 코끝, 발가락 끝(하지 순환 문제없는 경우)
▶주의사항
- 강한 외부 빛이 센서에 비치지 않도록 주의한다.
- 매니큐어, 인조 손, 발톱, 금속 장식 등은 빛 전달과정을 방해하므로 센서 부위를 깨끗이 하도록 한다.
- 혈액순환을 잘 측정할 수 있도록 센서 부착 부위의 움직임은 최소화하도록 설명한다.
- 부착 부위에 불편감이 느껴진다면 즉시 알리도록 설명한다.

73 위관 영양

목적 : 의사의 처방하에 무의식 환자, 식도질환,
연하곤란이 있는 환자 등에게 적용

주의사항

① 체위 : 좌위 또는 반좌위

② 영양액 온도 : 체온보다 약간 높게 하거나 실내
온도 정도

③ 영양액 주입 전 물 15~30cc, 주입 후에 물
30~60cc 정도 주입하여 위관 개방을 유지한다.

④ 주입 속도 : 영양액이 1분에 50cc 이상 들어가
지 않도록 한다.(∵빠르게 주입될 경우 설사 유
발)

⑤ 음식물이 중력에 의해 내려가도록 영양액이 위
에서 30~50cm 높이에 위치하도록 한다.

⑥ 위관의 위치를 확인한 후 위관 영양을 진행한
다.

- 위 내용물 흡인(위 내용물이 나오면 OK) :
100cc 이상 나오면 위 내용물을 다시 주입한
후 의료진에게 보고(다시 넣는 이유 – 체액과
전해질 불균형 예방)

- 비위관에 10cc의 공기를 넣으면서 공기가 지나
가는 소리가 상복부에서 들리는지 청진기로 확
인한다.(공기 지나가는 소리가 들리면 OK)

- 비위관 끝을 물그릇에 넣어본다.(공기 방울이 발
생하면 X – 제거 필요)

- 의사의 처방이 있는 경우 x-ray를 촬영하여 튜
브의 위치를 확인한다.

⑦ 영양액 주입 중 구토와 청색증이 나타나면 영양
액 주입을 즉시 중단하고 보고한다.

74 섭취량, 배설량 측정의 목적

- 적절한 수분섭취를 확인하기 위함.
- 체액 균형을 사정하기 위함.
- 비뇨기계 기능을 사정하기 위함.
• 섭취량, 배설량 측정이 필요한 대상자
- 금식 대상자

- 수술 후 대상자
- 위관 영양 대상자
- 수분 제한 대상자
- 수분이 정체된 대상자
- 이뇨제 투여 대상자
- 심한 화상 또는 상처가 있는 대상자
- 흡인 기구나 상처 배액관을 가지고 있는 대상자

섭취량 측정

- 섭취량 배설량 측정 처방이 있는지 확인한다.
- 측량표와 I/O 기록 용지는 환자가 보호자가 적
기 편리한 곳에 둔다.
- 섭취량은 눈금 컵을 사용하여 측정한다.
- 섭취량에 포함되는 사항 : 입으로 섭취한 모든
음식에 함유된 수분량과 물, 정맥주사, 수혈, 위
관 영양으로 주입한 용액, 체내에 주입된 용액
(관장, 배액관 용액, 복막 주입액 등)
• 얼음 : 1/2로 측정하여 포함
• 제외되는 것 : 가글 용액 등

배설량 측정

- 소변량 측정은 눈금이 있는 소변기를 이용하여
정확히 측정한다.
- 신장, 심장질환, 약물작용으로 인해 소변량의 변
화가 있다.
- 소변량이 시간당 25cc 이하, 하루 600cc 이하인
경우 또는 소변색이나 냄새 이상 시 즉시 의료진
에게 보고한다.
- 배설량에 포함되는 사항 : 소변, 설사, 젖은 드레
싱, 심한 발한, 과도호흡, 배액량, 구토 등
• 제외되는 것 : 정상 대변, 발한, 정상 호흡 시
수분 소실량 등
• 영유아 : 기저귀 무게 측정
• 실금이 잦았을 때 : 환의, 홑이불 교환 횟수
기록
※ 체액 불균형인 경우
- 섭취량 〉 배설량 : 부종

→ 수분 제한, 배뇨를 증가시키는 약물 투여
- 섭취량 〈 배설량 : 탈수 → 수분 보충 필요

75 규칙적인 배변을 돕는 방법
- 규칙적인 시간에 배변하도록 한다.
- 금기가 아니면 쭈그리고 앉도록 자세를 취하도록 한다.
- 복부를 시계 방향으로 마사지해 주고, 복부와 회음부의 근육을 강화시키기 위해 정기적으로 운동을 하도록 한다.
- 수분을 하루 2,000~3,000mL 정도 섭취하도록 한다.
- 고섬유질 식품을 섭취하도록 한다.
- 따뜻한 변기를 제공하여 항문괄약근이 이완될 수 있게 한다.

76 단순 도뇨
- 목적
① 급성 방광 팽만 완화
② 배뇨 후 잔료량 측정
③ 소변 검사물의 무균적 체취
④ 방광 세척 및 약물 주입
- 주의사항
① 체위 : 여성 - 배횡와위, 남성 - 앙와위
② 외과적 무균술 적용(∵비뇨기계 감염 예방)
③ 도뇨관 삽입 길이 : 여성 - 5~6cm, 남성 - 18~20cm
④ 여성 도뇨관 삽입 부위 소독방법
- 방향 : 요도 → 항문
- 순서 : 대음순 → 소음순 → 요도
- 소독솜은 한 번 닦을 때마다 교체한다.
⑤ 남성 도뇨관 삽입 부위 소독방법
- 요도구부터 치골 부위를 향해 나선형 동작으로 닦기

77 고압증기멸균법
120℃에서 20~30분 동안 고압증기를 이용하는 멸균법
- 적용 물품 : 열과 습기에 강한 물품
예 외과용 수술기구(금속 수술기구), 방포, 가운, 면직류, 도뇨 세트, 거즈, 스테인리스 곡반, 드레싱 세트 등
- 유통기한 : 14일
- 주의사항
① 물건을 차곡차곡 채우지 않고 증기가 침투할 수 있게 쌓는다.
② 겸자는 끝을 벌려서 싸고, 날이 날카로운 기구는 날이 무뎌지는 것을 방지하기 위해 끝을 거즈로 싼다.
③ 무거운 것은 아래로, 가벼운 것은 위로 쌓는다.
④ 나사가 있는 물건은 나사를 풀어 놓는다.
⑤ 멸균 후 노란 바탕의 멸균 표시자에 검은 선이 뚜렷하게 보여야 한다.
⑥ 멸균 물품의 소독 날짜가 최근인 것은 뒤로 배치하여 놓는다.
- 장점
① 독성이 없어 안전하다.
② 광범위하게 적용할 수 있다.
③ 경제적이다.
- 단점 : 열에 약한 물품을 멸균할 수 없다.
- 감염병 환자의 입원 시 가지고 온 물품 : 고압증기멸균법을 적용한 후 봉투에 넣어 보관
- 세부적인 적용 물품, 소요 시간은 멸균기 제조사의 권장 사항을 따른다.

78

구분		내용	최대 보관 기간	도형의 색상
격리 의료 폐기물		감염병으로부터 타인을 보호하기 위하여 격리된 사람에 대한 의료 행위에서 발생한 일체의 폐기물	7일	붉은색
위해 의료 폐기물	조직 물류 폐기물	인체 또는 동물의 조직, 장기, 기관, 신체의 일부, 동물의 사체, 혈액/고름 및 혈청, 혈장, 혈액제제	15일	노란색 (상자형) / 검정색 (봉투형)
	병리계 폐기물	시험, 검사 등에 사용된 배양액, 배양용기, 보관 균주, 폐시험관, 슬라이드, 커버글라스, 폐배지, 폐장갑	15일	
	손상성 폐기물	주삿바늘, 봉합바늘, 수술용 칼날, 한방 침, 치과용 침, 파손된 유리 재질의 시험 기구		
	생물, 화학 폐기물	폐백신, 폐항암제, 폐화학치료제	15일	
	혈액 오염 폐기물	폐혈액백, 혈액 투석 시 사용된 폐기물, 그 밖에 혈액이 유출될 정도로 포함되어 있어 특별 관리가 필요한 폐기물		
일반 의료 폐기물		혈액/체액/배설물이 함유된 탈지면, 붕대, 거즈, 일회용 기저귀(감염병 환자가 사용한 것 제외), 생리대, 일회용 주사기, 수액 세트	15일	
인체 조직물 중 태반		재활용하는 경우 4℃ 이하 전용 냉장 시설	15일	녹색

79 물품 관리 방법

- 병원 물품이 파손되거나 고장 났을 때 물품 관리 담당자에게 사실대로 알린다.
- 멸균 물품의 포장지가 젖으면, 오염된 것으로 간주한다.
- 유효기한이 지난 물품은 열지 않고 재소독 또는 재멸균하여 사용한다.
- 포장이 찢어진 물품은 새로이 포장하며, 필요 시 소독 및 멸균을 적용한다.

- 유통기한이 길수록 뒤쪽으로 정리한다.

80 소독액의 종류

① 붕산수 : 상처 드레싱에 사용하는 소독수
② 생리식염수 : 상처 조직 세포의 삼투현상으로 인한 이차적 손상을 예방할 때 사용
③ 알코올 용액 : 세균, 결핵균, 곰팡이, 바이러스에는 효과가 있으나 아포에는 없음.
→ 소독용으로 살균력이 높은 60~80% 알코올 희석액이 사용됨.
→ 개방 창상에는 사용하지 않음.
④ 과산화수소수 : 세균, 바이러스, 진균, 결핵균 및 세균의 아포에 모두 효과적임.
적용 : 특별 구강간호, 기관절개관 관리, 피부 소독제
⑤ 포비돈 요오드 : 광범위한 소독제로 그람음성균, 그람양성균, 아포생성균, 진균, 바이러스, 결핵균 등에 유효함.
→ 사용 : 수술 전 수술부위, 감염 피부 상처, 창상의 살균소독 등
⑥ 클로르헥시딘 글루코네이트 : 보통 2% 희석액을 사용함. 전신 흡수 위험과 육아 조직에 대한 낮은 독성이 있음.
→ 적용 : 그람 양성/ 그람 음성균 감염 시
→ 포비돈과 함께 사용하면 비활성화됨.

81 상처 소독 방법

- 멸균 장갑을 착용하고 상처 부위를 소독액이 적셔진 소독솜이나 거즈를 겸자로 잡고 닦는다.
- 위에서 아래로, 오염이 가장 적은 곳에서 심한 부위 쪽으로, 중심에서 가장자리로 닦는다.
- 배액관 주위를 안에서 밖으로 원을 그리듯 닦고 한 번 사용한 소독솜은 버린다.
- 봉합 부위 상처는 안에서 밖으로 닦는다.
- 장루 부위는 아래에서 위로 원을 그리듯 닦고

다시 위에서 아래로 원을 그리듯 닦고 이 순서를
반복한다.

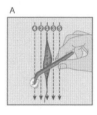
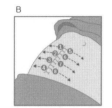
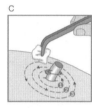
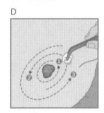

82 신체 목욕 방법
순서 : 얼굴 → 목 → 손·팔 → 가슴 → 복부 →
발·다리 → 등·엉덩이 → 음부 → 손톱·발톱 손질
▶ 눈
- 방향 : 눈의 안쪽 → 바깥쪽(∵ 비루관 오염방지)
- 각 눈을 닦을 때 매번 새로운 솜이나 수건의 다른
  면을 사용
- 눈곱이 끼지 않은 눈부터 닦기
▶상지, 하지
- 말초 → 중심(∵ 혈액순환 촉진)
▶복부
- "시계방향"으로 마사지하듯 복부를 닦는다.
- 이유 : 대장의 해부학적 구조에 따라 장운동을
  활발하게 하여 배변에 도움이 될 수 있도록
▶음부
- 여성 : 요도 → 질 → 항문
- 남성 : 음경 끝 요도구 → 치골 부위
▶손톱은 둥글게, 발톱은 일자로
- 두껍고 건조한 발톱은 더운물에 담근 후 자른다.

83 통목욕
① 욕실 문에 '목욕 중'의 안내판을 붙인다.

② 통목욕 시 20분 이상 욕조에 머무르지 않도록
   한다.
- 욕조 물 온도 : 약 40~43℃
- 물의 양 : 1/3~1/2
③ 물을 욕조에 채우고 나서 대상자가 들어올 수
   있도록 한다.
④ 편마비 대상자가 욕조에 들어갈 때는 건강한
   다리부터 움직이도록 한다.
⑤ 통목욕 시 어지러운 증상을 호소하면 욕조의
   물을 빼고 머리는 수평으로 유지하거나 낮추고
   다리를 높여준다. (=변형된 트렌델렌버그 체위
   혹은 트렌델렌버그 체위)

84 의치 관리
- 세척제 : 의치 전용 세정제
- 물의 온도 : 흐르는 미온수나 찬물
(∵ 뜨거운 물 사용 시 의치 변형될 수 있음)
- 세면대에 수건을 깔아 실수로 의치를 떨어뜨렸
  을 때 손상되는 것을 방지한다.
- 의치 보관 : 불투명한 컵에 의치가 물에 잠기도록
  의치를 빼거나 끼울 때는 위쪽 의치부터 먼저
  한다.
- 수술 전, 무의식 환자, 경련 환자, 수면 시 의치를
  제거한다.(∵ 질식 위험성)

85 신체 목욕 방법
▶복부
- "시계방향"으로 마사지하듯 복부를 닦는다.
- 이유 : 대장의 해부학적 구조에 따라 장운동을
  활발하게 하여 배변에 도움이 될 수 있도록
▶눈
- 방향 : 눈의 안쪽 → 바깥쪽(∵ 비루관 오염방지)
- 각 눈을 닦을 때 매번 새로운 솜이나 수건의 다른
  면을 사용
- 눈곱이 끼지 않은 눈부터 닦기
▶상지, 하지

- 말초 → 중심(∵ 혈액순환 촉진)
▶손톱은 둥글게, 발톱은 일자로
- 두껍고 건조한 발톱은 더운물에 담근 후 자른다.

86 목발 보행의 원칙
- 체중은 손바닥과 팔꿈치의 힘으로 지탱한다.
  → 체중이 액와에 실리면 요골 신경이 눌리게
  되어 팔이 부분적으로 마비될 수 있다.
- 기본 목발 자세 : 삼각위

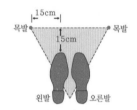

목발 보행의 종류
▶2점 보행
① 적응증 : 양쪽 다리에 부분적으로 체중을 지탱
  할 수 있는 경우
② 순서 : 삼각위 → 오른쪽 목발과 왼쪽 다리 →
  → 왼쪽 목발과 오른쪽 다리
③ 속도가 빠름
▶3점 보행
① 적응증 : 한쪽 다리에 무게를 지탱할 수 있을
  때
② 순서 : 삼각위 → 양쪽 목발과 환측 발 → 건강
  한 발 → 양쪽 목발과 환측 발 → 건강한 발
▶4점 보행
① 적응증 : 두 다리에 체중 부하가 가능한 경우
② 순서 : 삼각위 → 오른쪽 목발 → 왼쪽 발 →
  왼쪽 목발 → 오른쪽 발
▶swing to 보행 : 다리와 고관절의 마비가 있거
  나 양쪽 다리의 체중 부하가 불가능한 경우 시행
  하는 보행 방법
▶swing through 보행 : 양쪽 다리에 체중 부하
  가 가능하여 빨리 걸어야 하는 경우 시행하는

보행 방법
목발 보행의 방법
- 계단 오르기 : 삼각위 → 건강한 다리 → 환부
  측 다리+목발
- 계단 내려오기 : 삼각위 → 환부 측 다리+목발
  → 건강한 다리

87 체위의 종류
▶앙와위 : 모든 체위의 기본
- 휴식과 수면, 척추마취 후 두통 감소, 척추손상
  시
- 압력을 받는 부위: 발뒤꿈치, 미골(꼬리뼈), 천골
  (엉치뼈), 팔꿈치, 척추, 견갑골(어깨뼈), 후두골
  (뒤통수)
- 사용할 수 있는 체위 유지 도구
  ① 발 지지대 : 족저굴곡 예방, 족배굴곡 유지
  ② 대전자 두루마리 : 대퇴의 외회전 방지
▶측위
- 필요한 경우: 기관 분비물의 배출, 식사, 등마사
  지
- 압력을 받는 부위: 복사뼈, 무릎, 대전자(큰돌
  기), 장골(엉덩뼈), 늑골(갈비뼈), 견봉(봉우리),
  귀
▶심스체위 : 반복위(semi-prone position)로
  측위와 복위의 중간 형태
- 필요한 경우 : 배액 촉진, 관장, 항문 검사, 등
  마사지, 직장약 투여
▶복위
- 필요한 경우: 수면 또는 휴식, 등 근육 긴장 완화,
  등 마사지, 척추 검사, 등에 외상이 있는 경우,
  구강 분비물 배액 촉진
- 압력을 받는 부위: 발가락, 무릎, 생식기(남자),
  유방(여자), 견봉(봉우리), 볼, 귀
- 금기 : 뇌압이 상승되었거나 심폐 기능에 장애가
  있는 경우
▶파울러 체위(반좌위) : 침상 머리 부분을 45~

60° 정도 올려서 앉히는 자세
- 필요한 경우: 호흡곤란, 흉곽 수술 후, 심장 수술 후, 심장과 폐 질환
- 압력을 받는 부위: 발뒤꿈치, 극상돌기, 천골(엉치뼈), 좌골 결절(궁둥뼈 결절), 견갑골(어깨뼈)
- 사용할 수 있는 체위 유지 도구
  ① 발지지대 : 족저굴곡 예방, 족배굴곡 유지
  ② 대전자 두루마리 : 대퇴의 외회전 방지
▶절석위 : 앙와위에서 발걸이에 발을 올려 무릎을 굴곡시키고 진찰대 끝에 둔부가 닿도록 하는 자세
- 필요한 경우 : 회음부 검사, 방광경 검사, 질 검사, 자궁경부 및 직장 검사, 분만
▶배횡와위 : 다리를 약간 벌리고 무릎을 세우고 팔은 옆에 놓거나 머리 위로 굴곡시킨 자세
- 필요한 경우 : 복부 검사, 회음부 간호와 처치, 여성의 인공 도뇨
▶슬흉위 : 가슴을 침대에 대고 무릎을 굴곡시켜 대퇴가 침대에 수직이 되도록 하는 자세
- 필요한 경우 : 자궁 위치 교정, 산후 운동, 월경통 완화, 직장 및 대장 검사
▶트렌델렌버그 체위 : 머리가 가슴보다 낮도록 다리를 올린 자세
- 쇼크 상황 시 트렌델렌버그 혹은 변경된 트렌델렌버그 체위를 사용할 수 있다.

88 고관절 – 수동적 관절 범위 운동 방법
- 굴곡, 신전 : 다리를 위쪽으로 들었다가 내려놓는다.
- 외전, 내전 : 다리를 몸통 바깥쪽으로 벌렸다가 다시 모은다.
- 내회전, 외회전 : 무릎과 발목을 지지하고 무릎을 구부리게 한 후 구부린 쪽 무릎이 안쪽으로 가로질러 향하게 하였다가 바깥쪽으로 향하게 한다.
- 순환 : 다리를 편 상태에서 무릎과 발목을 지지한 채 가능한 한 크게 원을 그린다.

89 홑이불을 이용한 운반차로의 대상자 이동 방법
- 홑이불을 침대 매트리스 밑에서 꺼내 위쪽은 대상자의 어깨까지, 아래쪽은 대퇴 부위까지 말아 밀어 넣는다.
- 운반차를 침대 옆에 붙이고 바퀴의 고정 장치를 잠근다.
- 침대 높이는 운반차보다 약간 높게 한다.

90 신체 보호대
- 목적 : 낙상 방지, 특별한 치료 시 환자의 움직임 제한, 의식이 명료하지 않은 환자 보호, 본인 또는 타인을 해칠 우려가 환자에게 적용, 소양증 환자의 피부 손상 방지
- 의사의 처방하에 사용절차에 따라 최소한의 시간만 적용하되, 적용 전 환자나 보호자의 서면 동의가 필요하다.
- 종류
① 재킷 보호대(조끼) : 지남력이 상실된 혼돈환자나 진정제를 투여한 환자에게 적용하여 낙상방지
② 장갑 보호대 : 손과 손가락의 움직임을 제한하여 침습적인 장치와 드레싱을 제거하거나 피부 긁는 것을 예방
③ 사지 보호대 : 낙상 혹은 치료 장치 제거로 생기는 손상을 예방
④ 팔꿈치 보호대 : 영아나 소아 대상자가 긁지 못하도록 하거나 정맥 주사 등과 같은 치료 장치를 유지
⑤ 전신 보호대 : 영아의 몸 전체를 담요나 속싸개로 감싼다.
- 주의사항
① 혈액순환 장애가 일어나지 않도록 보호대를 너무 단단히 묶지 말고 손가락 두 개가 들어갈 정도로 조이는 것이 좋다.
② 환자의 움직임을 가능한 적게 제한하며, 응급상황 시에 쉽게 풀 수 있거나 즉시 자를 수 있는

방법으로 사용한다.

③ 보호대는 침상 난간에 묶는 것이 아니라 침대 프레임 자체에 묶어야 대상자 움직임 시에 대 상자의 안전을 유지하고 보호대 적용의 목적을 달성할 수 있다.

④ 뼈 돌출 부위에 패드를 댄 후 보호대를 적용한 다.

⑤ 혈액순환을 위해 적어도 2시간마다 보호대를 풀어 근관절 운동과 피부 간호를 시행한다.

91 더운물 주머니(온요법)

- 목적 : 순환과 대사작용 증진, 혈관 확장, 울혈 감소, 체온 상승, 통증 완화, 부종경감, 화농촉 진, 근육경련 완화 등
- 방법 및 주의사항

① 적용 부위의 피부를 완전히 건조한 후 적용한 다.

② 적용 시간 : 30분간 적용

③ 물 채우는 양 : 주머니의 1/2~2/3
 - 주머니의 물기를 닦고 거꾸로 들어보아 물이 새는지 확인한다.

④ 편평한 곳에 놓은 다음 주머니의 입구 쪽으로 밀어서 공기를 제거하고 입구를 잠근다.

⑤ 물 온도 : 46~54℃

⑥ 발적, 화상 등이 나타나면 즉시 중단한다.

- 금기 : 각종 염증(충수돌기염 등), 원인 모를 복 통, 화농을 지연시켜야 하는 경우, 출혈 부위, 개방 상처, 의식이 저하된 환자

92 냉요법

- 목적 : 체온 하강, 통증 완화, 부종 경감, 혈관 수축에 의한 지혈, 화농과정 지연, 근육 긴장도 도 증가, 대사작용 감소 등

① 얼음 채우는 양 : 모가 나지 않은 호두알 크기의 얼음을 1/2~2/3 정도

② 적용 시간 : 30분 이내 적용

③ 적용 부위 피부 상태를 사정하고, 피부를 완전 히 건조한 후 얼음주머니를 대 준다.

④ 주머니의 입구 쪽으로 얼음을 밀면서 공기를 제거하고 입구를 잠근 후 주머니의 물기를 닦 고 거꾸로 들어보아 물이 새는지 확인한다.

⑤ 열감, 무감각, 발적, 청색증, 극도의 창백함 등 의 증상에 대한 대상자의 반응을 자주 사정한 다. 특히, 오한, 발적, 통증 등의 증상 호소 시 얼음주머니를 제거한다.

- 금기 : 혈액순환에 문제가 있는 환자, 개방된 상 처 부위, 빈혈 환자, 감각 소실 부위 등

93 수술 후 합병증과 간호 돕기

구분 – 합병증	간호 관리
호흡기계 - 무기폐, 폐렴	• 기도 개방성을 확인한다. • 대상자에게 심호흡과 기침을 하 도록 한다. • 체위를 2시간마다 변경한다. • 조기 이상을 하도록 한다.
심혈관계 - 쇼크, 저혈압, 심부정맥혈전증	• 정확한 섭취량/배설량을 기록하 여 체액 균형을 확인한다. 소변 량이 30mL/hr 이하인 경우 즉 시 보고한다. • 하지 운동을 자주 시행한다. • 수술 후 거동 시 체위성 저혈압 이 생기지 않도록 점진적으로 시행한다.
비뇨기계 - 급성 요정체, 요로감염, 혈뇨 등	• 섭취량/배설량을 측정한다. • 자연 배뇨를 유도한다.(정상 체 위로 배뇨, 수돗물 틀기, 수분섭 취, 회음 부위에 따뜻한 물 붓기, 따뜻한 변기 사용 등) • 배뇨 곤란 유무, 방광 팽만 정도, 배설 양상을 확인한다. • 수술 후 8시간 동안 배뇨하지 못 하는 경우 보고하고 잔뇨량을 측정한다. 자연 배뇨 실패 시 인공 도뇨를 실시한다. • 소변의 색깔, 양상을 확인한다.

94 갑상선절제술 시 후두신경이 손상되면 목소리의 허약감이나 쉰 소리를 내게 된다. 따라서 수술 후 후두신경 손상 여부를 확인하기 위해 대상자에게 말을 시켜 본다.

95 검사 전 준비사항
- 검사 동의서와 검사 일정을 확인
- 검사와 관련하여 대상자의 신체적/심리적 준비

96 의식 확인 → 기도유지 → 호흡평가 → 순환 평가 → 이후 2차 정밀 평가가 이루어짐.(심전도, 골절 부위 사정 등)

97 교상 – 개에게 물린 경우
① 상처 부위를 심장보다 낮게 하고
② 상처 위쪽을 가볍게 묶어 준다.
③ 부목을 이용하여 고정하고 병원으로 이송한다.
④ 증상이 당장 나타나지 않거나 가벼운 증상이 나타나더라도 병원에 반드시 이송하여야 한다.
⑤ 개 : 7-10일 정도 가둬 놓고 관찰한다.
   사람 : 관찰기간 동안 개가 광견병 증상을 보이면, 예방 백신을 투여받는다.

98 퇴원 시 확인사항
- 의사의 퇴원지시를 확인한다.
- 의사의 동의 없이 퇴원하는 경우 의사가 대상자에게 자의 퇴원서를 받았는지 확인한다.

퇴원 시 교육사항
- 대상자가 퇴원 후 복용해야 할 약 복용법
② 퇴원 후 식이
③ 퇴원 후 활동 범위
④ 퇴원 후 추후 검진 및 외래 진료 계획
⑤ 퇴원 후 응급 상황 시 대처 방법

99 입원 시 주의사항
① 간호사실, 치료실, 샤워실, 편의 시설 등 병원 내 시설에 대해 오리엔테이션을 실시한다.
② 환자의 침상이 정리되어 있는지 확인한 후 병실로 안내한다.
③ 환자의 귀중품은 보호자가 책임지도록 한다.

100 입원 시 대상자는 질병에 대한 불안, 기타 여러 가지 걱정과 두려움의 스트레스 상황을 갖게 된다. 따라서 수행자는 대상자의 불안, 공포, 두려움, 걱정 등의 모든 것을 위해서 빠른 시일 내 의료인을 신뢰하고 편안한 마음으로 치료에 임할 수 있도록 도와주어야 한다.

간호조무사 실전모의고사 정답 및 해설

01	02	03	04	05	06	07	08	09	10	11	12	13	14	15	16	17	18	19	20
②	⑤	⑤	③	②	②	④	③	②	②	②	②	①	①	①	③	⑤	①	②	⑤
21	22	23	24	25	26	27	28	29	30	31	32	33	34	35	36	37	38	39	40
④	①	⑤	③	①	②	④	①	④	④	⑤	③	①	①	①	①	②	①	④	④
41	42	43	44	45	46	47	48	49	50	51	52	53	54	55	56	57	58	59	60
⑤	①	②	⑤	④	⑤	④	②	③	①	⑤	②	⑤	④	②	③	①	⑤	①	④
61	62	63	64	65	66	67	68	69	70	71	72	73	74	75	76	77	78	79	80
⑤	①	②	④	④	②	④	③	③	①	⑤	④	③	②	①	⑤	④	④	①	①
81	82	83	84	85	86	87	88	89	90	91	92	93	94	95	96	97	98	99	100
⑤	①	⑤	②	④	⑤	③	②	①	②	④	①	④	④	②	④	⑤	②	④	⑤

기초간호학 개요

01 간호조무사의 역할
- 환경조성
- 대상자의 관찰
- 감사물 수거 및 확인
- 식사 보조
- 개인위생 보조
- 대상자 교육

02 주의 의무란 유해한 결과가 발생하지 않도록 의식을 집중할 의무로 주의를 소홀히 하면 태만이 된다. 주의 의무를 소홀히 하여 타인의 생명과 신체에 손해를 가한 경우에만 형사상의 법적 책임이 주어진다.

03 햇빛이 너무 밝게 들어오면 대상자의 신경을 자극하기 쉽고 햇빛이 아롱대는 것은 시력에 해가 되므로 주의한다. 환기 시 바람은 환자에게 직접 닿지 않도록 간접환기를 시킨다. 비질은 먼지가 날리므로 절대 비질을 하지 않는다. 바닥의 물기는 바로 닦는다.

04 휠체어와 운반차 사용 시 바퀴는 잠그고 난간은 올려준다. 바닥의 물은 즉시 닦아 내어 미끄러지지 않도록 한다. 전기 코드, 전선 및 기구들은 걸려 넘어지지 않도록 잘 정리한다. 병실의 침대 난간은 항상 올려준다.

05 체간은 횡격막으로 분리되어 위쪽은 흉강, 아래쪽은 복강으로 구분된다.

06 혈장은 약 91%가 수분, 7%는 혈장단백질, 나머지는 호르몬, 영양소 등으로 구성된다. 이 중 혈장단백질은 혈장의 교질삼투압을 조절하는 알부민, 면역에 관여하는 감마글로불린, 혈액 응고를 담당하는 피브리노겐으로 이루어져 있다.

07 액상 철분제제는 치아의 에나멜을 손상시키는 약물이므로 복용 시에 빨대를 사용하여 복용하도록 한다.

08 - 디곡신 : 강심제 심부전
- 라식스 : 이뇨제 고혈압, 신부전

- 아미노필린 : 기관지 확장제는 폐의 공기가 이동하는 통로를 확장하는 약물로 에피네프린, 아미노필린 등이 있다. 예 천식환자
- 하이드랄라진 : 혈압강하제 예 고혈압
- 니트로글리세린 : 혈관확장제 예 협심증

09 카시오커(kwashiorkor)라고 하여 발육 정지, 부종, 빈혈, 혈청 단백질의 감소, 피부 탄력성 감소, 머리색 변화 등이 나타나고 상처 치유가 지연된다.

10 - 심한 운동은 저혈당의 위험이 있다.
- 잡곡밥, 호밀빵, 생과일, 생채소 등의 고섬유 식품을 섭취한다.
- 과일은 당 함유가 높아 식후 혈당을 높이므로 과일보다는 섬유소가 높은 식품을 섭취한다. 섬유소는 혈중 콜레스테롤과 혈당을 낮추는 역할을 하므로 식이섬유 함량이 높은 식품을 섭취한다.
- 저혈당의 위험이 있어 식사를 거르거나 과식하지 않고 규칙적인 식습관을 가진다.
- 탄수화물, 단백질, 지방, 비타민 및 무기질을 균형 있게 섭취한다.

11 상아질은 법랑질에 비해 무르고 경도가 약해서 일단 충치가 발생하면 급속도로 확산된다. 충치가 치수에 다다르기까지 통증을 느끼지 못하기 때문에 조기 검진이 중요하다.

12 구강 위생을 실시하고 6개월마다 정기검진하게 한다. 노인이 되면 섬유화가 일어나므로 너무 강하게 힘을 주어 칫솔질하지 않도록 한다. 틀니는 잇몸과 잘 맞는 것을 사용하여 저작 시에 잇몸이 상하는 것을 예방한다. 오래 장착하고 있으면 잇몸에 피로가 생겨 염증이 생기므로 주의한다.

13 어지러움이 발생하면 의사에게 보고한다. 침을 맞는 동안 움직이지 않아야 한다. 발침 후 알코올 솜으로 누른다. 사용한 침구는 멸균해야 한다.

14 - 면역작용 : 뜸을 뜨면 병원균이나 독소가 몸에 들어왔을 때 그것을 이겨낼 항체를 만들어 저항력을 갖게 한다.
- 반사작용 : 손바닥의 일정한 부위에 뜸으로 자극을 주면 그에 대응하는 오장육부 등 각종 기관에 반사적인 영향을 주어 병 치료에 도움이 된다.

15 대상자가 투약을 거부 시에는 거부 사유를 확인하고, 담당 간호사에게 바로 보고한다.

16 - 경청하기 : 상대방에 관심을 집중하고 열심히 듣는 능동적이고 적극적인 과정
- 침묵하기 : 대상자에게 생각을 정리할 여유와 말할 수 있는 시간을 주는 것
- 정보제공 : 대상자가 원하거나 꼭 필요한 경우에 전문인으로서 알고 있는 지식을 알려주고 질문에 답해주는 것
- 반영하기 : 면담자가 대상자의 느낌이나 생각, 혹은 관찰한 바를 자신의 견해를 섞지 않고 다시 표현하는 것

17 - 수집된 검체는 채취 즉시 검사실로 운반하고 지연될 경우 냉장 보관한다.
- 환자에게 처음 소변 50cc 정도를 배뇨하다가 소변 컵에 30~50cc 이상 소변을 받도록 한다 (중간뇨 받기)
- 남성은 한 손으로 음경을 잡고 소독솜으로 요도 안쪽에서부터 바깥 방향으로 돌려가며 청결히 닦는다.

18 - 절박성 : 소변이 마려운 순간 참을 수 없을 정도로 급작스러운 요의 때문에 소변이 누출
- 혼합성 : 절박성과 복압성의 증상이 함께 존재
- 범람성 : 방광에 소변이 차 있는 데도 소변이 마려운 느낌을 받지 못하고 소변을 계속 저장하기에 결국 소변이 넘쳐 나오는 현상
- 기능성 : 요로계의 기능은 정상이나 기동장애, 인지장애(알츠하이머 치매), 환경적인 문제(화장실이 없는 것) 등으로 인해 나타난다. 이러한 원인이 해결되면 실금도 조절된다.

19 - 공복혈당 : 8시간 금식 후 혈당을 체크하는 것으로 정상수치는 100mg/dl 미만이다.
- 식후 2시간 혈당 : 식후 2시간 후에 측정하는 것으로 신체가 당을 이용하고 배설하는 상태를 나타내준다. 정상치는 80~120mg/dl이다.
- 경구당 부하검사(= 표준 포도당 부하검사) : 아침 공복 시에 혈액을 채취하고 포도당 75g을 경구 투여하고 2시간 후 혈당이 정상수치인지 확인하는 검사이다. 2시간 후 혈당치가 200mg/dl 이상이면 당뇨병으로 진단 내린다.

20 죽상경화증이란 동맥혈관 내에 콜레스테롤이 혈관 벽에 축적되고 침착하여 혈관 벽이 좁아짐으로써 혈류장애가 나타나는 현상을 말한다.
- 적정 체중 유지를 위해 칼로리 섭취를 줄인다
- 스트레스는 교감신경을 자극하여 혈압상승의 원인이 되어 혈관 벽의 손상을 야기한다. 되도록 과로와 스트레스를 피해야 한다.
- 채소, 과일 등을 충분히 섭취하고 싱겁게 먹는다.
- 매일 30분 이상의 규칙적인 운동을 생활화한다.

21 귀에 물이 들어가지 않도록 하며, 코를 풀 때 한 번에 한쪽씩 풀고 입을 벌린 채 풀어 압력이 가해지지 않도록 한다. 충분한 수분섭취를 해주고 재발

방지를 위해 금주, 금연하며 호흡기계 감염 예방을 위해 손 씻기를 잘하도록 한다.
분비물 배출을 위해 환측으로 눕힌다.

22 - 류머티즘 관절염은 아침에 강직이 심하다.
- 관절염의 증상은 오랫동안 사용하면서 진행된 염증으로 체중 부하 관절에 주로 나타나며 점차적으로 진행되는 양상을 보인다.
- 관절염에서는 뼈의 과잉증식으로 손가락 원위지 관절에 허버든 결절, 손가락 근위지 관절에 보차드 결절이 특징이다.

23 임신의 확정적 징후는 태아심음, 태아 움직임, 태아 확인이다.

24 임신중독증의 3대 증상은 고혈압, 단백뇨, 부종이다. 자간전증 임산부에게는 고단백, 저지방, 저염, 저열량 식이를 제공한다.

25 - 이슬 : 분만 시 선진부가 하강하면서 자궁경관의 미세 혈관들이 압박, 파열되어 나온 혈액이 자궁경부의 점액 마개와 섞여 나오는 혈성 점액
- 양수 : 태아를 둘러싸고 있는 양막 안에 차 있는 액체로, 태아를 보호하는 역할을 한다.
- 오로 : 분만 후 나오는 질 분비물로 배출 시기에 따라 적색오로(분만 후 3일), 갈색오로(분만 후 4~10일), 백색 오로(분만 후 10일~3주)로 구분된다. 6주 이상 오로가 지속되면 검사를 받도록 하고, 불쾌한 냄새가 나는 것은 자궁 내 감염을 의미한다.
- 배림 : 만출기에 자궁 수축이 있을 때 태아선진부가 일부 보였다 안 보였다 하는 것을 말한다.
- 발로 : 자궁수축 시에 밀려 나온 태아선진부가 수축이 없어도 안으로 들어가지 않고 양 음순

사이로 노출되어 있는 것을 말한다.

26 분만 후 4~6시간까지 배뇨하도록 하고, 6시간 이후에 자연 배뇨가 되지 않으면 간헐적 도뇨를 시행해야 한다.

27 에릭슨의 정서적 발달

영아기	0~1세	신뢰감 대 불신감
유아기	1~3세	자율성 대 수치감
학령전기	3~6세	주도성 대 죄책감
학령기	6~12세	근면성 대 열등감
청소년기	12~18세	정체감 대 역할 혼돈
성인초기	18~40세	친밀감 대 고립감
성인중기	40~60세	생산성 대 침체성
노년기	60세 이상	자아통합 대 절망감

28 신생아 황달 치료를 위한 광선요법 간호
- 탈수증상을 관찰하고 눈가리개 적용
- 옷을 벗기고 체위 변경을 자주 시행
- 수유 시에는 광선요법을 중단
- 수분을 보충하고 오한이 나지 않도록 주의
- 온도를 적절히 조절

29 당뇨병 모체의 태아는 고혈당에 항상 노출된 상태이므로 췌장 세포가 인슐린을 분비할 수 있는 시기부터 태아의 혈당 농도를 낮추기 위하여 많은 양의 인슐린을 분비하게 된다. 그러므로 출생 후 섭취량에 비하여 높은 인슐린이 분비되어 저혈당에 빠질 가능성이 증가한다.

30 많은 노인은 은퇴 후 중심적인 역할을 상실하고 사회적 관계망이 축소되면서 심리적인 소외감을 경험하며, 가족 구성원의 형태 변화로 가장 가까운 자녀와 떨어져 사는 경우가 많고, 배우자와 사별한 이후에도 상당 기간을 혼자 살기 때문에 역할 상실과 소외감은 더 깊어진다.

31 - 노인환 : 노화 현상의 일종으로 각막의 주변부에 지질이나 단백질 같은 대사 물질이 침착으로 생기며 눈의 중심에는 침범되지 않으므로 시력 저하는 나타나지 않는다.
- 신체적 외관 : 노화로 인한 신체적 변화는 외모에 영향을 준다.

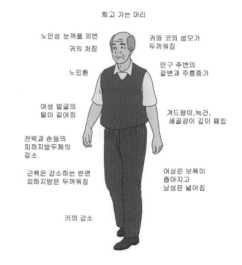

32 노인성 난청은 주로 8번 뇌 신경의 퇴행으로 고음 감지에 장애가 나타나며, 나중에는 중음, 저음까지도 상실하게 된다. 간호조무사는 소음을 방지하여 소음이 없는 환경에서 대화하도록 하고, 전화상의 목소리는 크고 분명하게 하며, 대면하고 이야기할 때는 천천히 또박또박 말하고 낮은음으로 한다.

33 중증도에 따른 응급상태 분류
- 긴급(immediate) : 즉각적 처치를 요하는 대상자, 긴급한 대상자, 생명을 위협받는 대상자, 심정지, 기도 폐쇄, 쇼크, 심한 출혈
- 응급(delayed) : 치료가 지연(2시간 이내)되어도 생존에 영향을 주지 않는 안전한 대상자, 개방성 골절, 흉부 상처
- 비응급(minimal) : 치료 여부와 상관없이 생존이 예상되는 대상자, 경미한 손상, 보행을 해도 되는 상처, 폐쇄성 골절, 염좌, 좌상
- 사망 예상(expectant) : 생존해 있으나 사용 가능한 자원으로 생존시키기가 거의 불가능하다고 판단되는 환자, 대형 두부 외상, 광범위한 피부 전층 화상 대상자
- 사망(dead) : 자발 호흡이 전혀 없는 사망자

34 지혈을 돕기 위해 콧등, 앞이마나 뒷목덜미에 얼음찜질을 하며 입안으로 넘어온 피는 오심이나 구토를 유발하기 때문에 뱉도록 하고 좌위 또는 반좌위를 취한 후 머리를 앞으로 숙이며 대부분의 경우 가장 먼저 콧등을 4~5분 이상 압박하며 심한 경우 출혈 쪽 콧구멍을 탈지면 등으로 막아준다.

35 결출상 처치
- 신속하게 압박 붕대로 지혈을 한다.
- 결출된 조직은 본래 위치로 돌려놓고 잘 보존하고 붕대로 감는다.
- 내장, 안구 등 돌출된 장기는 제자리에 넣지 않고 생리식염수에 적신 멸균 방포로 덮어준다.
- 절단된 신체는 청결한 거즈로 싸서 비닐 주머니에 집어넣은 다음 얼음을 채운 용기나 주머니에 넣는다. 절대 얼음이나 물에 절단 부위가 닿지 않도록 주의한다.

보건간호학 개요

36 보건교육의 대상은 지역사회 주민 전체이며 보건교육 시 가장 중요한 것은 대상자와 함께 계획하는 것이다. 보건교육을 통해 보건에 대한 지식, 태도, 행동의 변화를 가져오게 한다.

37 온실효과를 발생하는 가스에 의해 지구온난화 현상이 지구환경파괴의 문제로 대두되면서 국제사회는 기본협약을 체결하여 지구의 환경을 보호하는 노력을 지속하고 있다.
유엔기후변화협약은 1992년에 브라질 리우데자네이루에서 세계 정상들이 협약한 내용으로 '인간이 기후 체계에 위험한 영향을 미치지 않을 수준으로 대기 중의 온실가스 농도를 안정화시키는 것'을 목표로 하였다. 그러나 감축 의무를 구체적으로 규정하지 않았다.
교토의정서는 1997년 일본 교토에서 감축 의무를 구체적으로 이행하는 규정을 담아 채택하고 2005년에 발효되었다.
더반 플랫폼은 2011년 교토의정서 채택 시 비준하지 않은 미국과 인도 등 개발도상국 등이 참여하여 남아프리카공화국 더반에서 2020년 이후 적용될 새로운 체제를 설립할 것을 합의하고 협상을 2015년까지 완료하기로 하였다.
파리협정은 2015년 더반 플랫폼에 따른 합의문을 채택하고 '신 기후체제'에 기반을 마련한 협정이다. '2℃ 목표'를 제시하여 산업화 이전수준과 비교하여 지구의 평균온도가 2℃ 이상 상승하지 않도록 하자는 목표를 제시하였다.
비엔나협약과 몬트리올의정서는 오존층 보호를 위한 국제적 협약이다.

38 심포지엄은 토의에 참여한 전문가, 청중, 사회자 모두가 특정 주제에 대해 전문적인 지식이나 정보를 가지고 있다. 깊이 있는 접근이 가능하며, 다양한 지식과 정보를 얻을 수 있는 장점이 있다. 패널 토의는 상반된 의견을 가진 전문가들이 의견을 전달하는 토론과정이며 집단토의는 10~20명이 자유롭게 의사 표현을 하며 민주주의 회의 방식을 배우는 방법이다.

39 귤릭의 7단계(POSDCoRB) 행정 과정
- 기획 : 실행을 하기 전에 무엇을 어떻게 할 것인지를 계획하고 미래를 예측하는 사전 준비활동과 집행전략
- 조직 : 목표의 성취를 위해 공식적 권한의 구조를 설정하고 분업을 정하며, 각 직위의 직무 내용 확정
- 인사 : 직원을 채용, 배치하고, 작업에 유리한 근무 조건을 유지
- 지시 : 조직의 장이 목표달성을 위해 의사결정을 하고 지침을 내리는 과정(명령, 지도, 감독)
- 조정 : 조직이나 기관의 공동목표달성을 위하여 조직원 또는 부서 간의 협의, 회의, 토의 등을 통하여 행동의 통일을 가져오도록 하는 집단의 노력

40 보건진료전담공무원은 의료법 제27조에도 불구하고 근무지역으로 지정받은 의료 취약지역에서 대통령령으로 정하는 경미한 의료행위를 할 수 있다. 보건진료전담공무원의 직무는 다음과 같다. (농어촌 등 보건의료를 위한 특별조치법 시행령 제14조)

제14조(보건진료 전담공무원의 업무) ① 법 제19조에 따른 보건진료 전담공무원의 의료행위의 범위는 다음 각 호와 같다. 〈개정 2019. 7. 2.〉
1. 질병·부상상태를 판별하기 위한 진찰·검사

2. 환자의 이송
3. 외상 등 흔히 볼 수 있는 환자의 치료 및 응급조치가 필요한 환자에 대한 응급처치
4. 질병·부상의 악화 방지를 위한 처치
5. 만성병 환자의 요양지도 및 관리
6. 정상분만 시의 분만 도움
7. 예방접종
8. 제1호부터 제7호까지의 의료행위에 따르는 의약품의 투여
② 보건진료 전담공무원은 제1항 각 호의 의료행위 외에 다음 각 호의 업무를 수행한다.
1. 환경위생 및 영양개선에 관한 업무
2. 질병예방에 관한 업무
3. 모자보건에 관한 업무
4. 주민의 건강에 관한 업무를 담당하는 사람에 대한 교육 및 지도에 관한 업무
5. 그 밖에 주민의 건강증진에 관한 업무
③ 보건진료 전담공무원은 제1항에 따른 의료행위를 할 때는 보건복지부장관이 정하는 환자 진료 지침에 따라야 한다.

41

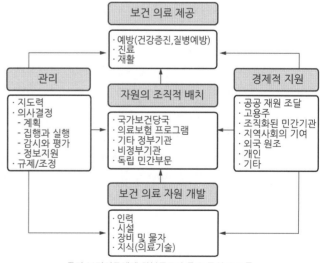

국가 보건의료체계 하부구조와 주요 구성 요소들

1) 보건의료자원의 개발

인력, 시설, 장비 및 물자, 지식(의료기술) 등 보건의료자원의 개발이 지속적으로 이루어져야 한다.

2) 자원의 조직적 배치

보건의료자원들은 효과적인 상호관계를 갖고 보건의료 전달 유통을 통하여 개인이나 지역사회로 하여금 자원과 접촉할 수 있는 조직적 배치가 이루어져야 한다.

보건의료자원의 조직적 배치에 포함되는 것은 국가보건행정조직, 의료보험사업, 정부사업기관, 비정부 사업기관(NGO), 민간의료기관 등이 있다.

3) 보건의료의 제공

보건의료 활동을 목적에 따라 건강증진, 질병예방, 치료, 재활을 위한 서비스 활동 또는 대상 인구의 건강요구 수준과 정도에 따라 다양하게 1차, 2차, 3차 예방 활동으로 구분·관리하고 질병에 대한 치료는 1, 2, 3차 진료 순으로 이루어진다.

4) 경제적 지원

경제적 지원과 조달 방법은 공공재원, 고용주, 조직된 민간기관, 지역사회 운동, 외국의 원조금, 개별적 구매와 지불 등으로 이루어질 수 있다.

5) 국가 보건의료체계의 관리

① 지도력 : 보건의료사업 조직에 속한 직원들은 성공적인 직무수행을 위한 의사결정 과정에 참여할 수 있도록 민주적 또는 참여적 지도력이 필요하다.

② 의사결정 : 책임 이행을 의미하며, 결정 과정은 계획, 수행, 지도, 평가, 정보지원으로 이루어진다. 보건정보의 지원은 대부분 국가가 정보 발생의 근원이 된다.

③ 규제 : 국가 보건제도를 통제함으로써 능률과 효과 및 보건의료서비스 제공의 형평성을 갖게 하는 것이다.

42 건강은 인간의 기본 권리이며 주민 스스로가 자신의 건강에 책임져야 한다는 것은 일차 의료보건의

기본정신이다.

43 노인장기요양보험은 고령이나 노인성 질병 등의 사유로 일상생활을 혼자서 수행하기 어려운 노인 등에게 신체활동 또는 가사활동 지원 등의 장기요양급여를 제공하여 노후의 건강증진 및 생활안정을 도모하고 그 가족의 부담을 덜어줌으로써 국민의 삶의 질을 향상시키기 위해 2008년 7월 1일부터 시행되었다. 노인장기요양보험제도의 서비스 대상자는 65세 이상 또는 65세 미만으로 치매·뇌혈관성 질환 등 노인성 질환을 가진 자 중 6개월이상 혼자서 일상생활을 수행하기 어렵다고 인정되는 자를 수급대상자로 한다. 노인 장기요양보험은 국민건강보험공단에서 관리 운영하며 주무 정부 부처는 보건복지부이다.

44 국민건강보험은 국내에 거주하며 의료급여 대상자를 제외한 국민이 대상자이다. 지역가입자와 직장가입자로 구분되며 직장가입자는 사업장의 근로자 및 사용자, 공무원 및 교직원과 그 피부양자, 지역가입자는 직장가입자 및 그 피부양자를 제외한 자(농어촌 주민, 도시자영업자 등)이다.

45 열중증 질환인 일사병은 고열의 직사광선이 원인이며 일사병 대처법은 시원한 장소로 이동하여, 수분 전해질을 투여한다.

46 하수처리방식 중 생물학적 처리방법은 하수 중에 존재하는 분해 가능한 유기물질과 부유물질을 미생물을 이용하여 제거하는 방법으로 호기성 분해와 혐기성 분해가 있다. 혐기성 처리법은 부패조와 임호프탱크를 이용하는 방법이 있고, 호기성 처리는 산소가 있는 곳에서 호기성 균에 의해 유기물질의 산화를 촉진하는 과정으로 활성오니법, 살수여

상법, 산화지법 등이 있으며 그중에 가장 발전된 생물학적 처리방법은 활성오니법이다.

47 열섬현상은 더워진 공기가 상승함에 따라 각종 오염물질이 함께 상승하여 대기는 이물질로 가득 차게 된다. 태양광선과의 작용에 의하여 광화학 스모그가 일어나기도 한다.

48 크롬은 증기 혹은 분진흡입으로 발생하며 장기간 폭로 시 호흡기계에 국소적 궤양과 비중격 천공이 발생할 수 있다.
납중독의 5대 증상은 빈혈, 염기성 과립적혈구 증가, 소변 중의 코프로폴피린 검출, 치은염, 심근마비의 증상이 특이적이다. 수은중독은 미나마타병이라고 하며 3대 대상은 구내염, 근육 전진, 정신이상의 증상이 나타나는 특징이 있다. 망간 중독은 언어장애, 정신착란, 불면증, 신경장애의 증상이 있으며 심하면 파킨슨증후군을 유발할 수 있다. 카드뮴 중독은 이타이이타이병이라고 하며 만성 폭로시 단백뇨, 골연화증 등의 증상이 나타난다.

49 살모넬라균 식중독은 감염형 식중독으로 감염원은 육류, 두부 등이다. 6~9월에 많이 발생하며 잠복기는 평균 24시간이다. 60℃에서 20분 가열하면 사멸되며 복통과 발열이 나타나는 식중독이다.

50 산업재해 발생지표
산업재해를 나타내는 지표로 건수율, 도수율, 강도율 등이 있다. 도수율은 연작업 100만 근로시간당 재해발생건수를 말한다. 산업재해 발생의 표준지표이다. 강도율은 근로시간 1,000시간당 재해로 인한 근로 손실일수로 재해에 대한 손상의 정도와 재해의 규모를 나타낸다.

- 건수율 : 재해건수/평균실근로자*1,000
- 도수율 : 재해건수/연근로시간수*1,000,000
- 강도율 : 근로손실일수/연근로시간수*1,000

공중보건학 개론

51 소화기 감염병 환자의 오염된 식기는 자비소독(끓임) 후 세척한다.

52 홍역 : 홍역반점, 발열, 재채기, 비수포성 발진이 목 뒤, 귀 아래에서 몸통과 팔다리로 퍼짐. MMR 백신으로 예방이 가능함.

53 국가 간암건진대상자는 만 40세 이상 남녀 중 간경변증, B형간염 바이러스 항원 양성, C형간염 바이러스 항체 양성, B형 또는 C형감염 바이러스에 의한 만성 간질환자, 과년도 일반건강검진 결과 B형 간염 바이러스 항원 양성 또는 C형 간염 바이러스 항체 양성자

54 수족구병은 영유아와 어린이에게 흔한 질병으로 발열, 식욕부진, 인후통으로 시작된다. 일반적으로 열이 나기 시작한 1~2일 후 구강 내 통증성 피부 병변이 혀, 잇몸, 뺨의 안쪽에 발생하며 작고 붉은 반점으로 시작하여 물집이 되고, 종종 궤양으로 발전하기도 한다.

55 결핵예방을 위해 실시하는 예방접종은 BCG이며, 그 시기는 생후 4주 이내이다.

56 인구의 성별 구조

성비는 일정 지역 내 남녀별 구성비를 표시하는 방법으로 남자 수 대 여자 수로 여자 100명에 대한 남자 인구비로 나타낸다.

57 「모자보건법」상 모자보건의 사업 대상자
- 임산부 : 임신 중이거나 분만 후 6개월 미만인 여성
- 영유아 : 출생 후 6년 미만인 사람
- 미숙아 : 신체의 발육이 미숙한 채로 출산한 영유아
- 모성 : 임산부와 가임기 여성
- 신생아 : 출생 후 28일 이내의 영유아
- 선천성 이상아 : 선천성 기형 또는 변형이 있거나 염색체에 상이 있는 영유아

58 산전관리 항목: 정기검진, 유전 질환 검사 및 예방접종, 기타 위생 및 운동 관리, 영양 관리 등 산전관리는 임신 중 발생 가능한 합병증을 최소화시키고, 조산, 사산, 신생아 사망률을 저하시키며, 임부의 사망률을 저하시키는 데 매우 중요하다.

59 산전관리는 임신 중에 나타날 수 있는 이상 또는 부작용을 조기에 발견하여 모성과 태아의 건강관리를 위해서 실시하는 것이다.

60 - 부정 : 의식화된다면 도저히 감당하지 못할 어떤 생각, 충동, 현실적 존재를 무의식적으로 거부함으로써 현실을 차단
- 전치 : 다루기 힘든 감정이나 공격적인 행동을 덜 위협적이고 힘이 없는 사람이나 사물에게 이동시키는 것

61 지역사회 간호과정의 목적
- 사정 : 지역사회 정보를 확인하는 것
- 진단 : 자료 분석 및 지역사회 간호사업의 기준과 지침 확인, 지역주민의 건강 용구 파악, 지역주민의 건강문제 확인, 간호사업의 계획과 정책 수립을 위한 기초자료 제공
- 계획 : 사업의 우선순위 결정, 관찰 가능한 목표 설정, 간호 방법 및 수단의 선택, 수행 및 평가 계획, 결과의 평가를 위한 평가 계획 수립 등을 계획한다.
- 수행 : 지역사회 간호사업의 설정된 목표를 달성하기 위해 측정 가능한 목표량에 따라 방법을 달리하고 간호활동에 필요한 물품과 필요한 예산을 계획한다.
- 평가 : 목적 달성의 정도를 알기 위해, 사업의 효과나 효율을 판정하기 위해, 사업의 개선방안을 찾기 위해, 사업 책임을 명확히 하기 위해, 건강, 건강 결정요인, 보건사업에 대한 새로운 지식을 획득하기 위해 실시한다.

62 가정방문은 지역사회 간호활동 중 가장 많은 비중을 차지하고 있으며 대상자인 개인, 가족에게 실제적이며 효율적인 간호제공 및 보건교육을 실시할 수 있는 방법이다.

63 보건소 간호사의 업무 : 모성보건, 영유아보건, 가족계획관리, 결핵관리, 성병관리, 나병관리, 감염병관리, 만성퇴행성 질환관리

64 - 일차예방 : 보건교육, 예방접종, 금연교육, 운동 등
- 이차예방 : 건강검진
- 삼차예방 : 재활

65 의료법 제21조(기록 열람 등)③ 제2항에도 불구하고 의료인, 의료기관의 장 및 의료기관 종사자는 다음 각호의 어느 하나에 해당하면 그 기록을 열람하게 하거나 그 사본을 교부하는 등 그 내용을 확인할 수 있게 하여야 한다.

1. 환자의 배우자, 직계 존속·비속, 형제·자매(환자의 배우자 및 직계 존속·비속, 배우자의 직계 존속이 모두 없는 경우에 한정한다) 또는 배우자의 직계 존속이 환자 본인의 동의서와 친족 관계임을 나타내는 증명서 등을 첨부하는 등 보건복지부령으로 정하는 요건을 갖추어 요청한 경우

2. 환자가 지정하는 대리인이 환자 본인의 동의서와 대리권이 있음을 증명하는 서류를 첨부하는 등 보건복지부령으로 정하는 요건을 갖추어 요청한 경우

66 감염병예방법 제24조(필수예방접종) ③ 특별자치도지사 또는 시장·군수·구청장은 필수예방접종 대상 아동 부모에게 보건복지부령으로 정하는 바에 따라 필수예방접종을 사전에 알려야 한다.

67 구강보건법시행령 제4조(구강건강실태조사 등의 시기 및 방법) ③ 제1항에 따른 구강건강 의식조사에는 다음 각호의 사항을 포함하여야 한다.

1. 구강보건에 대한 지식
2. 구강보건에 대한 태도
3. 구강보건에 대한 행동
4. 그 밖에 구강보건의식에 관한 사항

68 결핵예방법 제2조(정의) 이 법에서 사용하는 용어의 뜻은 다음과 같다.

1. **"결핵"**이란 결핵균으로 인하여 발생하는 질환을 말한다.
2. **"결핵환자"**란 결핵균이 인체 내에 침입하여 임상적 특징이 나타나는 자로서 결핵균검사에서 양

성으로 확인된 자를 말한다.

3. **"결핵의사(擬似)환자"**란 임상적, 방사선학적 또는 조직학적 소견상 결핵에 해당하지만 결핵균검사에서 양성으로 확인되지 아니한 자를 말한다.
4. **"전염성결핵환자"**란 결핵환자 중 객담(喀痰)의 결핵균검사에서 양성으로 확인되어 타인에게 전염시킬 수 있는 환자를 말한다.
5. **"잠복결핵감염자"**란 결핵에 감염되어 결핵감염검사에서 양성으로 확인되었으나 결핵에 해당하는 임상적, 방사선학적 또는 조직학적 소견이 없으며 결핵균검사에서 음성으로 확인된 자를 말한다.

69 정신건강증진 및 정신질환자 복지서비스 지원에 된한 법 제10조1항

- 보건복지부 장관은 5년마다 다음 각호의 사항에 관한 실태조사를 하여야 한다.
- 정신질환의 인구학적 분포, 유병률 및 유병요인
- 성별, 연령 등 인구학적 특성에 따른 정신질환의 치료 이력, 정신건강 증진시설 이용 현황
- 정신질환으로 인한 사회적·경제적 손실

70 혈액관리법 제6조(혈액관리업무)

① 혈액관리업무는 다음 각 호의 어느 하나에 해당하는 자만이 할 수 있다. 다만, 제3호에 해당하는 자는 혈액관리업무 중 채혈을 할 수 없다.

1. 「의료법」에 따른 의료기관(이하 "의료기관"이라 한다)
2. 「대한적십자사 조직법」에 따른 대한적십자사(이하 "대한적십자사"라 한다)
3. 보건복지부령으로 정하는 혈액제제 제조업자

② 제1항제1호 및 제2호에 따라 혈액관리업무를 하는 자는 보건복지부령으로 정하는 기준에 적합한 시설·장비를 갖추어야 한다.

③ 제1항제1호 또는 제2호에 해당하는 자로서 혈액원을 개설하려는 자는 보건복지부령으로 정

하는 바에 따라 보건복지부장관의 허가를 받아야 한다. 허가받은 사항 중 보건복지부령으로 정하는 중요한 사항을 변경하려는 경우에도 또한 같다.

④ 혈액관리업무를 하려는 자는 「약사법」 제31조에 따라 의약품 제조업의 허가를 받아야 하며, 품목별로 품목허가를 받거나 품목신고를 하여야 한다.

실기

71 ● 직장체온

- 측정 방법 : 끝이 둥근 직장 체온계에 윤활제를 삽입길이만큼 바른 후 성인 2.5~4cm, 아동 1.5~2.5cm를 배꼽을 향해 삽입한다.
- 간호기록지 표기 방법 : (R)
  정상 범위 : 36.6~37.9˚C
- 금기 대상자 : 치질, 설사, 직장 질환 및 수술, 출혈이 있는 대상자, 경련 대상자, 심근경색증 등 심장질환 대상자

● 액와체온
- 측정 방법 : 체온계의 측정 부위가 액와부 중앙에 놓이게 한다.
- 간호기록지 표기 방법 : (A)
  정상 범위 : 35.7~37.3˚C
  주의사항 : 액와에 땀이 있으면 체온을 떨어뜨릴 수 있으므로 마른 수건으로 두드려 닦아 건조시킨다.
  → 이유: 비벼서 닦을 경우 마찰로 인해 체온이 상승할 수 있다.

● 구강체온
- 측정 방법 : 혀 밑에 넣어서 입은 다물고 코로 숨 쉬면서 측정
- 간호기록지 표기 방법 : (O)

정상 범위 : 36.5~37.5˚C
- 주의사항
  ① 체온을 재기 전 음식물 섭취 및 흡연 여부를 확인한다.
- 구강 체온 측정을 적용할 수 있는 대상자 : 복부 수술 환자나 위염 환자, 충수 절제술 환자 등에게 사용
- 금기 대상자
  ① 5~6세 이하의 소아 환아나 노인환자
  ② 의식이 없는 중증 환자, 정신질환자, 간질 환자
  ③ 히스테리 또는 불안신경증이 심한 환자
  ④ 감기로 코가 막히거나 기침이 심한 환자
  ⑤ 호흡곤란 증세가 있는 환자나 산소를 흡입 중인 환자
  ⑥ 구강이나 코를 수술한 환자, 급성 구내염 환자
  ⑦ 입을 다물기 힘든 환자, 흡연 직후 환자, 오한으로 떠는 환자
  ⑧ 음식물 섭취(예 담배, 껌을 씹을 경우) 후 10분 이내와 뜨겁거나 찬 음식을 먹은 후 30분 이내인 경우

● 고막체온
- 특징
  ① 심부 체온을 가장 정확하게 잴 수 있다.
  ② 귀에 이물질이 많으면 체온이 낮게 나오므로 체온을 재기 전 귓속을 깨끗이 정리하는 것이 좋다.
  ③ 귀의 귓바퀴를 3세 미만 소아는 후하방, 성인은 후상방으로 잡아당긴 후 탐침을 부드럽게 외이도에 삽입하여 체온을 잰다.
  ④ 대상자별로 측정 시마다 탐침 커버를 교환함으로써 교차 감염을 예방한다.
  정상 범위 : 35.8~37.4˚C
- 금기 대상자 : 중이염 또는 귀 질환을 가지고 있는 환자

● 이마체온
- 측정 방법 : 탐침 부분을 이마 중앙에 밀착하고,

측정 버튼을 누른 상태에서 관자놀이까지 문지르듯 3~5초간 잰다. 이마에 땀이 날 경우, 이때는 뒤쪽 귓불을 따라 아래 위로 움직이며 잰다.
정상 범위 : 35.9~36.4°C
주의사항
① 체온이 가장 낮게 측정되는 방법
② 체온 측정 전에 머리카락을 옆으로 비켜놓고 땀이 있으면 건조시킨다.

72 맥박

- 측정 목적 : 말초 맥박 측정으로 사지의 순환 상태를 사정
- 측정 방법
① 2, 3, 4번째 또는 2, 3번째 손가락 끝을 대상자의 요골동맥 위에 대고 맥박을 확인한 다음 살며시 누른다.
② 측정 시간 : 1분간
(규칙적인 경우 30초*2)
③ 정상 범위 : 60~100회/분
④ 맥박의 유형
- 빈맥 : 100회/분 이상
- 서맥 : 60회/분 이하
- 부정맥 : 불규칙한 맥박
- 맥박 결손 : 말초맥박이 심첨맥박의 수보다 적은 경우
⑤ 심첨맥박 : 좌측 쇄골 중앙과 네 번째, 다섯 번째 늑골이 만나는 지점에 청진기를 대고 1분간 측정한다.
→ 요골맥박이 불규칙한 경우 심첨맥박과 요골맥박을 동시에 1분간 측정하여 맥박 결손 여부를 파악한다.

73 위관 영양

- 목적 : 의사의 처방하에 무의식 환자, 식도질환,

연하곤란이 있는 환자 등에게 적용
- 주의사항
① 체위 : 좌위 또는 반좌위
② 영양액 온도 : 체온보다 약간 높게 하거나 실내 온도 정도
③ 영양액 주입 전 물 15~30cc, 주입 후에 물 30~60cc 정도 주입하여 위관 개방을 유지한다.
④ 주입 속도 : 영양액이 1분에 50cc 이상 들어가지 않도록 한다.(∵빠르게 주입될 경우 설사 유발)
⑤ 음식물이 중력에 의해 내려가도록 영양액이 위에서 30~50cm 높이에 위치하도록 한다.
⑥ 위관의 위치를 확인한 후 위관 영양을 진행한다.
- 위 내용물 흡인(위 내용물이 나오면 OK)
: 100cc 이상 나오면 위 내용물을 다시 주입한 후 의료진에게 보고 (다시 넣는 이유 - 체액과 전해질 불균형 예방)
- 비위관에 10cc의 공기를 넣으면서 공기가 지나가는 소리가 상복부에서 들리는지 청진기로 확인한다.(공기 지나가는 소리가 들리면 OK)
- 비위관 끝을 물그릇에 넣어본다.
(공기 방울이 발생하면 X - 제거 필요)
- 의사의 처방이 있는 경우 x-ray를 촬영하여 튜브의 위치를 확인한다.
⑦ 영양액 주입 중 구토와 청색증이 나타나면 영양액 주입을 즉시 중단하고 보고한다.

74 섭취량, 배설량 측정의 목적

- 적절한 수분섭취를 확인하기 위함.
- 체액 균형을 사정하기 위함.
- 비뇨기계 기능을 사정하기 위함.
▶ 섭취량, 배설량 측정이 필요한 대상자
- 금식 대상자
- 수술 후 대상자

- 위관 영양 대상자
- 수분 제한 대상자
- 수분이 정체된 대상자
- 이뇨제 투여 대상자
- 심한 화상 또는 상처가 있는 대상자
- 흡인 기구나 상처 배액관을 가지고 있는 대상자

[섭취량 측정]
- 섭취량 배설량 측정 처방이 있는지 확인한다.
- 측량표와 I/O 기록 용지는 환자가 보호자가 적기 편리한 곳에 둔다.
- 섭취량은 눈금 컵을 사용하여 측정한다.
- 섭취량에 포함되는 사항
  : 입으로 섭취한 모든 음식에 함유된 수분량과 물, 정맥주사, 수혈, 위관 영양으로 주입한 용액, 체내에 주입된 용액(관장, 배액관 용액, 복막 주입액 등)
  ▶ 얼음 : 1/2로 측정하여 포함
  ▶ 제외되는 것 : 가글 용액 등

[배설량 측정]
- 소변량 측정은 눈금이 있는 소변기를 이용하여 정확히 측정한다.
- 신장, 심장질환, 약물작용으로 인해 소변량의 변화가 있다.
- 소변량이 시간당 25cc 이하, 하루 600cc 이하인 경우 또는 소변색이나 냄새 이상 시 즉시 의료진에게 보고한다.
- 배설량에 포함되는 사항 : 소변, 설사, 젖은 드레싱, 심한 발한, 과도호흡, 배액량, 구토 등
  ▶ 제외되는 것 : 정상대변, 발한, 정상 호흡 시 수분 소실량 등
  ▶ 영유아 : 기저귀 무게 측정
  ▶ 실금이 잦았을 때 : 환의, 홑이불 교환 횟수 기록
  ※ 체액 불균형인 경우
- 섭취량 〉 배설량 : 부종
  → 수분 제한, 배뇨를 증가시키는 약물 투여
- 섭취량 〈 배설량 : 탈수 → 수분 보충 필요

75 관장의 종류

종류	특징
배변관장 = 청정관장 = 배출관장	연동운동 촉진하여 변을 배출할 목적으로 함.
윤활관장	변을 부드럽게 해서 배변을 도움. 글리세린 오일 등을 사용
구풍관장	직장 내 가스 배출 및 복부 팽만감 감소를 목적으로 함.
정체관장	약물을 오랜 시간 장내에 머물게 하기 위한 치료목적으로 하는 관장 예시) ① 고칼륨혈증 시 케이엑살레이트 관장 ② 암모니아 수치를 낮추기 위한 락튤로오스 관장 ③ 대장조영술을 위한 바륨 관장
수렴관장	지혈을 목적으로 함.
손가락 관장	직장 내 변이 단단하고 너무 커서 배변이 어려운 경우 손가락을 직접 삽입하여 변을 부수면서 꺼냄. - 주의사항 : 미주신경을 자극하여 부정맥 등의 심장질환을 일으킬 수 있음.

76 단순 도뇨

- 목적
① 급성 방광 팽만 완화
② 배뇨 후 잔뇨량 측정
③ 소변 검사물의 무균적 채취
④ 방광 세척 및 약물 주입
- 주의사항
① 체위 : 여성 - 배횡와위, 남성 - 앙와위
② 외과적 무균술 적용(∵비뇨기계 감염 예방)
③ 도뇨관 삽입 길이
  : 여성 - 5~6cm, 남성 - 18~20cm
④ 여성 도뇨관 삽입 부위 소독 방법
- 방향 : 요도 → 항문
- 순서 : 대음순 → 소음순 → 요도
- 소독솜은 한 번 닦을 때마다 교체한다.

⑤ 남성 도뇨관 삽입 부위 소독방법
- 요도구부터 치골부위를 향해 나선형 동작으로 닦기

77 [전파 경로별 주의]
▶ 공기주의 : 비말핵의 크기가 5μm 이하인 경우
- 질병 : 홍역, 수두, 활동성 혈액 등
- 방어벽 보호
① 음압 1인실 격리
② N95마스크나 호흡 보호 기구 사용
③ 가능한 한 대상자 이동 제한, 대상자 이동 시 수술용 마스크 착용
▶ 비말주의 : 비말핵의 크기가 5μm 이상인 경우
- 대상자와 1m 이내에서 전파
- 질병 : 디프테리아, 풍진, 성홍열, 백일해, 유행성 이하선염, 뇌수막구균 폐렴 등
- 방어벽 보호
① 1인실 혹은 동일 대상자 집단 병실(코호트)
② 대상자와 1m 이내에서는 수술용 마스크나 호흡 보호구 사용
③ 가능한 대상자 이동 제한, 대상자 이동 시 수술용 마스크 착용 시 수술용 마스크 착용
▶ 접촉주의
- 대상자나 환경과의 직접 접촉
- 다제내성 균주에 의한 감염이나 집락
- 높은 감염력을 지닌 피부 질환
- 질병 : 디프테리아, 풍진, 성홍열, 백일해, 유행성 이하선염, 뇌수막구균 폐렴 등
- 방어벽 보호
① 1인실 혹은 동일 대상자 집단 병실(코호트)
② 격리카트(혈압계, 청진기, 체온계 등) 비치
③ 가능한 한 대상자 이동 제한, 대상자 이동 시 덧가운이나 시트로 감싸기
④ 손위생은 표준주의 지침에 따름

78 격리실 들어가기 전 개인 보호구 착용 순서
모자 → 마스크 → 보안경(안면보호구) → 가운 → 장갑

격리실에서 나온 후 개인 보호구 벗는 순서
장갑 → 가운 → 보안경(안면보호구) → 마스크 → 모자

79 소독 : 아포를 제외한 병원성 미생물을 제거하는 방법
▶ 자비소독 : 10~20분 동안 끓는 물 속에 넣어 소독함.
- 물이 끓기 시작할 때 소독할 물품이 완전히 잠기도록 넣고 뚜껑을 닫고 끓인다.
- 유리 제품 : 찬물에 넣은 다음 끓기 시작한 후 10분 동안 더 끓여 소독한다.
▶ 저온살균법 : 63℃에서 30분간 살균
- 우유, 예방주사약 등의 소독에 사용
▶ 소각법 : 불에 태우는 것
- 결핵환자 객담이나 감염병 환자의 배설물 소독
▶ 일광 소독 : 자외선의 살균력을 이용한 것
- 의류, 침구, 서적 소독

80 내과적 무균술
: 세균의 수를 감소시키거나 전파 방지
- 손씻기
① 30초 이상 물과 비누를 이용한 손씻기
② 손끝이 아래로 향하게
③ 종이, 건조된 타월 사용
④ 수도꼭지를 잠글 때는 사용한 종이 타월 이용
- 적용 : 위관튜브 삽입, 관장, 장루주머니 교환, 위장관 내시경 삽입, 경구약 준비과정
- 역격리 : 감염에 민감한 사람을 위해 주위 환경을 무균적으로 유지하는 것
🔲 백혈병 환자, 장기이식 환자 등

81 체위의 종류

▶앙와위 : 모든 체위의 기본
- 휴식과 수면, 척추마취 후 두통 감소, 척추손상 시
- 압력을 받는 부위: 발뒤꿈치, 미골(꼬리뼈), 천골(엉치뼈), 팔꿈치, 척추, 견갑골(어깨뼈), 후두골(뒤통수)
- 사용할 수 있는 체위 유지 도구
  ① 발지지대 : 족저굴곡 예방, 족배굴곡 유지
  ② 대전자 두루마리 : 대퇴의 외회전 방지
▶측위
- 필요한 경우: 기관 분비물의 배출, 식사, 등마사지
- 압력을 받는 부위: 복사뼈, 무릎, 대전자(큰돌기), 장골(엉덩뼈), 늑골(갈비뼈), 견봉(봉우리), 귀
▶심스체위 : 반복위(semi-prone position)로 측위와 복위의 중간 형태
- 필요한 경우 : 배액 촉진, 관장, 항문 검사, 등마사지, 직장약 투여
▶복위
- 필요한 경우 : 수면 또는 휴식, 등 근육 긴장 완화, 등 마사지, 척추 검사, 등에 외상이 있는 경우, 구강 분비물 배액 촉진
- 압력을 받는 부위 : 발가락, 무릎, 생식기(남자), 유방(여자), 견봉(봉우리), 볼, 귀
- 금기 : 뇌압이 상승되었거나 심폐 기능에 장애가 있는 경우
▶파울러 체위(반좌위) : 침상 머리 부분을 45~60° 정도 올려서 앉히는 자세
- 필요한 경우 : 호흡곤란, 흉곽 수술 후, 심장 수술 후, 심장과 폐 질환
- 압력을 받는 부위 : 발뒤꿈치, 극상돌기, 천골(엉치뼈), 좌골 결절(궁둥뼈 결절), 견갑골 (어깨뼈)
- 사용할 수 있는 체위 유지 도구
  ① 발지지대 : 족저굴곡 예방, 족배굴곡 유지

  ② 대전자 두루마리 : 대퇴의 외회전 방지
▶절석위 : 앙와위에서 발걸이에 발을 올려 무릎을 굴곡시키고 진찰대 끝에 둔부가 닿도록 하는 자세
- 필요한 경우 : 회음부 검사, 방광경 검사, 질 검사, 자궁경부 및 직장 검사, 분만
▶배횡와위 : 다리를 약간 벌리고 무릎을 세우고 팔은 옆에 놓거나 머리 위로 굴곡시킨 자세
- 필요한 경우: 복부 검사, 회음부 간호와 처치, 여성의 인공 도뇨
▶슬흉위 : 가슴을 침대에 대고 무릎을 굴곡시켜 대퇴가 침대에 수직이 되도록 하는 자세
- 필요한 경우: 자궁 위치 교정, 산후 운동, 월경통 완화, 직장 및 대장 검사
▶트렌델렌버그 체위 : 머리가 가슴보다 낮도록 다리를 올린 자세
- 쇼크 상황 시 트렌델렌버그 혹은 변경된 트렌델렌버그 체위를 사용할 수 있다.

82 신체 목욕 방법

순서 : 얼굴 → 목 → 손·팔 → 가슴 → 복부 → 발·다리 → 등·엉덩이 → 음부 → 손톱·발톱 손질
▶눈
- 방향 : 눈의 안쪽 → 바깥쪽
(∵ 비루관 오염방지)
- 각 눈을 닦을 때 매번 새로운 솜이나 수건의 다른 면을 사용
- 눈곱이 끼지 않은 눈부터 닦기
▶상지, 하지
- 말초 → 중심(∵ 혈액순환 촉진)
▶복부
- "시계방향"으로 마사지하듯 복부를 닦는다.
- 이유 : 대장의 해부학적 구조에 따라 장운동을 활발하게 하여 배변에 도움이 될 수 있도록
▶음부
- 여성 : 요도 → 질 → 항문

- 남성 : 음경 끝 요도구 → 치골 부위
▶손톱은 둥글게, 발톱은 일자로
- 두껍고 건조한 발톱은 더운물에 담근 후 자른다.

83 미온수 목욕

- 목적 : 고열환자의 해열
- 물 온도 : 체온-2℃(33~33℃)
- 적용 시간 : 20~30분
- 방법 및 주의사항
① 말초에서 중심방향으로 닦기
② 복부는 제외
∵ 모세혈관이 수축하게 되어 복통 및 설사를 유발
   할 수 있음.
③ 큰 혈관이 지나가는 곳을 닦아주면 열을 떨어뜨
   리는 데 효과적이다.
   (서혜부, 겨드랑이, 목의 경정맥 부위)
④ 손발을 따뜻하게 하면 혈액순환 증진에 도움

84 신체 목욕 방법

순서 : 얼굴 → 목 → 손·팔 → 가슴 → 복부 →
발·다리 → 등·엉덩이 → 음부 → 손톱·발톱 손질
▶눈
- 방향 : 눈의 안쪽 → 바깥쪽
(∵ 비루관 오염방지)
- 각 눈을 닦을 때 매번 새로운 솜이나 수건의 다른
  면을 사용
- 눈곱이 끼지 않은 눈부터 닦기
▶상지, 하지
- 말초 → 중심(∵ 혈액순환 촉진)
▶복부
- "시계방향"으로 마사지하듯 복부를 닦는다.
- 이유 : 대장의 해부학적 구조에 따라 장운동을
  활발하게 하여 배변에 도움이 될 수 있도록
▶음부
- 여성 : 요도 → 질 → 항문

85 신체 목욕 방법

순서 : 얼굴 → 목 → 손·팔 → 가슴 → 복부 →
발·다리 → 등·엉덩이 → 음부 → 손톱·발톱 손질
▶눈
- 방향 : 눈의 안쪽 → 바깥쪽
(∵ 비루관 오염방지)
- 각 눈을 닦을 때 매번 새로운 솜이나 수건의 다른
  면을 사용
- 눈곱이 끼지 않은 눈부터 닦기
▶상지, 하지
- 말초 → 중심(∵ 혈액순환 촉진)
▶복부
- "시계방향"으로 마사지하듯 복부를 닦는다.
- 이유 : 대장의 해부학적 구조에 따라 장운동을
  활발하게 하여 배변에 도움이 될 수 있도록
▶음부
- 여성 : 요도 → 질 → 항문
- 남성 : 음경 끝 요도구 → 치골 부위
▶손톱은 둥글게, 발톱은 일자로
- 두껍고 건조한 발톱은 더운물에 담근 후 자른다.

86

▶ 등장성 운동 : 관절 가동 범위 내에서 운동하는
  동안 근육의 길이가 짧아지거나 길어질 때 일정
  한 저항의 양,
- 근육의 길이 변화 O
- 예시 : 달리기, 걷기, 수영, 자전거 타기, 능동적
  관절 범위 운동 등 혹은 변화하는 저항의 양에
  대항하여 수행하는 일정한 무게의 부하로 움직
  이는 운동
▶ 등척성 운동 : 관절 운동과 근육의 길이 변화가
  없지만, 의식적인 근육의 긴장으로 에너지를

소비하는 능동적인 운동
- 근육의 길이 변화 X
- 예시 : 벽 밀기 등
▶ 등속성 운동 : 운동 범위에 일정한 양의 부하를 제공해 저항에 대항하여 근육이 수축과 긴장을 하는 운동

87 운반차 이동
- 벨트를 채우고 반드시 침대 난간을 올린다.
- 2인이 대상자를 이동할 경우에는 앞(발 쪽)과 뒤(머리 쪽)에 각각 서서 앞에 있는 사람은 진행 방향을 향해서 운반차를 제어하고 뒤에 있는 사람은 대상자 상태를 관찰하며 옮긴다.

〈이동 방향〉
- 평지 : 대상자의 다리가 가는 방향으로 이동
- 경사로를 오를 때 : 대상자의 머리가 올라가는 방향으로 이동
- 경사로를 내려갈 때 : 대상자의 다리가 내려가는 방향으로 이동
- 구급차 안으로 들어가 갈 때 : 대상자의 머리가 구급차 안쪽 방향으로 이동

88 보행기를 이용한 이동 돕기
- 보행기는 환자의 팔꿈치가 30° 구부러진 상태에서 둔부 높이에 위치하는 것이 적당하다.
- 낙상의 위험이 있으므로 절대 보행기에 기대어 이동하지 않도록 한다.

[보행기 이동 방법]
- 한쪽 다리만 아플 때 : 보행기+아픈 다리 → 건강한 다리
- 양쪽 다리가 아플 때 : 보행기 → 한쪽 다리 → 반대쪽 다리

89 체위의 종류
▶앙와위 : 모든 체위의 기본
- 휴식과 수면, 척추마취 후 두통 감소, 척추손상 시
- 압력을 받는 부위: 발뒤꿈치, 미골(꼬리뼈), 천골(엉치뼈), 팔꿈치, 척추, 견갑골(어깨뼈), 후두골(뒤통수)
- 사용할 수 있는 체위 유지 도구
 ① 발 지지대 : 족저굴곡 예방, 족배굴곡 유지
 ② 대전자 두루마리 : 대퇴의 외회전 방지
▶측위
- 필요한 경우: 기관 분비물의 배출, 식사, 등마사지
- 압력을 받는 부위: 복사뼈, 무릎, 대전자(큰돌기), 장골(엉덩뼈), 늑골(갈비뼈), 견봉(봉우리), 귀
▶심스체위 : 반복위(semi-prone position)로 측위와 복위의 중간 형태
- 필요한 경우 : 배액 촉진, 관장, 항문 검사, 등마사지, 직장약 투여
▶복위
- 필요한 경우: 수면 또는 휴식, 등 근육 긴장 완화, 등 마사지, 척추 검사, 등에 외상이 있는 경우, 구강 분비물 배액 촉진
- 압력을 받는 부위: 발가락, 무릎, 생식기(남자), 유방(여자), 견봉(봉우리), 볼, 귀
- 금기 : 뇌압이 상승되었거나 심폐 기능에 장애가 있는 경우
▶파울러 체위(반좌위) : 침상 머리 부분을 45~60°정도 올려서 앉히는 자세
- 필요한 경우: 호흡곤란, 흉곽 수술 후, 심장 수술 후, 심장과 폐 질환
- 압력을 받는 부위: 발뒤꿈치, 극상돌기, 천골(엉치뼈), 좌골 결절(궁둥뼈 결절), 견갑골(어깨뼈)
-사용할 수 있는 체위 유지 도구
 ① 발지지대 : 족저굴곡 예방, 족배굴곡 유지
 ② 대전자 두루마리 : 대퇴의 외회전 방지

▶절석위 : 앙와위에서 발걸이에 발을 올려 무릎을 굴곡시키고 진찰대 끝에 둔부가 닿도록 하는 자세
- 필요한 경우: 회음부 검사, 방광경 검사, 질 검사, 자궁경부 및 직장 검사, 분만
▶배횡와위 : 다리를 약간 벌리고 무릎을 세우고 팔은 옆에 놓거나 머리 위로 굴곡시킨 자세
- 필요한 경우: 복부 검사, 회음부 간호와 처치, 여성의 인공 도뇨
▶슬흉위 : 가슴을 침대에 대고 무릎을 굴곡시켜 대퇴가 침대에 수직이 되도록 하는 자세
- 필요한 경우: 자궁 위치 교정, 산후 운동, 월경통 완화, 직장 및 대장 검사
▶트렌델렌버그 체위 : 머리가 가슴보다 낮도록 다리를 올린 자세
- 쇼크 상황 시 트렌델렌버그 혹은 변경된 트렌델렌버그 체위를 사용할 수 있다.

90 신체 보호대

- 목적 : 낙상 방지, 특별한 치료 시 환자의 움직임 제한, 의식이 명료하지 않은 환자 보호, 본인 또는 타인을 해칠 우려가 환자에게 적용, 소양증 환자의 피부 손상 방지
- 의사의 처방하에 사용절차에 따라 최소한의 시간만 적용하되, 적용 전 환자나 보호자의 서면 동의가 필요하다.
- 종류
① 재킷 보호대(조끼) : 지남력이 상실된 혼돈환자나 진정제를 투여한 환자에게 적용하여 낙상방지
② 장갑 보호대 : 손과 손가락의 움직임을 제한하여 침습적인 장치와 드레싱을 제거하거나 피부 긁는 것을 예방
③ 사지보호대 : 낙상 혹은 치료 장치 제거로 생기는 손상을 예방
④ 팔꿈치 보호대 : 영아나 소아 대상자가 긁지

못하도록 하거나 정맥주사 등과 같은 치료 장치를 유지
⑤ 전신 보호대 : 영아의 몸 전체를 담요나 속싸개로 감싼다.
- 주의사항
① 혈액순환 장애가 일어나지 않도록 보호대를 너무 단단히 묶지 말고 손가락 두 개가 들어갈 정도로 조이는 것이 좋다.
② - 환자의 움직임을 가능한 적게 제한한다.
   - 응급상황 시에 쉽게 풀 수 있거나 즉시 자를 수 있는 방법으로 사용한다.
③ 보호대는 침상 난간에 묶는 것이 아니라 침대 프레임 자체에 묶어야 대상자 움직임 시에 대상자의 안전을 유지하고 보호대 적용의 목적을 달성할 수 있다.
④ 뼈 돌출 부위에 패드를 댄 후 보호대를 적용한다.
⑤ 혈액순환을 위해 적어도 2시간마다 보호대를 풀어 근관절 운동과 피부 간호를 시행한다.

91 온요법

- 목적 : 순환과 대사작용 증진, 혈관 확장, 울혈 감소, 체온 상승, 통증 완화, 부종경감, 화농촉진, 근육경련 완화 등
- 방법 및 주의사항
① 적용 부위 피부를 완전히 건조한 후 적용한다.
② 적용 시간 : 30분간 적용
③ 물 채우는 양 : 주머니의 1/2~2/3
- 주머니의 물기를 닦고 거꾸로 들어보아 물이 새는지 확인한다.
④ 편평한 곳에 놓은 다음 주머니의 입구 쪽으로 밀어서 공기를 제거하고 입구를 잠근다.
⑤ 물 온도 : 46~54℃
⑥ 발적, 화상 등이 나타나면 즉시 중단한다.
- 금기 : 각종 염증(충수돌기염 등), 원인 모를 복통, 화농을 지연시켜야 하는 경우, 출혈 부위,

개방상처, 의식이 저하된 환자

92 상처 소독 방법
- 멸균 장갑을 착용하고 상처 부위를 소독액이 적
  셔진 소독솜이나 거즈를 겸자로 잡고 닦는다.
- 위에서 아래로, 오염이 가장 적은 곳에서 심한
  부위 쪽으로, 중심에서 가장자리로 닦는다.
- 배액관 주위를 안에서 밖으로 원을 그리듯 닦고
  한 번 사용한 소독솜은 버린다.
- 봉합 부위 상처는 안에서 밖으로 닦는다.
- 장루 부위는 아래에서 위로 원을 그리듯 닦고
  다시 위에서 아래로 원을 그리듯 닦고 이 순서를
  반복한다.

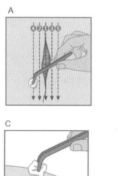
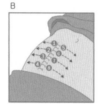
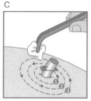
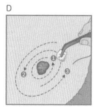

93 요추천자
- 목적 : 척수액 압력 측정, 뇌척수액 추출, 척수에
  약물 주입, 검사를 위한 조영제 투입 등
- 자세 : 머리를 가슴 쪽으로 당기고 무릎을 복부로
  굽혀 측면으로 눕힘.(새우등 자세)
  → 검사 후 자세 : 앙와위
      (∵ 뇌척수액 유출 방지)
- 주의사항
① 검사 전 동의서를 받는다.
② 반드시 무균술을 지킨다.

③ 천자 부위는 멸균 드레싱을 적용하고 출혈 등의
   이상 증상을 관찰한다.

94 수술 후 합병증과 간호 돕기

구분 - 합병증	간호 관리
호흡기계 무기폐, 폐렴	• 기도 개방성을 확인한다. • 대상자에게 심호흡과 기침을 하도록 한다. • 체위를 2시간마다 변경한다. • 조기 이상을 하도록 한다.
심혈관계 쇼크, 저혈압, 심부정맥혈전증	• 정확한 섭취량/배설량을 기록하여 체액 균형을 확인한다. 소변량이 30mL/hr 이하인 경우 즉시 보고한다. • 하지운동을 자주 시행한다. • 수술 후 거동 시 체위성 저혈압이 생기지 않도록 점진적으로 시행한다.
비뇨기계 급성 요정체, 요로감염, 혈뇨 등	• 섭취량/배설량을 측정한다. • 자연 배뇨를 유도한다.(정상 체위로 배뇨, 수돗물 틀기, 수분섭취, 회음 부위에 따뜻한 물 붓기, 따뜻한 변기 사용 등) • 배뇨 곤란 유무, 방광 팽만 정도, 배설 양상을 확인한다. • 수술 후 8시간 동안 배뇨하지 못하는 경우 보고하고 잔뇨량을 측정한다. 자연 배뇨 실패 시 인공 도뇨를 실시한다. • 소변의 색깔, 양상을 확인한다.

95 수술 전 피부 준비
- 목적 : 피부 절개 시 감염 위험성 최소화
- 방법
① 피부 준비 부위는 수술 부위보다 충분히 넓게
   한다.
② 털이 난 방향으로 삭모한다.
③ 삭모 후에 로션을 바르지 않으며, 피부 발진이
   있으면 의사에게 보고한다.
④ 제모제 적용 전 피부 민감성 반응검사를 한다.

96 자동 심장 충격기 사용 순서

① 전원 켜기

② 패드 부착

- 패드 1 : 오른쪽 빗장뼈 아래
- 패드 2 : 왼쪽 젖꼭지 아래의 중간 겨드랑이선

③ 심장 리듬 분석

- 대상자로부터 사람들이 떨어져 있는지 확인한다.

④ 심장 충격 시행

- 대상자로부터 사람들이 떨어져 있는지 확인한다.

⑤ 즉시 심폐소생술 다시 시행

97 산소마스크 사용 시 주의사항

① 산소마스크를 사용 시 귀와 두피의 자극을 줄이기 위해 뼈 돌출 부위에 거즈나 패드를 대어 준다.

② 산소를 계속하여 공급한다면 2~3시간마다 마스크를 벗기고 피부를 건조시키며, 마스크 안쪽을 마른 거즈로 닦는다.

③ 마스크 주변에는 파우더를 바르지 않는다.

④ 마스크는 질식의 느낌을 줄 수 있기 때문에 대상자에게 자주 관심을 보이며 안심시킨다.

98 퇴원 시 확인사항

- 의사의 퇴원지시를 확인한다.
- 의사의 동의 없이 퇴원하는 경우 의사가 대상자에게 자의 퇴원서를 받았는지 확인한다.

[퇴원 시 교육사항]

- 대상자가 퇴원 후 복용해야 할 약 복용법

② 퇴원 후 식이

③ 퇴원 후 활동 범위

④ 퇴원 후 추후 검진 및 외래 진료 계획

⑤ 퇴원 후 응급 상황 시 대처 방법

99

머레이비언의 법칙(Mehrabian's law)에 따르면, 대화 시 영향을 미치는 요소 중 가장 중요한 것은 시각적 요소(얼굴 표정 55%)이고, 다음이 청각적 요소(목소리 38%), 마지막이 말의 내용(언어 7%) 순이다.

100 입원 시 주의사항

① 간호사실, 치료실, 샤워실, 편의 시설 등 병원 내 시설에 대해 오리엔테이션을 실시한다.

② 환자의 침상이 정리되어 있는지 확인한 후 병실로 안내한다.

③ 환자의 귀중품은 보호자가 책임지도록 한다.

④ 감염병 대상자가 가지고 있던 물품은 고압 증기 멸균법으로 소독한 후 봉투에 넣어 보관한다.

01	02	03	04	05	06	07	08	09	10	11	12	13	14	15	16	17	18	19	20
④	③	④	②	④	①	③	④	④	②	②	②	①	④	④	①	③	③	④	④
21	22	23	24	25	26	27	28	29	30	31	32	33	34	35	36	37	38	39	40
⑤	③	②	⑤	③	①	⑤	⑤	③	⑤	①	③	②	①	①	③	⑤	②	⑤	②
41	42	43	44	45	46	47	48	49	50	51	52	53	54	55	56	57	58	59	60
⑤	④	①	①	③	②	③	①	②	④	⑤	⑤	⑤	⑤	⑤	⑤	④	⑤	⑤	⑤
61	62	63	64	65	66	67	68	69	70	71	72	73	74	75	76	77	78	79	80
①	⑤	①	③	⑤	⑤	⑤	②	④	④	⑤	④	②	⑤	④	①	②	②	①	⑤
81	82	83	84	85	86	87	88	89	90	91	92	93	94	95	96	97	98	99	100
③	⑤	④	③	⑤	③	②	④	②	⑤	②	①	⑤	④	②	④	③	④	②	⑤

기초간호학 개요

01 간호조무사가 직업인으로 갖추어야 할 조건은 스스로 행동을 규율하는 윤리 강령을 가져야 하고 매년 일정 시간(1년 1회 연간 8시간) 동안 보수교육을 받아야 한다. 직업에 대하여 끊임없이 일어나는 사회적 요구에 대비해야 하고 자율적인 조직체계를 통하여 간호조무사의 사회적, 경제적 지위를 향상시켜야 한다.

02 간호조무사의 업무는 대상자의 진찰 시 보조하며 간호사의 지시 감독하에 대상자에게 투약한다. 대상자의 체온, 맥박, 호흡 측정을 돕고 드레싱을 준비한다.

03 간호조무사는 간호 윤리 및 도덕에 입각한 자세로 일상 업무에 임해야 하며 직업적 관계에서의 한계를 명확히 알고 다른 전문직의 영역을 침범하지 않도록 행동해야 한다. 근무시간 변경 시에는 가능한 한 일찍 관리자에게 사유를 설명하여 변경하고, 간호대상자의 건강 이상을 발견했을 때에는 간호사에게 보고하여야 한다.

04 입원기록지에 기록해야 하는 사항은 환자의 인구통계학적 자료로 주소, 병동, 입원 연월일과 시간, 생년월일, 성별, 결혼상태, 가족 상황, 주치의의 성명, 진단명, 종교 등을 기록한다.

05 섭취한 탄수화물이 대사된 후 남은 포도당은 간에서 글리코겐 형태로 전환되어 간과 근육에 저장된다.

06 청각의 전달경로는 외이도 → 고막 → 이소골 → 난원창 → 달팽이관 → 청각신경 순으로 소리가 전달된다.
- 외이 : 소리는 귓바퀴에 모아져 외이도를 통해 고막을 진동시킨다.
- 중이 : 고실 내의 이소골(추골, 침골, 등골)을 통해 소리가 20배 정도 증폭되어 난원창으로 진동이 전달된다.
- 내이 : 난원창을 통해 전달된 진동에 의해 달팽이관(와우관) 내부의 액체인 외림프가 파동을 일으키게 되면 연이어 달팽이관(와우관) 내부의 내림프가 진동한다.
- 내림프의 진동은 달팽이관(와우관) 바닥의 기저막 위에 존재하는 코르티기관을 자극하여 와우신경을 자극하게 된다.

07 - 모르핀: 마약성 진통제
- 디곡신: 디지털리스계의 강심제
- 캡토프릴: 혈당강하제 중 엔지오텐신 전환 효소 억제제로 캡토프릴 등이 있다.
- 아스피린: 해열·소염·진통제 및 혈전생성 억제제

08 - 내성 : 약물을 계속 연용할 경우 같은 치료 효과를 얻기 위해 사용량을 증가해야 하는 현상
- 부작용 : 원하지 않는 작용, 치료에 필요하지 않은 작용
- 중독작용 : 남용 행동에 대한 조절 능력 상실, 심리적·신체적 부작용, 부적응적인 행동 양식, 집착, 갈망, 내성과 금단 증상 등의 특징으로 규정된다.

09 비타민 B_{12}(코발라민)는 골수 형성, 적혈구와 DNA 합성에 관여하며 부족 시 악성 빈혈을 야기한다.

10 경식(light diet)은 연식에서 일반식으로 옮기기 전 사용하는 형태로 일반식과 각 영양소가 동일한 비율로 함유되고, 충분한 열량을 함유한다. 강한 양념, 거친 생야채, 기름기가 많고 질긴 육류 등은 제한한다.

11 간호조무사는 진료 의사와 대상자 사이에서 진료가 용이하게 하는 역할을 하므로 진료 의사와 대상자의 위치가 정해진 뒤 진료 위치를 선정한다. 간호조무사는 진료 의사가 진료하는 동안 부담을 느끼지 않도록 지나치게 가까이 자리하는 것은 피하며, 의사가 오른손잡이인 경우 대상자의 머리를 기준으로 2~5시 방향에 위치한다.

12 부정교합 1급은 윗니와 아랫니의 기준 교두선이 일직선상에 놓여 있는 것으로 덧니가 해당된다. 2급은 1급에 비해 윗니의 기준 교두가 앞으로 나와 있으며 뻐드렁니와 옥니가 해당된다. 3급은 2급에 비해 아랫니의 기준 교두가 앞으로 나와 있어 흔히 주걱턱을 말한다. 숫자는 심한 정도와는 상관이 없다.

13 - 추나요법 : 안마, 안교 지압 수기라고도 하며 한의학에서 외과적인 치료 방법 중의 하나로 양 손가락이나 손바닥을 이용하여 환자의 질병 부위 체질을 파악하여 치료하는 방법으로 비증이나 위증 치료에 활용한다.
- 수치료 : 냉온요법, 수욕요법으로 욕조의 온도는 냉탕 16℃ 전후, 온탕의 온도 42℃ 전후가 가장 이상적이다. 자극과 진정작용, 혈액 정화 및 순환 촉진작용, 해독과 중화작용이 있다.
- 한증요법(발한요법) : 동양의학에서는 온보, 소염 등의 효과까지 곁들여 치료의 목적으로 이용하며 서양에서는 발한으로 체중 조절하거나 노폐물 배설 촉진의 목적으로 이용한다.

14 노(怒)는 간을 상하게 하며 희(喜)는 마음을 상하게 하고 사(思)는 비를 상하게 하고 비(悲)는 폐를 상하게 하며 공(恐)은 신을 상하게 한다.

15 나-메시지 전달법은 다음과 같다.
- 나의 생각이나 감정을 전달할 때는 나를 주어로 말한다.
- 상대방의 행동과 상황을 그대로 비난 없이 구체적으로 말한다.
- 상대방의 행동이 내게 미치는 영향을 구체적으로 말한다.
- 그 상황에 대해 내가 느끼는 바를 진솔하게 말한다.
- 원하는 바를 구체적으로 말한다.
- 전달할 말을 건넨 후 상대방의 말을 잘 듣는다.

16 치료적 의사소통 기법 중 '촉진하기'는 대상자가 하는 말의 흐름을 방해하지 않으면서 대상자의 특별한 생각이 지속되고 있는 것을 강화하기 위해 몸동작, 언어적 단서를 사용하고 한 주제의 내용을 이야기하도록 돕는 것이다. '경청하기'는 상대방에게 관심을 집중하고 열심히 듣는 능동적이고 적극적인 과정이다. '관찰한 느낌 표현하기'는 간호조무사가 느낀 것을 표현하는 방법이며 '개방적 질문하기'는 대상자의 말문을 열게 하고 대상자가 원하는 제목을 선택하여 이야기를 시작하는 것이다. 대상자의 말을 듣고 대화의 핵심을 정확하고 알기 쉽게 다시 표현하는 방법은 '반영하기'이다.

17 - 금식은 필요하지 않다.

- 평소보다 수분을 더 많이 섭취하는 것은 검사 결과에 영향을 준다.
- 배뇨를 시작하면 배뇨 중간에 용기를 대어 30~60mL 정도 수집한다.
- 대변이 섞이면 검사 결과에 영향을 준다.
- 소변 채집 즉시 검사실로 보내고 지체되면 냉장 보관한다.

18

구분	위궤양	십이지장 궤양
발생 부위	위 기저부와 유문부의 연결부위	유 문 부 로 부 터 0.5~2.5cm
산 분비	정상 또는 감소	증가
발생 연령	45~54세	25~50세
통증	음식에 의해 악화될 수 있으며 제산제는 효과가 없음	위가 비었을 때, 식후 2~3시간이나 새벽 1~2시에 발생 음식 및 제산제로 통증을 완화할 수 있음
통증 부위	LUQ	RUQ
암 발생 가능성	있음	드물게 발생
출혈 양상	토혈이 많음	흑색변이 많음
위험 요인	위염, 알코올, 흡연, 스트레스	만성 폐쇄성 폐질환, 만성 신장 기능 상실, 간경화, 알코올, 흡연, 스트레스

19 악성 빈혈은 Vit B_{12}의 부족이 원인으로 발생하며 용혈성 빈혈과 지중해성 빈혈은 적혈구의 파괴 속도 증가가 원인이다. 재생불량성 빈혈은 골수 기능 부전이 원인이다.

20 수근관 증후군은 정중신경이 자극되어 엄지손가락의 반쪽 부위와 둘째, 셋째, 넷째 손가락과 이와 연결된 손바닥 피부의 감각이 둔해진다.

21 - 방광염은 세균에 의한 감염으로 항생제를 처방한다.

- 소변균 배양검사를 통해서 확진한다.
- 저염식이, 저퓨린 식이는 요로결석 시 제공하는 식이이다.
- 가장 흔한 원인균은 대장균이다.

22 매달 생리가 끝나고 2~7일 사이 유방이 제일 부드러울 때 실시하고 폐경한 여성의 경우는 매달 일정한 날짜를 정해놓고 자가 검진을 실시하며 유방의 크기, 대칭성, 멍울, 유두의 분비물, 피부의 함몰, 피부 색깔, 부종, 유두 방향 등의 변화를 관찰한다.

23 프로락틴 : 뇌하수체 전엽에서 분비되는 호르몬으로 모유를 생성하는 역할을 한다.

24 - 구델 징후 : 임신 시 질과 자궁 경부의 부드러워지는 증상으로 임신 6주경 일어난다.
  - 헤가 징후 : 자궁 협부가 부드러워짐. 약 6주가 발생한다.

25 분만이란 태아 및 그 부속물이 산도를 따라 질강 밖으로 만출되는 전 과정을 의미한다. 분만의 5요소는 태아, 산도, 만출력, 심리반응, 임부의 자세이다.

26 - 오로 : 분만 후 나오는 질 분비물로 배출 시기에 따라 적색오로(분만 후 3일), 갈색오로(분만 후 4~10일), 백색 오로(분만 후 10일~3주)로 구분된다. 6주 이상 오로가 지속되면 검사를 받도록 하고, 불쾌한 냄새가 나는 것은 자궁 내 감염을 의미한다.
  - 양수 : 태아를 둘러싸고 있는 양막 안에 차 있는 액체로, 태아를 보호하는 역할을 한다.
  - 이슬 : 분만 시 선진부가 하강하면서 자궁경관의 미세 혈관들이 압박, 파열되어 나온 혈액이 자궁경부의 점액 마개와 섞여 나오는 혈성 점액
  - 발로 : 자궁수축 시에 밀려 나온 태아선진부가 수축이 없어도 안으로 들어가지 않고 양 음순 사이로 노출되어 있는 것을 말한다.
  - 배림 : 만출기에 자궁수축이 있을 때 태아선진부가 일부 보였다 안 보였다 하는 것을 말한다.

27 신생아 활력징후의 정상 범위
  - 체온 36.5~37℃
  - 맥박 120~160회/분(횟수나 리듬이 불규칙, 심첨맥박 측정)
  - 호흡은 불규칙하며 30~60회/분(복식호흡)

28 - 제대 부위는 65~70% 알코올로 닦아준다.
  - 제대는 6~10일경 탈락하며 70% 알코올을 사용하여 소독한다.
  - 제대 박동이 완전히 멈추면 절단한다.
  - 기저귀는 자극을 방지하기 위하여 제대 아래쪽에 대준다.
  - 습도는 55~65%를 유지한다.

29 간호과정에 가족을 참여시키며 자존감 강화를 위해 교육활동 계획을 함께 세운다.

30 노인의 신체적인 특징을 보면 머리와 고개가 앞으로 구부러지고 등이 휘며, 허리 손목과 무릎은 약간 굽어 있다. 이러한 노인들에게 나타나는 신장 감소와 허리 굽음은 추간판이 얇아지고 인대가 강직되어 척추가 단축되기 때문이다. 척추후만은 척추의 진행성 허탈, 건(힘줄)의 수축과 경화 또는 탄력성의 감소로 인대의 석회화가 있기 때문이다.

31 갑상샘의 기능 저하로 기초 대사량이 줄어들고, 노화로 생식선 분비가 감소하여 테스토스테론, 에스트로겐, 프로게스테론의 점진적 감소를 가져온다. 순환하는 인슐린에 대한 세포조직의 민감성이 감소하여 인슐린의 분비가 지연되고 비효과적으로 방출되며 당 대사 능력이 감소하여 갑작스러운 당 농도의 농축으로 고혈당 수준이 오래 유지되어 당뇨병이 아닌 노인에게서 혈당이 높게 측정되는 경우가 흔하다.

32 치매 대상자가 해질 무렵 불안 및 우울 증상을 보이며 충동적인 양상을 보이는 것을 석양증후군이라 하며, 대상자를 돕는 방법은 다음과 같다.
- 인형, 애완동물, 귀에 익은 소리를 듣거나 옛날에 매우 좋아했던 일을 함으로써 위안을 받을 수 있도록 돕는다.
- 치매 대상자를 관찰할 수 있는 곳에서 활동하도록 한다.
- 대상자를 산책시킨다.
- 따뜻한 음료, 등 마사지, 음악 듣기 등으로 수면을 유도한다.

33 - 귀에 이물질이 들어갔을 때는 금속물인 경우엔 기름을 조금 떨어뜨려 매끄럽게 하여 그쪽 귀를 밑으로 향하게 한다.
- 곤충이나 살아있는 벌레가 들어간 경우에는 기름(알코올, 올리브유, 베이비 오일)을 외이도에 주입하여 벌레나 곤충을 죽인 후 제거한다.
- 콩이나 곡물이 들어간 경우 알코올을 떨어뜨려 수축시킨 후 환측 부위를 밑으로 하여 눕힌다.

34 물을 주어서는 안 되는 응급 대상자
- 병원에 곧 도착할 대상자
- 수술해야 할 대상자
- 의식이 없는 대상자(질식 우려가 있음)
- 구토 및 대출혈, 내출혈, 두부 손상, 복부 손상 대상자 등

35 골절의 응급 처치
- 연조직 손상을 예방하고 개방성 골절로 진행되는 것을 방지하기 위해 우선 부목으로 고정한다.
- 출혈 시 지압법으로 출혈을 방지하고 심하면 지혈대를 사용하고 소독한 붕대로 감아준다.
- 움직이지 않도록 하고 부종을 예방하기 위해 골절 부위를 상승한다.

- 통증이 심하면 국소적 냉찜질을 하고 몸은 보온해 준다.
- 개방성 골절 시는 튀어나온 뼈끝을 억지로 피부 속으로 집어넣지 않는다.

보건간호학 개요

36 분단 토의는 참여자 수가 많을 때 소그룹으로 나누어 토의하는 방법이다. 교육에 참가한 전원을 6~8명씩 분단으로 나누어서 토의하고 다시 전체 회의를 통해 종합하는 방법으로 진행된다.

37 보건교육을 수행하기 위한 첫 번째 단계는 교육을 통해 대상자가 변화되어야 할 건강문제가 무엇인가를 파악하는 요구 사정이다.

38 학습활동은 학습과정을 의미하며 도입, 전개, 종결의 단계로 구성된다. 도입단계는 학습의욕을 환기시키고 동기를 부여하는 준비단계이다. 학습자와 긍정적인 관계를 형성하고 학습목표를 전달하여 주의를 집중시킨다. 전개는 학습의 중심부분으로 학습활동의 대부분이 이 단계에서 이루어진다. 학습내용을 결정하고 학습자의 지식, 이해, 기능 등을 습득하도록 폭넓고 다양한 활동을 시행한다. 종결단계는 마지막 요약, 결론 부분이다. 전개단계에서 수행한 활동들을 종합하여 설정된 목표를 성취해 나가는 단계이다.

39 요양급여 의뢰서 없이 2단계 진료가 가능한 경우는 응급환자, 분만, 치과, 가정의학과, 재활의학과 진료, 상급종합병원에서 근무하는 자가 당해 요양

기관에서 진료를 받는 경우, 혈우병 환자가 진료를 받는 경우에 진료가 가능하다.

40 일차보건의료는 지역사회 주민들이 누구나 쉽게 이용할 수 있는 근접성, 주민들의 지불 능력에 맞는 의료수가 제공, 지역사회 개발 사업의 일환으로 이루어져야 한다. 지역사회에서 많이 발병하는 질병 관리부터 우선하며, 질병 예방이 중요하다.

41 사회보험은 보험료 부담능력이 있는 사람이 대상이며 사고나 질병, 소득 상실에 대비하는 제도이다. 공공부조는 보험료 부담능력이 없는 사람에게 생활이 어려운 국민의 최저 생활을 보장하는 제도이다. 국민건강보험, 산재보험, 국민연금은 사회보험이며 기초생활보장은 공공부조이다.

42 영아사망률은 일정 연령군이므로 통계적 유의성이 높다. 모자보건 수준이나 환경위생 수준이 높아지면 영아기 사망률이 낮아진다.

43 포괄수가제는 진단군에 기초를 두고 환자 요양일수별, 질병별로 보수단가를 설정하여 보상하는 진료비 지불제도이다. 진료비 청구 방식이 간편하고 과잉진료, 과잉검사 등 의료서비스 오남용을 억제하는 장점이 있고 의료의 질적 수준을 저하시키는 단점이 있다.

44 보건지소는 읍면마다 1개소씩 설치하며 진료업무, 예방업무, 행정업무를 수행하고 있다. 보건의료원은 의료법에 의한 병원의 요건을 갖춘 경우로 보건소의 방역, 예방사업을 수행한다. 진료 각 과를 두고 30병상 규모의 진료를 제공하며 전국에 15개가 있다. 보건진료소는 도서(섬)·벽지(오지) 등의 의료취약 지역에 설치된다.

45 식중독의 원인 중 식품과 자연독에 대한 연결내용이다. 모시조개, 바지락은 베네루핀이고, 청매는 아미그달린이고, 맥각중독은 에르고톡신이고, 감자 싹에 의한 중독은 솔라닌이다.

46 주택의 보건적인 구비조건으로 천정의 높이는 2m 정도가 적절하며 거실과 방의 방향은 남향이 좋으며 화장실은 북쪽 방향으로 배치한다. 대지의 지하수위는 최소 1.5m 이상으로 3m 정도 확보되면 좋다. 환기를 위한 창의 넓이는 방바닥의 넓이는 1/20 이상으로 한다.

47 불쾌지수는 기류와 복사열이 고려되지 않아 실내에서 적용된다.
- DI≥70 10% 정도가 불쾌
- DI≥75 50% 정도가 불쾌
- DI≥80 거의 모두가 불쾌
- DI≥85 모든 사람이 불쾌

우리나라는 7~8월에 불쾌지수가 가장 높이 올라간다.

48 감압병(잠함병)은 고압 환경에서 낮은 압력으로 급격하게 환경이 바뀔 때 체내 발생하는 공기 방울이 신체에 미치는 생리적 영향으로 잠수부, 해녀에게서 많이 발생한다.

49 염소는 소독력이 강하고 잔류효과가 크며, 조작이 간편하며, 가격이 싼 장점이 있다. 염소 고유의 냄새가 있으며 세균사멸을 위해서는 유리 잔류 염소가 최소한 0.1ppm이 되어야 한다.

50 건강진단종류

일반 건강진단	사업주가 질병 및 건강상의 이상을 조기에 발견하여 근로자의 건강을 보호하기 위해 근로자 전체에 대하여 정기적으로 실시하는 건강진단
특수 건강진단	유해인자에 노출되는 업무에 종사하는 근로자의 정기적인 건강관리를 위해 실시하는 건강진단
배치전 건강진단	특수건강진단 대상업무에 종사할 근로자에 대하여 배치예정업무에 대한 적합성 평가를 위해 실시하는 건강진단
수시 건강진단	직업성 천식, 피부질환을 의심케 하는 증상을 보이거나 의학적 소견이 있는 근로자에 대하여 사업주가 실시하는 건강진단
임시 건강진단	직업병 집단 발생 예방 및 동료 근로자의 보호를 위하여 고용노동부 장관의 명령에 따라 사업주가 실시하는 건강진단

공중보건학 개론

51 병원체란 질병 발생에 직접적인 원인이 되는 요인으로 숙주에 침입하여 질병을 일으키는 미생물로 종류에 따라 세균, 바이러스, 기생충 등이 있다.

52 MMR 백신으로 예방할 수 있는 질환은 홍역, 유행성 이하선염, 풍진이며, 생후 12~15개월에 접종한다.

53 콜레라 감염병은 세균성 소화기 감염병으로 오염된 물과 음식으로 전파되며 주 증상이 쌀뜨물 같은 심한 설사, 탈수가 나타나므로 수분부족과 전해질 불균형을 치료해야 한다.

54 수두는 호흡기 감염 및 직접 접촉에 의한 전파이다. 수포성 발진, 소양감 증상, 가피 형성 시까지 격리 조치해야 한다.
수두 바이러스에 감염된 환자가 기침이나 재채기를 할 때 공기를 통해 전염되거나 수두 환자와의 직접 접촉, 수두 물집에서 나오는 진물 등을 통해 감염된다.

55 퇴행성 관절염 환자에게는 체중 부하로 인한 관절의 무리를 주지 않는 수중 운동(수영, 아쿠아로빅)이나 실내자전거 타기, 걷기 등이 효과적이다.

56 인구 유형
- 피라미드형 : 출생률과 사망률이 높다.
- 종형 : 출생률이 낮고, 사망률도 낮다.
- 항아리형 : 출생률과 사망률이 모두 낮으면서 출생률이 사망률보다 더 낮아 인구가 감소하는 유형이다.
- 별형 : 생산연령 인구 비율이 높은 도시형이다.
- 호로형(표주박형) : 생산연령인구의 유출이 큰 농촌형이다.

57 영유아보건사업의 목적
- 건강 유지를 위한 건강 상담을 실시한다.
- 예방접종을 통해 감염병을 예방한다.
- 장애를 조기에 발견하도록 노력한다.
- 사고를 방지하여 건강하게 성장하도록 돕는다.

58 모자 보건 사업의 중요성
- 모자보건 대상 인구가 전체 인구의 절반 이상을 차지한다.
- 임산부와 영유아는 질병에 취약한 집단이다.
- 임산부와 영유아의 질병을 방치하면 사망률이 높다.

- 어린이는 미래를 위한 중요한 인적 자원이다.
- 영유아기 건강은 타 보건 사업보다 큰 비중을 차지한다.
- 지속되는 건강관리와 질병 예방사업에 효과가 있으며 그 효과는 다음 세대에 영향을 준다.

59 자아 정체감은 일생동안 계속 발달되는 것이며 청소년기의 중심 발달 과업이다. "나는 진정 무엇이며 가치 있게 여기는 것은 무엇인가? 장차 무엇을 하며 살 것인가?"에 답을 찾으며 자신이 존재하는 까닭을 찾고자 노력한다.

60 일차예방은 정신 건강증진 및 보건교육, 이차예방은 진단검사와 적절한 치료, 삼차 예방에는 재활 및 장애 최소화가 해당한다.

61 우리나라 노령화 지수 추이는 급격하게 증가하고 있으며, 노령화 지수가 증가할수록 노년 부양비가 증가하고 있다.

62 예방접종 전 주의사항
- 접종 전날 목욕시킨다.
- 집에서 체온을 측정하고 고열이 나면 예방접종을 미룬다.
- 청결한 의복을 입혀서 데리고 온다.
- 어린이의 건강상태를 잘 아는 보호자가 데리고 온다.
- 건강상태가 좋은 오전 중에 접종한다.
- 모자보건 수첩을 갖고 간다.
- 예방접종을 하지 않을 어린이는 함께 데려가지 않는다.

63 지역 사회간호 사업을 위한 목표설정 방향은 다음

과 같다.
- 사업의 결과를 측정할 수 있는 목표 설정
- 지역사회의 문제를 해결 가능한 범위 내에서 목표 설정
- 지역사회가 갖고 있는 문제와 관련성이 있는 목표 설정
- 사업의 성과를 눈으로 명확히 확인할 수 있는 목표 설정

64 가족을 단위로 한 건강관리 및 가정의 실정에 맞는 서비스를 하는 데 목적이 있다.

65 의료법 제4조의2(간호·간병통합서비스 제공 등)
① 간호·간병통합서비스란 보건복지부령으로 정하는 입원 환자를 대상으로 보호자 등이 상주하지 아니하고 간호사, 제80조에 따른 간호조무사 및 그 밖에 간병지원인력(이하 이 조에서 "간호·간병통합서비스 제공인력"이라 한다)에 의하여 포괄적으로 제공되는 입원서비스를 말한다.
③ 제2항에 따라 간호·간병통합서비스를 제공하는 병원급 의료기관(이하 이 조에서 "간호·간병통합서비스 제공기관"이라 한다)은 보건복지부령으로 정하는 인력, 시설, 운영 등의 기준을 준수하여야 한다.

66 감염병예방법시행규칙 제12조(감염병환자 등의 명부 작성 및 관리)
① 보건소장은 법 제15조에 따라 별지 제4호서식의 감염병환자 등의 명부를 작성하고 이를 3년간 보관하여야 한다.
② 보건소장은 법 제15조에 따라 별지 제5호서식의 예방접종 후 이상반응자의 명부를 작성하고 이를 10년간 보관하여야 한다.

67 구강보건법 시행령 제13조(사업장 구강보건교육 내용)

1. 구강보건에 관한 사항
2. 직업성 치과질환의 종류에 관한 사항
3. 직업성 치과질환의 위험요인에 관한 사항
4. 직업성 치과질환의 발생·증상 및 치료에 관한 사항
5. 직업성 치과질환의 예방 및 관리에 관한 사항
6. 그 밖에 구강보건증진에 관한 사항

68 결핵예방법 제8조(의료기관 등 신고의 의무)

- 의사 및 그 밖의 의료기관 종사자는 다음 각호의 어느 하나에 해당하는 경우에는 지체 없이 소속된 의료기관의 장에게 보고하여야 한다. 다만, 의료기관에 소속되지 아니한 의사는 그 사실을 관할 보건소장에게 신고하여야 한다.
  1. 결핵환자 등을 진단 및 치료한 경우
  2. 결핵환자 등이 사망하였거나 그 사체를 검안(檢案)한 경우
- 위 내용의 보고를 받은 의료기관의 장은 24시간 이내에 관할보건소장에게 신고하여야 한다

69 정신건강증진 및 정신질환자 복지서비스 지원에 관한 법률 제17조(정신건강전문요원의 자격)

- 정신건강전문요원은 그 전문분야에 따라 정신건강임상심리사, 정신건강간호사 및 정신건강사회복지사로 구분한다.

70 혈액관리법 제2조(용어)

- 특정 수혈부작용은 다음과 같다.
  1. 사망,
  2. 장애(장애인복지법에 의한 장애)
  3. 입원치료를 요하는 부작용
  4. 바이러스 등에 의하여 감염되는 질병
  5. 의료기관의 규정에 의한 부작용과 유사하다

고 판단하는 부작용

실기

71 직장체온

- 측정 방법 : 끝이 둥근 직장 체온계에 윤활제를 삽입길이만큼 바른 후 성인 2.5~4cm, 아동 1.5~2.5cm를 배꼽을 향해 삽입한다.
- 간호기록지 표기 방법 : (R)
- 정상 범위 : 36.6~37.9°C
- 금기 대상자 : 치질, 설사, 직장 질환 및 수술, 출혈이 있는 대상자, 경련 대상자, 심근경색증 중 심장질환 대상자

액와체온

- 측정 방법 : 체온계의 측정 부위가 액와부 중앙에 놓이게 한다.
- 간호기록지 표기 방법 : (A)
- 정상 범위 : 35.7~37.3°C
- 주의사항 : 액와에 땀이 있으면 체온을 떨어뜨릴 수 있으므로 마른 수건으로 두드려 닦아 건조시킨다.
  → 이유: 비벼서 닦을 경우 마찰로 인해 체온이 상승할 수 있다.

구강체온

- 측정 방법 : 혀 밑에 넣어서 입은 다물고 코로 숨 쉬면서 측정
- 간호기록지 표기 방법 : (O)
- 정상 범위 : 36.5~37.5°C
- 주의사항
  ① 체온을 재기 전 음식물 섭취 및 흡연 여부를 확인한다.
- 구강 체온 측정을 적용할 수 있는 대상자 : 복부 수술 환자나 위염 환자, 충수 절제술 환자 등에게 사용

- 금기 대상자
  ① 5~6세 이하의 소아 환아나 노인환자
  ② 의식이 없는 중증 환자, 정신질환자, 간질환자
  ③ 히스테리 또는 불안신경증이 심한 환자
  ④ 감기로 코가 막히거나 기침이 심한 환자
  ⑤ 호흡곤란 증세가 있는 환자나 산소를 흡입중인 환자
  ⑥ 구강이나 코를 수술한 환자, 급성 구내염 환자
  ⑦ 입을 다물기 힘든 환자, 흡연 직후 환자, 오한으로 떠는 환자
  ⑧ 음식물 섭취(예 담배, 껌을 씹을 경우) 후 10분 이내와 뜨겁거나 찬 음식을 먹은 후 30분 이내인 경우

고막체온
- 특징
① 심부 체온을 가장 정확하게 잴 수 있다.
② 귀에 이물질이 많으면 체온이 낮게 나오므로 체온을 재기 전 귓속을 깨끗이 정리하는 것이 좋다.
③ 귀의 귓바퀴를 3세 미만 소아는 후하방, 성인은 후상방으로 잡아당긴 후 탐침을 부드럽게 외이도에 삽입하여 체온을 잰다.
④ 대상자별로 측정 시마다 탐침 커버를 교환함으로써 교차 감염을 예방한다.
- 정상 범위 : 35.8~37.4°C
- 금기 대상자 : 중이염 또는 귀 질환을 가지고 있는 환자

이마체온
- 측정 방법 : 탐침 부분을 이마 중앙에 밀착하고, 측정 버튼을 누른 상태에서 관자놀이까지 문지르듯 3~5초간 잰다. 이마에 땀이 날 경우, 이때는 뒤쪽 귓불을 따라 아래 위로 움직이며 잰다.
- 정상 범위 : 35.9~36.4°C
- 주의사항
① 체온이 가장 낮게 측정되는 방법

② 체온측정 전에 머리카락을 옆으로 비켜놓고 땀이 있으면 건조시킨다.

72 맥박

- 측정 목적 : 말초맥박 측정으로 사지의 순환 상태를 사정
- 측정 방법
① 2, 3, 4번째 또는 2, 3번째 손가락 끝을 대상자의 요골동맥 위에 대고 맥박을 확인한 다음 살며시 누른다.
② 측정 시간 : 1분간(규칙적인 경우 30초*2)
③ 정상 범위 : 60~100회/분
④ 맥박의 유형
  - 빈맥 : 100회/분 이상
  - 서맥 : 60회/분 이하
  - 부정맥 : 불규칙한 맥박
  - 맥박 결손 : 말초맥박이 심첨맥박의 수보다 적은 경우
⑤ 심첨맥박 : 좌측 쇄골 중앙과 네 번째, 다섯 번째
- 늑골이 만나는 지점에 청진기를 대고 1분간 측정한다.
→ 요골맥박이 불규칙한 경우 심첨맥박과 요골맥박을 동시에 1분간 측정하여 맥박 결손 여부를 파악한다.

73 연하곤란이 있는 환자의 식사 돕기

① 자세 : 좌위나 반좌위(∵흡인 위험성)
 - 편마비 환자가 앉을 수 없다면 건강한 쪽을 아래로 하여 측위를 취하도록 한다.
② 식사 시 마비되지 않은 쪽으로 음식물을 씹게 한다.
③ 식사 후에는 가능한 30분 정도 앉아 있도록 한다.
④ 묽은 액체로 된 음식보다는 농도가 진한 음식

을 제공한다.(예 연두부 정도의 점도)
⑤ 식사 시간 전후에는 고통이 동반되는 시술이나 상처 치료 등을 하지 않는다.

74 섭취량, 배설량 측정의 목적

- 적절한 수분섭취를 확인하기 위함.
- 체액 균형을 사정하기 위함.
- 비뇨기계 기능을 사정하기 위함.
▶ 섭취량, 배설량 측정이 필요한 대상자
- 금식 대상자
- 수술 후 대상자
- 위관 영양 대상자
- 수분 제한 대상자
- 수분이 정체된 대상자
- 이뇨제 투여 대상자
- 심한 화상 또는 상처가 있는 대상자
- 흡인 기구나 상처 배액관을 가지고 있는 대상자
[섭취량 측정]
- 섭취량 배설량 측정 처방이 있는지 확인한다.
- 측량표와 I/O 기록 용지는 환자가 보호자가 적기 편리한 곳에 둔다.
- 섭취량은 눈금 컵을 사용하여 측정한다.
- 섭취량에 포함되는 사항 : 입으로 섭취한 모든 음식에 함유된 수분량과 물, 정맥주사, 수혈, 위관 영양으로 주입한 용액, 체내에 주입된 용액(관장, 배액관 용액, 복막 주입액 등)
▶ 얼음 : 1/2로 측정하여 포함
▶ 제외되는 것 : 가글 용액 등
[배설량 측정]
- 소변량 측정은 눈금이 있는 소변기를 이용하여 정확히 측정한다.
- 신장, 심장질환, 약물작용으로 인해 소변량의 변화가 있다.
- 소변량이 시간당 25cc 이하, 하루 600cc 이하인 경우 또는 소변색이나 냄새 이상 시 즉시 의료진에게 보고한다.

- 배설량에 포함되는 사항 : 소변, 설사, 젖은 드레싱, 심한 발한, 과도호흡, 배액량, 구토 등
▶ 제외되는 것 : 정상대변, 발한, 정상 호흡 시 수분 소실량 등
▶ 영유아 : 기저귀 무게 측정
▶ 실금이 잦았을 때 : 환의, 홑이불 교환 횟수 기록
※ 체액 불균형인 경우
- 섭취량 〉 배설량 : 부종
→ 수분 제한, 배뇨를 증가시키는 약물 투여
- 섭취량 〈 배설량 : 탈수 → 수분 보충 필요

75 장루세척

- 목적
① 연동운동을 자극하여 배변을 하게 하기 위함.
② 주기적인 세척을 통해 규칙적인 배변 습관 확립
③ 장루 폐색이나 탈장 예방
- 방법
① 세척액 용량
: 한 번에 250cc 주입 + 총 500mL 넘지 않도록
② 세척통 준비
: 세척통을 약 40cm 높이 IV 걸대에 걸고 소량의 용액을 흐르게 하여 튜브 내의 공기를 뺀 후 조절기를 잠근다.
③ 삽입 길이 : 직장 튜브 끝에 윤활제를 발라 7-10cm 삽입한다.
- 주의사항
① 점액질이나 피가 섞인 대변과 장루의 색깔이 적갈색, 보라색, 검은색으로 변할 때
- 장루 괴사 의심
② 가스 형성 음식은 피하도록 한다.
- 예 배추, 무, 양파, 치즈 등
③ 인공 항문 주위의 피부 간호 방법을 교육하여 헐거나 감염되지 않도록 한다.

76 단순 도뇨

- 목적
  ① 급성 방광 팽만 완화
  ② 배뇨 후 잔뇨량 측정
  ③ 소변 검사물의 무균적 채취
  ④ 방광 세척 및 약물 주입
- 주의사항
  ① 체위 : 여성 – 배횡와위, 남성 – 앙와위
  ② 외과적 무균술 적용(∵비뇨기계 감염 예방)
  ③ 도뇨관 삽입 길이 : 여성 – 5~6cm, 남성 – 18~20cm
  ④ 여성 도뇨관 삽입 부위 소독방법
  - 방향 : 요도 → 항문
  - 순서 : 대음순 → 소음순 → 요도
  - 소독솜은 한 번 닦을 때마다 교체한다.
  ⑤ 남성 도뇨관 삽입 부위 소독방법
  - 요도구부터 치골부위를 향해 나선형 동작으로 닦기

77 고압증기멸균법

120℃에서 20~30분 동안 고압 증기를 이용하는 멸균법
- 적용 물품 : 열과 습기에 강한 물품
- 예 외과용 수술기구(금속 수술기구), 방포, 가운, 면직류, 도뇨 세트, 거즈, 스테인리스 곡반, 드레싱 세트 등
- 유통기한 : 14일
- 주의사항
  ① 물건을 차곡차곡 채우지 않고 증기가 침투할 수 있게 쌓는다.
  ② 겸자는 끝을 벌려서 싸고, 날이 날카로운 기구는 날이 무뎌지는 것을 방지하기 위해 끝을 거즈고 싼다.
  ③ 무거운 것은 아래로, 가벼운 것은 위로 쌓는다.
  ④ 나사가 있는 물건은 나사를 풀어 놓는다.
  ⑤ 멸균 후 노란 바탕의 멸균 표시지에 검은 선이

뚜렷하게 보여야 한다.
  ⑥ 멸균 물품의 소독 날짜가 최근인 것은 뒤로 배치하여 놓는다.
- 장점
  ① 독성이 없어 안전하다.
  ② 광범위하게 적용할 수 있다.
  ③ 경제적이다.
- 단점 : 열에 약한 물품을 멸균할 수 없다.
▶ 감염병 환자의 입원 시 가지고 온 물품 고압증기멸균법을 적용한 후 봉투에 넣어 보관
▶ 세부적인 적용 물품, 소요 시간은 멸균기 제조사의 권장 사항을 따른다.

[E.O gas 멸균]
: 에틸렌옥사이드 가스를 이용하여 낮은 온도에서 멸균하는 방법
- 적용 물품 : 열과 습도에 약한 물품, 내시경, 플라스틱, 고무제품
- 장점
  ① 열과 습기에 약한 제품의 소독이 가능하다.
  ② 유효 기간이 길다 : 6개월~2년
- 단점
  ① 경제적이지 않다.
  - 특수하고 비싼 기계과 가스 필요
  ② 가스 독성이 있어 긴 통기 시간(8~16시간)이 필요하다.

[건열 멸균]
: 고온으로 인한 파괴 효과를 이용한 오븐 형태의 멸균
- 적용 온도 및 시간 : 120~140℃에서 3시간 또는 160℃에서 1~2시간
- 적용 물품 : 파우더, 오일 등

78 외과적 손씻기
① 2~5분 정도 손 소독제를 이용하거나 항균비누와 물을 사용하여 손을 씻는다.
② 항상 팔꿈치가 손보다 아래로 가도록 한다.

= 손끝이 위로 향하도록
③ 외과적 손 씻기는 손을 헹군 후에는 손이 오염되지 않도록 발이나 무릎으로 물을 잠그는 수도꼭지 시설이 필요하다.
④ 손 씻기를 마친 후에는 가슴 이하로 내리지 않는다.
⑤ 멸균 타월로 손가락에서 손목 방향으로 닦는다.

79 이동섭자

① 이동 섭자를 손에 들 때는 집게의 끝이 아래쪽으로 향하게 하고, 양쪽 면을 맞물린 상태로 꺼내거나 넣는다.
② 허리 높이나 그 이상의 보이는 위치에서 사용한다. 이동 섭자는 오염방지를 위하여 한 용기에 하나씩만 꽂아야 한다.
③ 섭자가 바닥에 닿지 않도록 멸균된 물품을 살짝 떨어뜨린다.
④ 사용한 이동섭자는 24시간마다 한 번씩 멸균해 준다.
⑤ 섭자통 가장자리는 오염된 것으로 간주하여, 섭자가 가장자리에 닿았을 경우 간호사에게 보고한 후 새로운 멸균겸자로 교체한다.

80 역격리 : 감염에 민감한 사람을 위해 주위 환경을 무균적으로 유지하는 것

예 백혈병 환자, 장기이식 환자 등
외부로부터 공기유입이 없도록 양압 유지 : 방 안 → 밖으로 공기 이동

81 붕대법

〈환행대〉 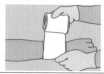	- 동일 부위를 여러 번 돌려 감는 방법 - 붕대법의 시작과 마지막에 사용 - 적용 예 : 손목, 발목, 이마, 목, 발목 등의 드레싱을 고정
〈사행대〉 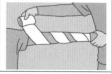	- 붕대의 너비만큼 또는 그 이상의 간격으로 나선형으로 감는 방법 - 적용 예 : 드레싱을 가볍게 고정하거나 부목을 고정할 때 사용
〈나선대〉 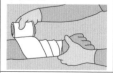	- 붕대 너비를 2/3 정도씩 겹치면서 감는 방법 - 적용 예 : 주위 굵기가 비슷한 곳의 부목을 고정
〈절전대〉 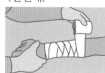	- 약 30° 각도로 위쪽으로 비스듬히 감고 붕대의 위쪽에 - 왼손으로 엄지손가락을 뺀 후 붕대를 뒤집어서 돌려, 붕대 너비의 2/3 정도를 겹치면서 감는 방법 - 적용 예 : 팔이나 다리와 같이 굵기가 급격히 변하는 부위
〈8자대〉 	- 붕대를 어슷하게 번갈아 돌려 감아 8자형으로 부위를 올려 감고 내려 감는 방법 - 적용 예 : 발꿈치, 팔꿈치 등 관절이나 돌출부
〈회귀대〉 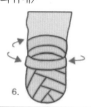	- 환행대를 먼저하고 중앙에서 시작해서 건너가고 돌려오게 하여 손으로 눌러가며 계속 좌우를 번갈아 돌려서 전체를 덮는 방법 - 적용 예 : 절단면이나 말단 부위

82 목욕 시 주의사항

① 피부를 씻을 때 힘과 마찰의 사용은 피하고, 피부를 건조하게 하는 환경적 요인을 최소화한다.
② 프라이버시 유지를 위해 커튼을 치고 목욕하는

부위만 노출시킨다.

③ 정맥주사가 있을 경우 : 정맥주사가 없는 팔부터 환의를 벗긴 후, 수액 백을 낮게 하여 튜브와 수액 백 위로 환의를 통과시킨다. 수액 백을 수액 걸대에 다시 걸고 주입 속도를 확인한다.

④ 목욕하는 동안 혈액순환과 관절의 운동성을 증진시킨다.

[신체 목욕 방법]

깨끗한 쪽 → 더러운 쪽으로

순서 : 얼굴 → 목 → 손·팔 → 가슴 → 복부 → 발·다리 → 등·엉덩이 → 음부 → 손톱·발톱 손질

▶눈
- 방향 : 눈의 안쪽 → 바깥쪽

(∵ 비루관 오염방지)

- 각 눈을 닦을 때 매번 새로운 솜이나 수건의 다른 면을 사용
- 눈곱이 끼지 않은 눈부터 닦기

▶상지, 하지
- 말초 → 중심(∵ 혈액순환 촉진)

▶복부
- "시계방향"으로 마사지하듯 복부를 닦는다.
- 이유 : 대장의 해부학적 구조에 따라 장운동을 활발하게 하여 배변에 도움이 될 수 있도록

▶음부
- 여성 : 요도 → 질 → 항문
- 남성 : 음경 끝 요도구 → 치골 부위

▶손톱은 둥글게, 발톱은 일자로
- 두껍고 건조한 발톱은 더운물에 담근 후 자른다.

83 통목욕

① 욕실 문에 '목욕 중'의 안내판을 붙인다.
② 통목욕 시 20분 이상 욕조에 머무르지 않도록 한다.
- 욕조 물 온도 : 약 40~43℃
- 물의 양 : 1/3~1/2

③ 물을 욕조에 채우고 나서 대상자가 들어올 수 있도록 한다.
④ 편마비 대상자가 욕조에 들어갈 때는 건강한 다리부터 움직이도록 한다.
⑤ 통목욕 시 어지러운 증상을 호소하면 욕조의 물을 빼고 머리는 수평으로 유지하거나 낮추고 다리를 높여준다. (=변형된 트렌델렌버그 체위)

84 의치 관리

- 세척제 : 의치 전용 세정제
- 물의 온도 : 흐르는 미온수나 찬물
  (∵ 뜨거운 물 사용 시 의치 변형될 수 있음)
- 세면대에 수건을 깔아 실수로 의치를 떨어뜨렸을 때 손상되는 것을 방지한다.
- 의치 보관 : 불투명한 컵에 의치가 물에 잠기도록 의치를 빼거나 끼울 때는 위쪽 의치부터 먼저 한다.
- 수술 전, 무의식 환자, 경련 환자, 수면 시 의치를 제거한다.(∵ 질식 위험성)

85 욕창

신체의 일정한 부위에 마찰과 응전력이 결합한 압력이 지속적, 반복적으로 가해짐으로써, 모세혈관의 순환 장애를 가져와 피부 및 피하 심부 조직에 국소적인 손상이 일어나는 것.

- 원인 : 압력, 마찰력, 응전력
- 분류

단계	침범부위	증상
욕창 전단계	-	창백성 홍반 : 국소부위를 눌렀을 때 하얗게 되는 발적
1단계	표피	비창백성 홍반 : 국소부위를 눌러도 하얗게 되지 않는 발적
2단계	표피, 진피 일부분	붉은색을 띠는 얕은 궤양 또는 장액성 수포

3단계	표피, 진피, 피하조직	- 피하조직이 관찰되나 근육, 건, 뼈는 노출되지 않음. - 괴사조직 및 사강이 존재할 수 있음.
4단계	표피, 진피, 피하조직, 뼈, 근막, 근육	- 근육, 건, 뼈가 노출됨. - 괴사조직 및 사강이 존재할 수 있음.
그 외	특징 및 증상	
심부 조직 손상 의심	- 보라색이나 적갈색으로 변색되어 있거나 혈액이 고인 수포가 형성된 상태 - 주위 조직에 비하여 단단하거나 물렁거리고 통증을 유발할 수 있음. - 따뜻하거나 차갑게 느껴질 수 있음.	
미분류 욕창	- 상처 기저부가 괴사 조직으로 덮여있어 조직 손상의 깊이를 알 수 없음. - 괴사 조직을 제거하기 전까지 단계를 분류할 수 없음.	

예방 및 치료 방법
① 2시간마다 체위 변경
② 건조하게 유지
③ 상처 치유를 위한 고단백 식이
④ 침대 시트에 주름이 없도록 유지
⑤ 욕창 부위는 절대 마사지 하지 않기

86 운동의 효과
- 심혈관계
① 심장 효율성 증진
② 맥박과 혈압 감소
③ 전신 순환 혈류량 증가
- 위장관계
① 식욕 증가
② 소화와 배설기능 향상
- 호흡계
① 호흡수와 호흡 깊이 증가
② 폐기능 증진
③ 산소 교환과 이산화탄소 배출 증가
- 근골격계
① 유연성과 근력 향상
② 관절의 가동성 증가
③ 노화 예방
④ 골다공증 예방
⑤ 신경 자극 전달의 효율성 증가
- 대사계 : 신진대사와 체온조절 효율성 증가
- 비뇨기계
① 신장 혈류 증가
② 수분과 전해질 조절
③ 체내 노폐물 배설 촉진
- 피부계
① 피부에 영양 공급
② 피부 건강증진
사회, 심리적 기능
① 에너지, 활력, 전신상태 향상
② 우울감 감소
③ 수면 증가
④ 자아 개념 증진
⑤ 긍정적 신체활동 도모

87 목발 보행의 원칙
체중은 손바닥과 팔꿈치의 힘으로 지탱한다.
→ 체중이 액와에 실리면 요골신경이 눌리게 되어 팔이 부분적으로 마비될 수 있다.
기본 목발 자세 : 삼각위

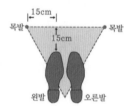

목발 보행의 종류
▶2점 보행
① 적응증 : 양쪽 다리에 부분적으로 체중을 지탱할 수 있는 경우
② 순서 : 삼각위 → 오른쪽 목발과 왼쪽 다리 → 왼쪽 목발과 오른쪽 다리

③ 속도가 빠름

▶3점 보행

① 적응증 : 한쪽 다리에 무게를 지탱할 수 있을
때

② 순서 : 삼각위 → 양쪽 목발과 환측 발 → 건강
한 발 → 양쪽 목발과 환측 발 → 건강한 발

▶4점 보행

① 적응증 : 두 다리에 체중 부하가 가능한 경우

② 순서 : 삼각위 → 오른쪽 목발 → 왼쪽 발 →
왼쪽 목발 → 오른쪽 발

▶swing to 보행 : 다리와 고관절의 마비가 있거
나 양쪽 다리의 체중 부하가 불가능한 경우 시행
하는 보행 방법

▶swing through 보행 : 양쪽 다리에 체중 부하
가 가능하여 빨리 걸어야 하는 경우 시행하는
보행 방법

88 신체 역학을 이용한 이동 방법

① 기저면이 넓을수록 안정성이 높으므로
- 다리를 벌리고 서는 것이 편하다.
- 발을 어깨 넓이로 벌려 한 발을 다른 발보다 약간
앞에 놓는다.

② 무게 중심이 낮을수록 기저면과 가까워 안전성
이 높으므로,
- 서 있는 것보다 앉는 것이 무게 중심이 낮으므로
편하다.
- 등을 펴고 무릎과 엉덩이를 구부린 자세를 취한
다.

③ 무게 중심선이 기저면을 지나면 균형을 유지한
다.
- 물체에 가능한 한 가까이 선다.

④ 강한 근육군을 사용할수록 근력이 커지고 근육
의 피로와 손상을 방지할 수 있다.
- 물체를 들어올릴 때, 다리와 둔부의 근육을 사용
하여 허리에 무리를 주지 않고, 허리를 구부리지
말고 무릎을 구부렸다가 펴도록 한다.

⑤ 중심 가까이에 있는 물체는 힘이 적게 든다.
- 침상의 높이를 적절히 조절하여 허리 높이에서
일하도록 한다.
- 낮은 위치에서 보조한다면 무릎을 구부리며, 높
은 위치에서 보조한다면 발 받침대를 이용한다.

⑥ 동작 방향을 향해 바로 서면 척추의 비정상적인
비틀림을 방지할 수 있다.
- 허리를 돌리기보다 몸 전체를 돌려 척추 손상을
예방한다.

89 복수천자

- 목적 : 복수의 성분 검사, 과도한 체액으로 인한
복부의 압박 경감
- 자세 : 좌위, 반좌위 또는 아와위
- 주의사항

① 검사 전 동의서를 받는다.

② 반드시 무균술을 지킨다.

③ 복부 천자 시행 전 소변을 보아 방광을 비운다.

④ 복수액을 천천히 제거하며 저혈량 징후를 관찰
한다.(저혈량 징후 : 혈압저하, 요량 감소, 말초
순환 부전 등)

⑤ 이상 증상을 관찰한다. : 천자 부위 출혈, 복강
내 출혈, 장 또는 방광 천공 등

90 사지 보호대 적용 시 주의사항

① 혈액순환 장애가 일어나지 않도록 보호대를 너
무 단단히 묶지 말고 손가락 두 개가 들어갈
정도로 조이는 것이 좋다.

② - 환자의 움직임을 가능한 적게 제한한다.
- 응급상황 시에 쉽게 풀 수 있거나 즉시 자를
수 있는 방법으로 사용한다.

③ 보호대는 침상 난간에 묶는 것이 아니라 침대
프레임 자체에 묶어야 대상자 움직임 시에 대
상자의 안전을 유지하고 보호대 적용의 목적을
달성할 수 있다.

④ 뼈 돌출 부위에 패드를 댄 후 보호대를 적용한다.

⑤ 혈액순환을 위해 적어도 2시간마다 보호대를 풀어 근관절 운동과 피부 간호를 시행한다.

91 열램프

① 거리 : 40W의 열 램프는 40~50cm, 60W의 열 램프는 45~60cm

- 적외선일 경우 45~60cm, 큰 적외선 등 : 60~75cm

② 시간 : 20분 정도

③ 적응증 : 욕창 치료, 회음부의 봉합 치유 등

④ 발적, 화상 등이 나타나면 즉시 중단한다.

- 금기 : 각종 염증(충수돌기염 등), 원인 모를 복통, 화농을 지연시켜야 하는 경우, 출혈 부위, 개방 상처, 의식이 저하된 환자

92 냉요법

- 목적 : 체온 하강, 통증 완화, 부종 경감, 혈관 수축에 의한 지혈, 화농과정 지연, 근육 긴장도도 증가, 대사작용 감소 등

① 얼음 채우는 양 : 모가 나지 않은 호두알 크기의 얼음을 1/2~2/3 정도

② 적용 시간 : 30분간 적용

③ 적용 부위 피부 상태를 사정하고, 피부를 완전히 건조한 후 얼음주머니를 대 준다.

④ 주머니의 입구 쪽으로 얼음을 밀면서 공기를 제거하고 입구를 잠근 후 주머니의 물기를 닦고 거꾸로 들어보아 물이 새는지 확인한다.

⑤ 열감, 무감각, 발적, 청색증, 극도의 창백함 등의 증상에 대한 대상자의 반응을 자주 사정한다. 특히, 오한, 발적, 통증 등의 증상 호소 시 얼음주머니를 제거한다.

- 금기 : 혈액순환에 문제가 있는 환자, 개방된 상처 부위, 빈혈환자, 감각 소실 부위 등

93 수술 후 합병증과 간호 돕기

구분 - 합병증	간호 관리
호흡기계 무기폐, 폐렴	• 기도 개방성을 확인한다. • 대상자에게 심호흡과 기침을 하도록 한다. • 체위를 2시간마다 변경한다. • 조기 이상을 하도록 한다.
심혈관계 쇼크, 저혈압, 심부정맥혈전증	• 정확한 섭취량/배설량을 기록하여 체액 균형을 확인한다. 소변량이 30mL/hr 이하인 경우 즉시 보고한다. • 하지운동을 자주 시행한다. • 수술 후 거동 시 체위성 저혈압이 생기지 않도록 점진적으로 시행한다.
비뇨기계 급성 요정체, 요로감염, 혈뇨 등	• 섭취량/배설량을 측정한다. • 자연 배뇨를 유도한다.(정상 체위로 배뇨, 수돗물 틀기, 수분섭취, 회음 부위에 따뜻한 물 붓기, 따뜻한 변기 사용 등) • 배뇨 곤란 유무, 방광 팽만 정도, 배설 양상을 확인한다. • 수술 후 8시간 동안 배뇨하지 못하는 경우 보고하고 잔뇨량을 측정한다. 자연 배뇨 실패 시 인공 도뇨를 실시한다. • 소변의 색깔, 양상을 확인한다.

94 강화 폐활량계(incentive spirometer)

- 목적

- 사용 방법

① 최대한 숨을 내쉬고 똑바로 세운 다음 마우스피스(호스)를 입술에 대어 공기가 새지 않도록 한다.

② 최대한 깊게 숨을 들이마신다.

③ 강화 폐활량계 안에 있는 작은 공이 목표로 한 기준선에 3~5초 유지하도록 한다.

④ 과다환기 시 두통과 어지러움이 발생할 수 있으므로 1시간에 10분씩 사용하도록 한다.

95 요추천자

- 목적 : 척수액 압력 측정, 뇌척수액 추출, 척수에
  약물 주입, 검사를 위한 조영제 투입 등
- 자세 : 머리를 가슴 쪽으로 당기고 무릎을 복부로
  굽혀 측면으로 눕힘.(새우등 자세)
  → 검사 후 자세 : 앙와위
  (∵ 뇌척수액 유출 방지)
- 주의사항
① 검사 전 동의서를 받는다.
② 반드시 무균술을 지킨다.
③ 천자 부위는 멸균 드레싱을 적용하고 출혈 등의
  이상 증상을 관찰한다.

96 출혈 시 응급처치 순서

직접압박 및 거상 → 지압법 → 지혈대
- 거상법 : 출혈 부위를 심장보다 높게 들어올리는
  방법
- 지압법 : 출혈 부위에 가까운 동맥 부위를 손바닥
  또는 손가락으로 압박
- 지혈대 사용 : 가장 마지막 순서
① 동맥까지 완전히 차단되도록 꽉 묶되, 상처 가
  까운 곳에 심장 방향으로 묶는다.
② 매 20분마다 풀어주고 2~3분 후에 다시 묶는
  다.

97 심폐소생술

순서	성인	소아	영아
1) 의식 확인 : 양쪽 어깨를 가볍게 두드리며, 의식을 확인한다.			
2) 주변 사람에게 119 신고를 요청한다.			
3) 호흡 및 맥박 확인	경동맥 촉지		상완동맥 촉지
4) 심폐소생술	일반인 : 가슴 압박 → 자동심장충격기 사용 의료인 : 가슴 압박 → 기도유지 → 인공호흡 →자동심장충격기 사용		
가슴 압박 및 기도유지 방법			

가슴 압박 속도	분당 100~120회		
가슴 압박 깊이	약 5~6 cm	가슴 두께의 최소 1/3 이상 (4-5cm)	가슴 두께의 최소 1/3 이상 (4cm)
가슴 압박 위치	흉골 아래 1/2 지점		
가슴 이완	가슴 압박 사이에는 완전한 가슴 이완		
가슴 압박 중단	가슴 압박의 중단은 최소화 (불가피한 중단은 10초 이내)		
기도 유지	① 경추손상 X : 머리 기울임-턱 들어올리기 (head tilt – chin lift) ② 경추손상 O : 턱 밀어올리기(jaw thrust)		
가슴 압박 대 인공호흡 비율	전문 기도 확보 이전	30:2	30:2(1인 구조자) 15:2(2인 구조자, 의료 제공자만 해당)
	전문 기도 확보 이후	가슴 압박과 상관없이 6초마다 인공호흡	

98 발작 발생 시 간호

① 환자가 완전히 회복될 때까지 구강 섭취를 금하
  고 필요시에는 수액을 주입한다.
② 발작 중에 억제하면 더욱 심해질 수 있으므로
  억제하지 않는다.
③ 자극이 되므로 마사지를 하지 않는다.
③ 발작이 끝날 때까지 대상자 곁을 지킨다.

99 전동 시 전입 병동에서의 대상자 관리

① 전출 병동에서 연락이 오면 대상자의 입실 가능
  시간을 확인하여 알려 준다.
② 대상자를 지정된 병실로 안내하고 입실을 도우
  며 안전하게 침상으로 옮긴다.
③ 전출 병동에서 인계한 내용과 비교하면서 대상
  자의 상태(삽입관과 각종 주사 및 튜브 등을 포
  함), 전달받은 물품과 치료 및 검사 일정을 확인
  한다.

④ 대상자를 새 병실의 대상자들에게 소개하고 병동 시설과 생활에 대해 안내한다.

⑤ 대상자가 전동 되어 왔음을 담당의사에게 알리고 병상 등록을 한다.

⑥ 전출 병동 담당자로부터 대상자에 대한 인계를 받고, 인계받은 내용에 따라 대상자 상태에 적합하게 침상과 필요 물품을 준비한다.

⑦ 전입 병동의 특수 상황에 대해 대상자에게 교육하고 보충 정보를 수집하여 기록한다.

100 임종 전 환자 간호

- 통증 조절

죽음을 앞둔 대상자는 혈액순환이 원활하지 못하므로 진통제는 피하나 근육보다는 정맥으로 투여한다.

- 호흡곤란 완화

① 대부분의 경우 갑작스러운 공기 부족으로 질식사에 대한 공포감이 크므로 혼자 있지 않도록 한다.

② 반좌위를 취하게 하여 호흡을 용이하게 한다. 필요에 따라서는 의사 처방에 의해 산소 흡입과 기관지 확장제를 적용할 수 있다.

③ 가래가 많은 경우에는 수분 섭취를 증가시키고 습도를 높여 주고 등과 가슴을 가볍게 두드려 주어 분비물 배출을 용이하게 하면서 기침을 권장한다. 필요 시 기도 흡인을 적용한다.

- 구강 간호

① 면역 기능 저하와 영양 상태 불량으로 구내염 발생이 많고, 방사선 치료나 구강 호흡 또는 탈수로 인한 구강 건조 현상을 자주 볼 수 있으므로 생리식염수나 과산화수소 희석액(과산화수소:물=1:1)을 사용하여 자주 함수한다.

② 갈라진 입술에 글리세린이나 바셀린을 발라 준다.

③ 양치 시에는 부드러운 칫솔이나 면봉을 사용하도록 한다.

- 영양 공급

① 식사는 소량씩 자주 하도록 하고, 음식은 보기 좋고 먹음직스럽게 만들며, 기름진 식사는 피한다.

② 식사 전·후에 휴식을 취하고, 식사 중이나 후에는 바로 눕지 않는다.

③ 식사 전에 대상자의 안정을 위해 진통제를 사용할 수 있다.

④ 딱딱한 음식을 삼키기 힘들어하면 죽이나 미음으로 바꾼다.

⑤ 식사 전에 음료수나 부드러운 음식을 제공한다. 물기가 있는 음식이 먹기 편하고 입안이나 목마름을 예방할 수 있다.

⑥ 가급적 앉아서 식사하고 혼자 먹는 것보다는 가족이 함께 식사하도록 한다.

- 배설 증진

① 변비 예방을 위해 섬유질이 많은 채소와 싱싱한 과일을 섭취하는 것이 좋다.

② 소변이나 대변이 대상자의 의지대로 조절할 수 없는 상태가 되면 유치 도뇨관이나 기저귀 착용을 고려해볼 수 있다. 이때 대상자가 무가치함, 무기력함을 느끼지 않도록 정서적 지지를 제공하도록 한다.

- 휴식과 수면

죽음에 대한 공포와 미래에 대한 불안, 통증, 호흡곤란 등과 같은 징후로 인해 수면 장애가 올 수 있다. 대상자가 정서적으로 이완할 수 있도록 옆에서 많이 도와줘야 한다. 필요시 의사 처방에 의해 수면제 사용이 가능하다.

- 개인위생 관리

몸을 항상 청결하게 유지하며 거동이 불편하거나 침상에 누워만 있는 대상자도 침상 목욕이나 부분 목욕을 해주어 청결을 유지해주어야 한다.

01	02	03	04	05	06	07	08	09	10	11	12	13	14	15	16	17	18	19	20
④	④	①	④	③	③	④	④	④	③	①	④	①	⑤	①	②	⑤	③	②	②
21	22	23	24	25	26	27	28	29	30	31	32	33	34	35	36	37	38	39	40
②	⑤	①	①	③	⑤	④	④	②	⑤	⑤	②	⑤	⑤	⑤	④	⑤	①	①	⑤
41	42	43	44	45	46	47	48	49	50	51	52	53	54	55	56	57	58	59	60
④	⑤	⑤	③	③	①	③	②	⑤	①	⑤	④	①	⑤	①	①	⑤	④	④	④
61	62	63	64	65	66	67	68	69	70	71	72	73	74	75	76	77	78	79	80
⑤	④	②	④	③	②	②	②	④	②	③	②	①	③	②	⑤	④	①	⑤	①
81	82	83	84	85	86	87	88	89	90	91	92	93	94	95	96	97	98	99	100
⑤	⑤	④	⑤	①	④	⑤	④	②	②	⑤	④	⑤	④	③	⑤	②	①	⑤	⑤

기초간호학 개요

01 적절한 병실 환경은 습도는 40~60%, 온도는 20~22℃로 유지하는 것이 좋으며, 밤에는 침구를 사용하므로 18℃ 정도가 적절하다. 기관지염, 기관지 천식 등의 질환이 있는 환자들은 습도를 좀더 높게 유지하는 것이 좋다. 환기 시에는 바람이 환자에게 직접 닿지 않도록 주의하는 것이 좋다.

02 복부 검진 시에는 배횡와위를 취해주며 검진 전에 방광을 비우고 실내를 따뜻하게 한다. 촉진으로 인한 장음의 변화가 발생할 수 있으므로 시진-청진-타진-촉진의 순서로 검진을 진행한다.

03 투약이나 치료에 대한 기록은 수행 후에 한다. 과거와 현재 시제만 사용하고 미래 시제는 사용하지 않는다. 모든 기록은 볼펜을 이용하고 수정 펜 등은 사용하지 않는다. 약어를 사용할 경우에는 공식적인 것만 사용한다.

04 간호의 3요소는 지식, 기술, 사랑이다.

05 후두개(후두덮개)는 후두 입구를 덮고 있는 뚜껑처럼 된 구조물로 음식물을 삼킬 때 성대문을 덮어서 음식물이 기도로 들어가지 못하도록 막는 역할을 한다.

06 배설과정은 신장 → 요관 → 방광 → 요도 순으로 진행되며, 신장은 소변을 생성하고 배설하며 요관은 신우에서 방광까지 소변을 운반한다. 방광에서 소변이 배출될 때까지 일시적으로 저장하였다가 요도를 통해 체외로 배출된다.

07 혈청, 예방 백신(BCG 용액, PPD 용액), 알부민, 간장 추출물 등은 2~5℃의 냉암소에 보관한다.

08 약물이 혈액을 통해 기관에 도달하여 발현하는 작용을 전신 작용이라 한다.

09 비타민 B6(피리독신)는 혈액 형성에 관여하고 아미노산 대사에 관여하며 결핍 시 신경계, 피부계 장애를 일으키고, 경련과 구순염을 유발할 수 있다. 곡물류, 감자, 육류, 아스파라거스, 브로콜리,

우유, 달걀과 같은 음식에 주로 포함되어 있다.

10 간성혼수가 온 경우 암모니아 수치를 낮추기 위해 저단백 식이를 제공한다.

11 영구치는 상악 우측을 10번대, 상악 좌측을 20번대, 하악 좌측을 30번대, 하악 우측을 40번대로 표시한다. 유치는 상악 우측을 50번대, 상악 좌측을 60번대, 하악 좌측을 70번대, 하악 우측을 80번대로 한다. 단위 숫자는 중절치부터 제3 대구치까지 순서대로 1부터 8까지의 숫자를 붙인다.

12 의사가 오른손잡이인 경우 시술자 영역은 대상자의 머리를 기준으로 7~12시 방향에 위치하며, 보조자는 2~5시 방향에 위치하고 4~7시 방향에 시술자와 보조자가 기구와 재료를 교환하는 영역으로 배치한다.

13 양생술은 질병을 예방하고 장수하기 위하여 여러 가지 생활규칙을 지키고 몸을 다스리는 방법으로서 인간의 생명과 건강을 지키고 가꾸기 위한 기술이다.

14 침이 부러져서 피부 내에 있으면 침의 양쪽을 눌러 몸 밖으로 나오게 한 후 핀셋을 이용해서 제거하고, 침을 뺀 자리가 부풀어 오르거나 혈종이 생기는 경우 알코올 솜으로 눌러 준다. 침 치료에 의한 두려움으로 인한 과긴장, 어지러움, 식은땀, 구토 등의 증상 시 즉시 침을 빼고 한의사에게 보고한 뒤 환자를 반듯하게 눕히고 머리를 낮춰주고, 따뜻한 물을 먹이고 안정을 취하게 한다. 발침이 어려운 체침 시에는 주위를 눌러 주어 근육 긴장을 완화시킨 후 빼 준다.

15 전인 간호란 인간 중심의 개별적 간호로서 대상자의 육체적, 정신적, 심리적, 사회·경제적 더 나아가 영적 요구를 충족시키는 간호로 오늘날 요구되는 간호의 개념이다.

16 타인을 배려하는 의사소통 방법은 외모를 청결하고 단정히 하며, 대상자에게 너무 작거나 크게 말하지 않는다. 간호조무사 자신을 대상자에게 소개할 때 이름과 역할을 말하며, 간호조무사가 대상자를 부를 때는 대상자의 이름을 호칭하는 것이 원칙이다. 가족에게 대상자의 부정적인 행동이나 느낌을 말할 때는 직설적으로 하지 않으며 가족과 의사소통 시 대상자의 정보를 수시로 주고받는다.

17 24시간 소변검사는 시작 시간에 배뇨하게 하고 첫 소변은 모으지 않고 24시간 소변검사가 끝나는 시각에 마지막 소변은 검사물에 포함한다. 검체는 냉장 보관하며, 검체 수집 용기 안에는 부패, 산패 방지를 위한 방부제 등이 들어있다.

18 방광염은 상행성으로 진행되는 세균감염이다. 요실금은 요도괄약근 조절 장애로 발생하며 신부전증은 콩팥으로 들어오는 혈액의 감소, 콩팥의 조직 손상, 콩팥에서 만들어진 소변이 결석, 종양 등으로 요로가 폐쇄되어 배설되지 않아 발생하게 된다. 사구체신염은 β 용혈성 연쇄상구균 감염 후 항원-항체 복합체가 사구체에서 염증반응을 일으키고 이로 인해 사구체가 손상되어 나타난다.

19 당뇨병 환자의 발 관리는 매우 중요하다. 티눈 발생 시 병원에 가서 치료하며 발의 상태를 자주 체크하며 꼭 끼는 신발은 신지 않는다. 건조하지 않게 발 전체에 로션이나 보습제를 발라주되 발가락 사이는 짓무름이나 세균이 번식할 수 있으므로 바르지 않는다. 피부 손상방지를 위해 발을 오랫동안

물에 담그지 않는다.

20 부신피질호르몬인 코르티솔은 탄수화물, 단백질, 지방 대사와 항염작용 및 면역억제 작용, 스트레스에 반응한다. 코르티솔이 혈당을 상승시켜 당뇨병을 초래하고 감염의 민감성이 증가하고 스트레스에 대한 저항력이 낮아진다. 수분과 나트륨의 정체로 부종, 고혈압, 저칼륨혈증이 나타나고 안드로겐의 과다 분비로 여성에게 남성화 증상(여드름, 다모증, 탈모)과 불규칙한 월경, 과소 월경, 무월경이 나타나며 정서적으로 불안정해진다.

21 녹내장은 안방수의 생성과 배출의 불균형으로 안압이 상승하여 시신경이 손상되어 시력장애와 시야 결손이 나타나는 질환이다. 폐쇄각 녹내장은 전방각이 폐쇄되어 방수의 배출을 차단함으로 안압이 급격하게 상승하며, 개방각 녹내장은 가장 흔한 형태로 보통 특별한 원인 없이 노화, 유전 등에 의해 나타나며 방수의 배출이 감소하여 안압이 서서히 올라가는데 손상 정도는 차이가 있으나 양측성으로 나타난다.

22 고혈압 환자의 관리 및 치료의 일반원칙은 전자담배를 포함하여 금연하고 식생활에서 동물성 지방과 콜레스테롤의 섭취를 최소화한다. 과음을 피하고 소량이라도 매일 마셔서는 안 된다. 스트레스는 혈압을 상승시키는 원인이 되며 다이어트는 체중 감소 및 혈액순환에 도움을 준다.

23 - 전치태반 : 태반이 자궁 하부에 착상하여 자궁경 내부를 덮고 있는 것을 말한다. 임신 7개월 이후 무통성 질 출혈로 점적 출혈에서 다량의 출혈까지 다양한 형태를 보인다.
    - 태반 조기 박리 : 정상적으로 착상된 태반의 일부

또는 전체가 임신 후반기에 자궁으로부터 분리되는 것을 말한다. 심한 복부 통증을 수반한 암적색의 질 출혈이 있다.

24 - 프로게스테론 : 배란 후 황체에서 분비되는 임신 유지 호르몬으로 자궁 내막의 두께를 도톰하게 유지시키는 역할을 한다.
    - 황체형성호르몬 : 뇌하수체전엽에서 분비되는 호르몬으로 성숙한 난포를 자극해서 난자를 배출하도록 하고 황체 형성을 촉진한다.
    - 황체형성자극호르몬 : 황체형성호르몬 분비를 자극하는 호르몬이다.
    - 난포자극호르몬 : 뇌하수체 전엽에서 분비되는 호르몬으로 난포를 자극하고 난자의 성숙을 유도한다.

25 분만 과정 중 태아의 선진부는 자세를 계속적으로 변화시키면서 산도를 통과하게 되는데 두정위의 분만 기전은 진입-하강-굴곡-내회전-신전-외회전-만출 순이다.

26 산욕기 유선염의 원인균은 황색포도상구균이다.

27 아프가 점수는 출생 후 1분, 5분 2회 측정한다. 태변은 신생아의 첫 대변으로 출생 후 24~48시간 내에 일어나고 이행변은 태변을 다 본 후 생후 4~14일 사이에 보는 변으로 보통 묽고 점액성이며 녹색에서 황색으로 변한다.
선천성 대사 이상 검사는 영양(모유 또는 분유) 공급 후 검사하며 생후 7일 이내 실시한다. 발뒤꿈치 혈액 채취로 시행한다. 생리적 황달은 신생아의 간 기능이 미숙하여 나타난다.

28 수유 시 흡입한 공기로 인해 장 속에 가스가 차 있을 때 나타나는 증상이다.

29 예방접종일이 지난 경우에는 놓친 예방접종을 한 뒤 일정대로 맞으면 된다.

30 균형 변화에 대한 반사 반응이 느려져 낙상의 원인이 된다.

31 노인의 수면은 젊은 사람에 비해 침상 시간은 길어지는 반면, 총 수면량이 줄고, 수면의 질이 낮아져 잠이 들 때까지의 시간이 오래 걸리고 수면 중 자주 깬다. 노화의 진행과 함께 렘(REM) 수면시간은 일정하게 유지되는 반면 비렘(NREM) 수면시간은 짧아진다.

32 노인에게 나타나는 약물작용
약물의 작용이 강하게 출현하여 부작용도 발생하기 쉽다. 약물 대사가 저하되고 신장을 통한 배설도 지연되며 약물의 감수성도 변화한다. 약물의 흡수 속도, 배설 경로와 속도 등 개인차가 다양하다. 노화에 따른 위 산도의 증가와 위장관 운동의 감소로 약물 흡수 속도를 지연시켜 약물의 효과가 늦게 나타난다. 피하나 근육으로 투여될 때에는 노화로 인한 조직 관류 변화와 근육의 감소로 약물 흡수 장애를 일으킬 수 있다.

33 가. 산 및 알칼리 물질인 경우
 - 가능한 한 빨리 산, 알칼리, 부식성 제제를 다량의 물로 닦아내는 것이 중요하다.
 - 산이나 알칼리 물질에 접촉한 후 3분 이내에 실질적인 피부 손상이 진행되므로 이들 화학물질에 접촉한 후 1~2분 이내에 물을 부어 화학

물질을 씻어내면 조직 손상을 최소화할 수 있다.
 - 물 세척은 가능한 한 오래 하는 것이 좋다. (20분 이상)
 - 가능한 한 수압을 낮게 유지하고 호스나 수도꼭지를 사용하여 장시간에 걸쳐 오랫동안 물 세척을 한다.
 - 화학물질을 절대로 중화시키려고 해서는 안 된다.
나. 건조한 석회인 경우 : 석회 가루가 물에 닿으면 화학 반응을 일으켜 열을 발생시키므로 물 세척 전에 마른 솔로 부드럽게 석회부터 제거한다.
다. 페놀인 경우 : 불수용성이므로 물로 세척되지 않는다. 반드시 소독용 알코올을 사용하여 환부를 닦아 낸 다음 오랫동안 물을 부어 닦아낸다.
라. 눈에 화학물질이 들어갔을 때의 응급처치
 - 화학물질이 한쪽 눈에만 들어갔을 때는 다른 쪽에는 들어가지 않도록 하고 들어간 눈만 흐르는 물이나 생리식염수로 씻어낸다.
 - 환측 부위를 아래로 향하게 하여 세척한다.

34 청결한 거즈나 타월, 방포에 절단 부위를 싼다. 절대 얼음이나 물에 닿지 않도록 주의한다. 젖은 드레싱을 이용하는 것은 금기이다. 비닐 주머니에 절단 부위를 집어넣는다. 얼음을 채운 용기나 주머니에 준비된 절단 부위를 집어넣는다. 이때 절단 부위가 얼음에 잠기면 안 된다. 드라이아이스는 사용하지 않는다.

35 열중증의 종류
 - 열피로(열허탈, 열실신)는 갑자기 뜨거운 기온에 노출되어 말초혈관이 확장되어 혈액이 다리 쪽에 몰려 발생한다. 서늘한 장소로 옮기고 다리를 올려준다.
 - 열경련은 심한 발한으로 인한 체내 나트륨 감소

로 인해 수분 및 전해질 불균형이 발생된다. 주
증상은 수의근에 유통성 경련이다. 서늘한 장소
로 옮겨 쉬게 하고 식염수로 정맥주사 또는 소금
물을 먹인다.
- 일사병 : 더운 여름 햇빛이 강할 때 장시간 야외
활동을 하던 중 두통, 메스꺼움, 피로, 어지러운
증상이 나타난다. 서늘한 곳으로 옮기고 안정시
킨다.
- 열사병 : 40℃ 이상의 온도와 습도가 높아 체온
조절 중추인 시상하부의 기능장애로 발생한다.
혼수상태, 고열, 땀 분비 없다. 응급처치는 신속
하게 서늘한 곳으로 옮겨 옷을 벗기고, 얼음물에
몸을 담근다. 체온을 38℃ 이하로 내리는 것이
가장 중요하다. 열중증 중 사망률이 가장 높다.

보건간호학 개요

36 브레인스토밍은 제한된 시간 내에 창의적인 생각
을 표현하며 그 아이디어에 대해 비판하지 않는
것이 특징이다. 다양한 창의적 아이디어가 많이 확
인된다.

37 많은 사람에게 영향을 미치는 문제는 보건교육시
우선 선정해야 하는 주제이다. 콜레라는 방치했을
때 사망률이 80% 이상으로 건강상 심각한 영향을
끼칠 수 있으므로 먼저 수행할 교육의 주제가 될
수 있다.

38 보건교육의 학습내용을 조직하는 일반적인 원칙
은 아는 것에서 모르는 것, 직접적인 것에서 간접
적인 것, 구체적인 것에서 추상적인 것, 쉬운 것에
서 어려운 것으로 배열해야 한다.

39 유기용제는 탄소를 함유하고 있는 유기화합물로
서 피용해 물질의 성질을 변화시키지 않고 다른
물질을 용해시킬 수 있는 물질이다. 벤젠은 장기간
노출되면 조혈장애 및 백혈병 등의 문제를 일으킬
수 있다. 메탄올은 시신경장애, 이황화탄소는 중추
신경장애, 메틸부틸케톤과 노말헥산은 말초신경
애의 문제를 일으킬 수 있다.

40 「농어촌 등 보건의료를 위한 특별 조치법」을 제
정하여 농어촌 지역을 중심으로 의료취약지역 주
민의 보건의료 문제를 해결하고 주민의 건강 수준
향상하고자 한다. 이 법에 따라 '의료취약지역'에
보건진료소가 설치되었다.

41 국민건강보험 급여의 형태는 현물급여와 현금급
여로 구분된다.
- 현물 급여 : 요양급여, 건강검진
- 현금 급여 : 요양비, 장애인 보조 기기(장애인보
장구)급여비, 본인부담액 상한제, 임신·출산 진
료비

42 피보험자가 의료기관을 이용할 때 진료비를 부담
하지 않거나 일부만 부담하고 의료기관이 나머지
진료비를 보험자에게 청구하면 보험자가 이를 지
불하는 유형은 제3자 지불형이다.

43 사회보장이란 출산, 양육, 실업, 노령, 장애, 질병,
빈곤 및 사망 등의 사회적 위험으로부터 모든 국민
을 보호하고 국민의 삶의 질을 향상시키는 데 필요
한 소득·서비스를 보장하는 사회보험, 공공부조,
사회 서비스를 말한다. 따라서 국민을 보호하기 위
한 사회보장제도는 전 국민을 대상으로 한다.

44 포도상구균 식중독은 독소형 식중독이다. 원인식품은 육류 및 가공식품과 우유, 크림, 버터, 치즈 등과 이를 재료로 만든 과자류와 유제품과 김밥, 도시락 등 복합조리 식품이다. 예방법으로 식품 취급자는 손위생을 청결히 하고 손에 창상 또는 화농이 있으면 식품을 취급해서는 안 된다. 기구와 기기를 청결하게 하며 식품 조리 후 남은 음식은 5℃ 이하 냉장 보관한다.

45 식품의 보존 방법은 물리적 보존법과 화학적 보존법으로 나눌 수 있다. 화학적 보존법 중 식품을 소금이나 설탕 또는 산에 저장하여 미생물의 발육을 억제하는 방법을 절임법이라 하며 염장법은 식품에 소금을 10~20% 첨가하여 삼투압을 높여 식품의 건조상태를 유지하여 미생물을 억제시키고, 당장법은 식품을 설탕이나 당에 저장하는 방법으로 당에 의한 삼투압을 이용하는 방법이다.

46 산소는 공기 중에 21% 정도 함유되어 있으며 우리 신체와 가장 밀접한 관계가 있다. 산소는 생체의 호흡 시 영양소의 연소에 소비되고, 한편 식물은 동화작용으로 이산화탄소를 사용하고 산소를 내보낸다.

47 습도가 높을 때는 불쾌감을 느끼며 습도가 적절할 때 상쾌감을 느낀다. 40~60% 정도의 습도는 인체에 쾌적감을 준다.

48 생활에 이용되는 수원은 지표수, 지하수, 복류수 및 해수로 구분된다. 이 중에서 인간 생활에 가장 관계가 깊은 것은 담수로서 주로 하천 및 호수의 근원을 이루는 지표수이다.

49 식품위생 관리의 3대 요소는 안전성, 완전 무결성, 건전성이다. 식품은 생명을 유지하고 건강을 유지하는데 필수적인 요소이다. 그러나 아무리 많은 영양소를 가지고 있어도 안전성이 없는 식품은 가치가 없으며 안전하고 청결하며 위생적인 식품공급이 이루어져야 한다.

50 직업병이란 근로환경 또는 특정 원인에 장기간 노출되어 발생하는 질병이다.
- 공항근무자 : 소음성 난청
- 유리작업 : 규폐증
- 광산근로자 : 규폐증
- 도금작업자 : 수은중독

공중보건학 개론

51 - 유행성 : 지역에서 같은 감염병이 단시일 내에 계속해서 발생하고, 또 넓은 범위로 만연하는 경향이 있을 때
- 토착성 : 지방의 특수사정에 의해 그 지방에 환자가 계속 발생하거나 혹은 주기적으로 발생할 때
- 범유행성 : 만연의 정도가 심하여 한 지역에만 국한되지 않고 전 세계에 퍼지는 경향이 있을 때
- 주기적 : 보통 2~4년마다 한 번씩 유행이 일어날 때
- 산발적 : 시간과 장소를 달리하여 드문드문 발생하는 때

52 - 병원체 : 숙주를 침범하는 미생물로 숙주에게 손상을 주는 질병발생 인자
- 감염력 : 병원체가 숙주에 침입하여 알맞은 기관에 자리잡고 증식하는 능력
- 병원력 : 병원체가 감염된 숙주에게 현성질병을

일으키는 능력
- 독력 : 병원체가 숙주에 대해 심각한 임상증상과 장애를 일으키는 능력
- 면역력 : 병원체가 침입했을 때 숙주의 감수성이나 저항력에 영향을 주는 요인

53 발진티푸스, 발진열, 쯔쯔가무시는 곤충 매개 감염병이며, 인플루엔자는 호흡기계 감염병이다.

54 콜레라, 세균성 이질, 장티푸스는 세균성 질환이며 발진티푸스는 리케챠성 질환이다.

55 활동성 결핵 환자의 경우 전염력이 가장 높다.

56 매독은 매독균 감염에 의해 발생하는 성기 및 전신 감염성 질환, 주로 성접촉으로 감염되나 수직감염, 수혈을 통해서도 감염된다. 일본뇌염, 말라리아는 모기가 매개물이며 쯔쯔가무시, 발진티푸스는 진드기가 매개물이다.

57 모성 사망률의 식은 다음과 같다.

$$\frac{\text{일정 기간 중 임신, 분만, 산욕의 합병증에 의한 사망자 수}}{\text{15~49세 가임기 여성 수}} \times 100,000$$

58 MMR(홍역, 볼거리, 풍진), 수두 예방접종 시기는 생후 12~15개월이며 디프테리아, 백일해, 파상풍 예방접종 시기는 생후 2, 4, 6개월이다.

59 지역사회간호는 지역사회체계를 대상으로 하며 이는 개인, 가족, 지역사회를 모두를 포함한다. 사업성과는 오랜 세월을 요구하며, 사업전달은 수평적으로 이루어진다. 지역 사회간호의 목적은 주민의 적정 기능 수준 향상이다. 질병 예방과 건강 보호는 보건 간호의 사업목적이다.

60 - 비감염성 대상은 감염성 대상보다 가정방문이 우선되어야 한다.
　예 신생아, 미숙아→임산부→학령 전 아동→성병 대상자→결핵 대상자
- 의심 있는 대상 〉문제가 있는 대상
- 합병증 우려가 있는 대상 〉기왕증이 있는 대상
- 집합되어 있는 곳 〉산재되어 있는 곳
- 경제 · 교육 정도가 낮은 층〉경제 · 교육 정도가 높은 층

61 외상 후 스트레스 장애는 사람이 전쟁, 고문, 자연재해, 사고 등의 심각한 사건을 경험한 후 그 사건에 공포감을 느끼고 사건 후에도 계속적인 재경험을 통해 고통을 느끼며 그로부터 벗어나기 위해 에너지를 소비하게 되는 질환으로, 정상적인 사회생활에 부정적인 영향을 끼치게 된다.

62 지역사회 간호사업이 실패하는 주요인은 그 지역의 사회풍습에 대한 인식 부족 때문이다. 따라서 간호사업을 실시하고자 하는 지역에 대한 철저한 사회·문화적 조사가 필요하다.

63 연령별 구성에서 사회, 경제적으로 큰 의미가 있는 인구지수로는 부양비와 노령화 지수가 있다.
부양비는 경제활동 연령층(15~64세)의 인구에 대한 비경제활동연령층(0~14세, 65세 이상)의 비를 말한다. 경제활동 연령층 즉 생산연령인구가 비경제 활동 연령 인구를 몇 명이나 부양해야 하는가를

나타내는 것이다.

노인 부양 부담률을 파악하기 위한 지표로는 노년 부양비(aged dependency ratio), 인구 구성의 노령화를 나타내는 지표로는 노령화 지수(index of aging)를 들 수 있다. 우리나라 노령화 지수 추이는 급격하게 증가하고 있으며, 노령화 지수가 증가할수록 노년 부양비가 증가하고 있다.

64 가족은 지역사회의 기초적, 일차적 집단이다.
 - '형성-확대-축소-해체'되어가는 과정을 거친다.
 - 보통 가족은 한 가구 내에서 같이 거주하지만, 동거하지 않더라도 한 가족으로 간주한다.
 - 가족 간호계획을 세울 때, 간호사는 가족과 함께 협의하여 세우는 것이 가장 바람직하다.

65 의료법 제3조의3(종합병원)
 ① 100개 이상의 병상을 갖추어야 한다.
 ② 필수진료과목 외의 진료과목에 대하여는 해당 의료기관에 전속하지 아니한 전문의를 둘 수 있다.
 ③ 100병상 이상 300병상 이하인 경우 내과, 외과, 소아청소년과, 산부인과 중 3개 이상의 진료과를 갖추어야 한다.
 ④ 300병상을 초과하는 경우에는 내과, 외과, 소아청소년과, 산부인과, 영상의학과, 마취통증의학과, 진단검사의학과 또는 병리과, 정신건강의학과 및 치과를 포함한 9개 이상의 진료과목을 갖추어야 한다.
 ⑤ 보건복지부 장관은 종합병원 중에서 중증질환에 대하여 난이도가 높은 의료행위를 전문적으로 하는 종합병원을 상급종합병원으로 지정할 수 있다.

66 감염병의 예방 및 관리에 관한 법률 제2조(정의)
 이 법에서 사용하는 용어의 뜻은 다음과 같다.
 1. "감염병"이란 제1급감염병, 제2급감염병, 제3급감염병, 제4급감염병, 기생충감염병, 세계보건기구 감시대상 감염병, 생물테러감염병, 성매개감염병, 인수(人獸)공통감염병 및 의료관련감염병을 말한다.
 2. "제1급감염병"이란 생물테러감염병 또는 치명률이 높거나 집단 발생의 우려가 커서 발생 또는 유행 즉시 신고하여야 하고, 음압격리와 같은 높은 수준의 격리가 필요한 감염병으로서 다음 각 목의 감염병을 말한다. 다만, 갑작스러운 국내 유입 또는 유행이 예견되어 긴급한 예방·관리가 필요하여 질병관리청장이 보건복지부장관과 협의하여 지정하는 감염병을 포함한다.
 3. "제2급감염병"이란 전파가능성을 고려하여 발생 또는 유행 시 24시간 이내에 신고하여야 하고, 격리가 필요한 다음 각 목의 감염병을 말한다. 다만, 갑작스러운 국내 유입 또는 유행이 예견되어 긴급한 예방·관리가 필요하여 질병관리청장이 보건복지부장관과 협의하여 지정하는 감염병을 포함한다.
 4. "제3급감염병"이란 그 발생을 계속 감시할 필요가 있어 발생 또는 유행 시 24시간 이내에 신고하여야 하는 다음 각 목의 감염병을 말한다. 다만, 갑작스러운 국내 유입 또는 유행이 예견되어 긴급한 예방·관리가 필요하여 질병관리청장이 보건복지부장관과 협의하여 지정하는 감염병을 포함한다.
 5. "제4급감염병"이란 제1급감염병부터 제3급감염병까지의 감염병 외에 유행 여부를 조사하기 위하여 표본감시 활동이 필요한 다음 각 목의 감염병을 말한다.
 6. "기생충감염병"이란 기생충에 감염되어 발생하는 감염병 중 질병관리청장이 고시하는 감염병을 말한다.
 7. 삭제 〈2018. 3. 27.〉
 8. "세계보건기구 감시대상 감염병"이란 세계보건기구가 국제공중보건의 비상사태에 대비하기 위하여 감시대상으로 정한 질환으로서 질병관

리청장이 고시하는 감염병을 말한다.

9. "생물테러감염병"이란 고의 또는 테러 등을 목적으로 이용된 병원체에 의하여 발생된 감염병 중 질병관리청장이 고시하는 감염병을 말한다.

10. "성매개감염병"이란 성 접촉을 통하여 전파되는 감염병 중 질병관리청장이 고시하는 감염병을 말한다.

11. "인수공통감염병"이란 동물과 사람 간에 서로 전파되는 병원체에 의하여 발생되는 감염병 중 질병관리청장이 고시하는 감염병을 말한다.

12. "의료관련감염병"이란 환자나 임산부 등이 의료행위를 적용받는 과정에서 발생한 감염병으로서 감시활동이 필요하여 질병관리청장이 고시하는 감염병을 말한다.

13. "감염병환자"란 감염병의 병원체가 인체에 침입하여 증상을 나타내는 사람으로서 제11조제6항의 진단 기준에 따른 의사, 치과의사 또는 한의사의 진단이나 제16조의2에 따른 감염병병원체 확인기관의 실험실 검사를 통하여 확인된 사람을 말한다.

14. "감염병의사환자"란 감염병병원체가 인체에 침입한 것으로 의심이 되나 감염병환자로 확인되기 전 단계에 있는 사람을 말한다.

15. "병원체보유자"란 임상적인 증상은 없으나 감염병병원체를 보유하고 있는 사람을 말한다.

15의2. "감염병의심자"란 다음 각 목의 어느 하나에 해당하는 사람을 말한다.

가. 감염병환자, 감염병의사환자 및 병원체보유자(이하 "감염병환자등"이라 한다)와 접촉하거나 접촉이 의심되는 사람(이하 "접촉자"라 한다)

나. 「검역법」 제2조제7호 및 제8호에 따른 검역관리지역 또는 중점검역관리지역에 체류하거나 그 지역을 경유한 사람으로서 감염이 우려되는 사람

다. 감염병 병원체 등 위험요인에 노출되어 감염이 우려되는 사람

16. "감시"란 감염병 발생과 관련된 자료, 감염병병원체·매개체에 대한 자료를 체계적이고 지속적으로 수집, 분석 및 해석하고 그 결과를 제때에 필요한 사람에게 배포하여 감염병 예방 및 관리에 사용하도록 하는 일체의 과정을 말한다.

16의2. "표본감시"란 감염병 중 감염병환자의 발생빈도가 높아 전수조사가 어렵고 중증도가 비교적 낮은 감염병의 발생에 대하여 감시기관을 지정하여 정기적이고 지속적인 의과학적 감시를 실시하는 것을 말한다.

17. "역학조사"란 감염병환자등이 발생한 경우 감염병의 차단과 확산 방지 등을 위하여 감염병환자등의 발생 규모를 파악하고 감염원을 추적하는 등의 활동과 감염병 예방접종 후 이상반응 사례가 발생한 경우나 감염병 여부가 불분명하나 그 발병원인을 조사할 필요가 있는 사례가 발생한 경우 그 원인을 규명하기 위하여 하는 활동을 말한다.

18. "예방접종 후 이상반응"이란 예방접종 후 그 접종으로 인하여 발생할 수 있는 모든 증상 또는 질병으로서 해당 예방접종과 시간적 관련성이 있는 것을 말한다.

19. "고위험병원체"란 생물테러의 목적으로 이용되거나 사고 등에 의하여 외부에 유출될 경우 국민 건강에 심각한 위험을 초래할 수 있는 감염병병원체로서 보건복지부령으로 정하는 것을 말한다.

20. "관리대상 해외 신종감염병"이란 기존 감염병의 변이 및 변종 또는 기존에 알려지지 아니한 새로운 병원체에 의해 발생하여 국제적으로 보건문제를 야기하고 국내 유입에 대비하여야 하는 감염병으로서 질병관리청장이 보건복지부장관과 협의하여 지정하는 것을 말한다.

21. "의료·방역 물품"이란 「약사법」 제2조에 따른 의약품·의약외품, 「의료기기법」 제2조에 따른 의료기기 등 의료 및 방역에 필요한

물품 및 장비로서 질병관리청장이 지정하는 것을 말한다.

67 구강보건법 제17조의2 (보건소의 구강 보건시설 설치·운영), 시행규칙 제16조의2 (보건소의 구강 보건실 또는 구강보건센터의 업무 등)
1. 구강 건강증진을 위한 교육·홍보
2. 구강질환 예방을 위한 불소 용액 양치 및 불소 도포, 치아 홈 메우기, 스케일링
3. 구강 검진, 노인 틀니 사업
4. 수돗물 불소농도 조정사업
② 법 제17조의2에 따라 설치·운영하여야 하는 구강보건센터는 다음 각호의 업무를 수행한다.
1. 제1항 제1호부터 제4호까지의 업무
2. 지역 내 구강 건강증진 관련 민간 협력체계 구축
3. 노인·장애인 및 취약계층의 구강질환 예방 및 진료

68 결핵예방법 제8조(의료기관 등의 신고 의무)
- 1. 결핵 환자 등을 진단 및 치료한 경우
  2. 결핵 환자 등이 사망하였거나 그 사체를 검안한 경우
- 위 내용의 보고를 받은 의료기관의 장은 24시간 이내에 관할 보건소장에게 신고하여야 한다

69 정신건강증진 및 정신질환자 복지서비스 지원에 관한 법 제39조 제1항(보호의무자)
- 민법에 따른 후견인 또는 부양의무자는 정신질환자의 보호의무자가 된다.

70 혈액관리 시행규칙 제2조
- 부적격 혈액의 범위 및 혈액·혈액제제
1. 채혈과정에서 응고 또는 오염된 혈액 및 혈액제제

2. 다음의 혈액선별검사에서 부적격기준에 해당되는 혈액 및 혈액제제

검사항목 및 검사방법		부적격기준
비(B)형 간염 검사	B형간염표면항원 (HBsAg) 검사	양성
	B형간염바이러스 (HBV) 핵산증폭검사	양성
시(C)형 간염 검사	C형간염바이러스 (HCV) 항체 검사	양성
	C형간염바이러스 (HCV) 핵산증폭검사	양성
후천성면역 결핍증검사	사람면역결핍바이러스 (HIV) 항체 검사	양성
	사람면역결핍바이러스 (HIV) 핵산증폭검사	양성
매독검사		양성
간기능검사(ALT검사, 수혈용으로 사용되는 혈액만 해당한다)		101 IU/L 이상

3. 채혈금지대상자 기준 중 감염병 요인, 약물 요인 및 선별검사결과 부적격 요인에 해당하는 자로부터 채혈된 혈액 및 혈액제제
4. 심한 혼탁을 보이거나 변색 또는 용혈된 혈액 및 혈액제제
5. 혈액용기의 밀봉 또는 표지가 파손된 혈액 및 혈액제제
6. 보존기간이 경과한 혈액 및 혈액제제

71 호흡
흡기에 의해 산소를 받아들이고 호기에 의해서 탄산가스를 배출시키는 과정
- 정상 범위 : 12~20회/분
- 측정 방법
  ① 맥박을 측정힌 손가락을 맥박 측정 부위에

그대로 댄 채 호흡수를 측정한다.

② 매 흡기와 호기 시 마다 대상자의 흉곽이 올라가고 내려가는 것을 관찰한다.

③ 한번의 흡기와 한번의 호기를 1회 호흡으로 한다.

④ 측정 시간 : 리듬이 규칙적이면 30초*2, 불규칙적이면 1분간

- 호흡의 유형
- 서호흡 : 12회/분 이하
- 빈호흡 : 20회/분 이하
- 과호흡 : 호흡 횟수와 깊이가 증가
- 쿠스마울 호흡 : 케톤성 당뇨병 혼수시 나타나는 호흡, 빠르고 과일 냄새가 남.
- 체인스톡 호흡 : 임종 시 호흡, 무호흡과 과도 호흡이 교대로 나타남.
- 기좌 호흡 : 앉거나 몸을 앞으로 숙이면 숨쉬기가 편해짐.

▶ 호흡 수 증가 요인 : 고열, 출혈, 쇼크, 빈혈, 운동 후, 식사 후, 갑작스러운 통증, 혈액 속 이산화탄소 증가 시

▶ 호흡 수 감소 요인 : 진정제, 마약성 진통제 투여 후, 수면 시

72 혈압

혈액이 혈관 벽을 지나면서 생기는 압력 = 수축기 혈압/이완기 혈압

- 정상 범위 : 120/80mmHg
- 측정 방법

① 환자의 팔을 심장과 같은 높이에 둔다.

② 상완 동맥 위로 커프의 중앙이 오도록 하고, 커프의 하단이 상완 동맥 촉지 부위보다 2~3cm 위에 오도록 한다.

③ 커프는 손가락 하나가 들어갈 정도로 감되, 상박의 약 2/3를 덮는 정도의 폭을 가진 커프를 사용한다.

④ 같은 부위에서 혈압 측정을 반복하는 경우,

2~5분간 휴식 후 측정한다.

- 혈압이 높게 측정되는 경우

① 운동, 식사, 흡연 후
② 커프가 팔 둘레보다 너무 좁을 때
③ 커프가 느슨하게 감겼을 경우
④ 팔이 심장보다 낮을 때
⑤ 혈압 측정 전에 충분히 안정되지 않았을 때
⑥ 반복 측정 시 충분히 휴식하지 않은 경우
⑦ 커프의 공기를 너무 천천히 뺄 때

- 혈압이 낮게 측정되는 경우

① 탈수, 쇼크, 수면 시
② 커프가 팔 둘레보다 넓을 때
③ 팔이 심장보다 높을 때
④ 커프의 공기를 지나치게 빨리 뺄 때

73 식사 돕기

- 음식물을 숟가락의 1/3 정도 떠서 입에 넣어준다.
- 음식물을 삼키기 쉽도록 식사 전에 물을 소량 제공한다.
- 식사 전에 식욕을 감퇴시키는 드레싱이나 치료는 하지 않는 것이 좋다.
- 흡인되지 않도록 식사는 천천히 소량씩 제공한다.
- 편마비 환자가 측위로 식사를 할 경우, 건강한 쪽이 아래로 가도록 한다.

74 섭취량, 배설량 측정의 목적

- 적절한 수분섭취를 확인하기 위함.
- 체액 균형을 사정하기 위함.
- 비뇨기계 기능을 사정하기 위함.

▶ 섭취량, 배설량 측정이 필요한 대상자

- 금식 대상자
- 수술 후 대상자
- 위관 영양 대상자

- 수분 제한 대상자
- 수분이 정체된 대상자
- 이뇨제 투여 대상자
- 심한 화상 또는 상처가 있는 대상자
- 흡인 기구나 상처 배액관을 가지고 있는 대상자

[섭취량 측정]

- 섭취량 배설량 측정 처방이 있는지 확인한다.
- 측량표와 I/O 기록 용지는 환자가 보호자가 적기 편리한 곳에 둔다.
- 섭취량은 눈금 컵을 사용하여 측정한다.
- 섭취량에 포함되는 사항 : 입으로 섭취한 모든 음식에 함유된 수분량과 물, 정맥주사, 수혈, 위관 영양으로 주입한 용액, 체내에 주입된 용액 (관장, 배액관 용액, 복막 주입액 등)
  ▶ 얼음 : 1/2로 측정하여 포함
  ▶ 제외되는 것 : 가글 용액 등

[배설량 측정]

- 소변량 측정은 눈금이 있는 소변기를 이용하여 정확히 측정한다.
- 신장, 심장질환, 약물작용으로 인해 소변량의 변화가 있다.
- 소변량이 시간당 25cc 이하, 하루 600cc 이하인 경우 또는 소변색이나 냄새 이상 시 즉시 의료진에게 보고한다.
- 배설량에 포함되는 사항 : 소변, 설사, 젖은 드레싱, 심한 발한, 과도호흡, 배액량, 구토 등
  ▶ 제외되는 것 :정상대변, 발한, 정상 호흡 시 수분 소실량 등
  ▶ 영유아 : 기저귀 무게 측정
  ▶ 실금이 잦았을 때 : 환의, 홑이불 교환 횟수 기록
  ※ 체액 불균형인 경우
- 섭취량 〉 배설량 : 부종
  → 수분 제한, 배뇨를 증가시키는 약물 투여
- 섭취량 〈 배설량 : 탈수 → 수분 보충 필요

75 규칙적인 배변을 돕는 방법

- 규칙적인 시간에 배변하도록 한다.
- 금기가 아니면 쭈그리고 앉도록 자세를 취하도록 한다.
- 복부를 시계방향으로 마사지해 주고, 복부와 회음부의 근육을 강화시키기 위해 정기적으로 운동을 실시하도록 한다.
- 수분을 하루 2,000~3,000mL 정도 섭취하도록 한다.
- 고섬유질 식품을 섭취하도록 한다.
- 따뜻한 변기를 제공하여 항문 괄약근이 이완될 수 있게 한다.

76 요실금 대상자 간호

- 규칙적으로 배뇨하게 하고 실금을 하지 않는 범위 내에서 배뇨시간 간격을 점점 늘려나간다. - 필요한 경우 보조 기구(보행기, 소변기, 의자 변기 등)를 이용하도록 한다.
- 하루 1,500~2,000mL의 수분을 섭취하도록 한다.(수분을 제한하지 않는다.)
- 카페인이나 알코올 섭취를 제한한다.
- 골반 저부 근육 강화 운동(케겔 운동)을 하루에 여러 번 할 수 있도록 한다.
- 유치 도뇨관 삽입은 최종 수단으로 선택한다.

77 산소요법의 종류 및 특징

종류	특징
비강 캐뉼라	- 저농도 산소 투여에 효과적이다. - 식사와 대화 등의 활동이 가능하다. - 대상자의 비강을 자주 관찰하여 자극이나 출혈 유무를 확인한다. - 적용할 때 귀 뒤에 걸어 조이게 되어 피부 손상을 유발할 수 있다.
단순 안면 마스크	- 마스크의 측면에는 호기된 이산화탄소가 배출될 수 있도록 여러 개의 구멍이 뚫려 있어 배출된 이산화탄소를 재호흡하는 비율을 줄인다

	- 마스크의 위치와 피부 건조를 관찰한다. - 코와 입 주변에 피부 자극 가능성이 있다. - 식사 중에는 비강 캐뉼라로 대치하도록 한다.
부분 재호흡 마스크	- 단순 안면 마스크에 저장백이 부착된 형태이다. - 대상자가 내쉬는 공기의 일부가 마스크 옆면의 호기 구멍으로 나가게 되며, 저장백에 밸브가 달려 있지 않아 호기한 공기 중 1/3의 공기를 산소와 함께 재호흡한다. - 마스크 적용 전 저장백에 산소를 채워야 한다. - 이산화탄소의 과량 흡입을 막기 위해 저장백이 완전히 수축되면 안 되며, 보유 주머니의 2/3 정도 이상 공기가 채워져 있도록 한다. - 보유 주머니가 꼬이지 않도록 한다. - 코와 입 주변에 피부 자극 가능성이 있다.
비 재호흡 마스크	- 대상자가 내쉬는 공기와 공급되는 산소가 혼합 되는 것을 막기 위해 일방향성 밸브를 지닌 저 장백이 있는 형태이다. - 일방향성 밸브는 저장백 속의 공기를 흡입할 때 열리고 호기 시에 닫힌다. - 마스크 적용 전 저장백에 산소를 채워야 한다. - 삽관하지 않고 가장 높은 FiO_2를 제공한다. - 점막이 건조해지지 않는다. - 주머니가 완전히 수축되어서는 안 된다. - 코와 입 주변에 피부 자극 가능성이 있다.
벤츄리 마스크	- 대상자의 호흡과 상관없이 정확한 양의 산소가 공급된다. - 유속기의 속도에 따라 흡입되는 산소 분압 (FiO_2*)이 달라진다. - 저농도의 흡입 산소를 정확하게 유지할 수 있어 만성 폐쇄성 폐질환(COPD) 대상자에게 주로 사용한다. - 코와 입 주변에 피부 자극 가능성이 있다
산소 텐트	- 투명한 플라스틱으로 만들어진 장비이다. - 차갑고 가습된 산소가 필요한 대상자에게 사용 한다. - 정확한 산소농도를 유지하기 어렵다. - 주로 소아과에서 사용한다
백밸브 마스크 (=amb u bag)	- 심폐소생술 응급상황에서 호흡을 멈춘 대상자 의 환기를 돕고, 기관 튜브 삽관을 시행한 대상 자에게 많이 사용한다. - 산소가 새지 않도록 마스크를 대상자의 입과 코 에 꼭 맞게 고정한다. - 정상 호흡수에 근접한 속도로 소생 백을 누른다

78 표준주의는 모든 환자에게 적용한다.

- 장갑은 혈액, 체액, 분비물, 배설물과 접촉할 때 착용하고, 사용 후 즉시 벗는다.
- 혈액이나 체액에 오염되었거나 오염이 의심되는 장비와 기구를 다룰 때는 개인 보호구를 착용하 며, 눈에 보이는 오염이 있는 경우 비누와 물을 이용한 손 씻기를 한다.

79 - 멸균 : 무생물 표면에 있는 모든 미생물, 즉 바이 러스, 세균, 아포형성균을 완전히 제거하거나 파 괴하는 것
- 소독 : 물체의 표면에 있는 세균의 아포를 제외한 미생물을 사멸하는 것
- 무균 : 감염되지 않은 상태로 병원성 미생물이 없는 상태
- 오염 : 미생물이 숙주 내외에서 증식하지 못하고 일시적으로 생명을 유지하는 것
- 감염 : 미생물이 숙주 내에 자리 잡고 살면서 영향을 주는 단계
    →현성 감염 : 병원체에 감염되어 증상이 있음.
    →불현성 감염 : 병원체에 감염되었으나 증상이 없음.
- 방부 : 세균의 서식을 불리하게 만들어 미생물의 증식이나 발육을 저지하는 것
- 살균 : 세균을 죽이는 것
- 정균 : 세균의 성장, 번식을 억제하는 것
- 면역 : 미생물의 침입에 대한 인체의 저항력

80 멸균 물품의 보관 및 관리
① 멸균 물품 보관 장소는 환기가 잘 되고 온도와 습기가 적절하게 유지되어야 한다.
② 유효기간이 지난 물품이 사용되지 않도록 유효 기간과 제품명이 잘 보이도록 진열한다.
   유효기간이 길수록 뒤쪽에 배치한다.
③ 멸균 물품이 오염됐을 경우 재멸균하여 사용한 다.

81 욕창

- 신체의 일정한 부위에 마찰과 응전력이 결합한 압력이 지속적, 반복적으로 가해짐으로써, 모세혈관의 순환 장애를 가져와 피부 및 피하 심부 조직에 국소적인 손상이 일어나는 것.
- 원인 : 압력, 마찰력, 응전력
- 분류

단계	침범 부위	증상
욕창 전 단계	-	창백성 홍반 : 국소부위를 눌렀을 때 하얗게 되는 발적
1단계	표피	비창백성 홍반 : 국소부위를 눌러도 하얗게 되지않는 발적
2단계	표피, 진피 일부분	붉은색을 띠는 얕은 궤양 또는 장액성 수포
3단계	표피, 진피, 피하조직	- 피하조직이 관찰되나 근육, 건, 뼈는 노출되지 않음. - 괴사조직 및 사강이 존재할 수 있음.
4단계	표피, 진피, 피하조직, 뼈, 근막, 근육	- 근육, 건, 뼈가 노출됨. - 괴사조직 및 사강이 존재할 수 있음.
그외		특징 및 증상
심부 조직 손상 의심		- 보라색이나 적갈색으로 변색되어 있거나 혈액이 고인 수포가 형성된 상태 - 주위 조직에 비하여 단단하거나 물렁거리고 통증을 유발할 수 있음. - 따뜻하거나 차갑게 느껴질 수 있음.
미 분류 욕창		- 상처 기저부가 괴사 조직으로 덮여있어 조직 손상의 깊이를 알 수 없음. - 괴사 조직을 제거하기 전까지 단계를 분류할 수 없음.

예방 및 치료 방법

① 2시간마다 체위 변경
② 건조하게 유지
③ 상처 치유를 위한 고단백 식이
④ 침대 시트에 주름이 없도록 유지
⑤ 욕창 부위는 절대 마사지 하지 않기

82 특수구강간호

- 대상자 : 무의식 환자, 장기간 금식 환자, 비위관 삽입 환자, 기관 내 삽관 환자 등
- 사용되는 용액 : 과산화수소수, 생리식염수, 클로르섹시딘, 미네랄 오일 등
- 방법
① 자세 : 측위 혹은 반좌위
② 너무 부드러운 솔은 백태의 죽은 조직이나 축적된 이물질을 제거하지 못하기 때문에 칫솔모 정도의 약간의 강도가 있는 솔로 부드럽게 닦아 주어야 한다.
③ 잇몸이 상했을 때는 칫솔 대신 면봉이나 설압자로 준비한 구강 간호 약에 적셔 치아의 안팎, 혀와 잇몸, 볼 안쪽을 닦아 준다.
④ 입가의 물기를 닦고 구강 점막이 마르지 않도록 입술에 글리세린이나 바셀린 크림, 미네랄 오일을 발라 주거나 거즈에 물을 적셔 입술에 대어 준다.
⑤ 지혈감자 사용 시 치아에 금속이 닿아 불편감을 주므로 거즈볼을 가운데 끼워야 한다.
⑥ 혀에 백태가 있는 경구 과산화수소수 1:물4의 비율로 만든 용액을 이용하여 혀를 닦는다. 과산화수소수는 치아의 에나멜층을 손상시키므로 철저히 헹군다.

83 좌욕

- 목적 : 회음부와 항문 주위의 염증 완화 및 회복을 촉진하기 위한 방법
- 방법 및 주의사항
① 멸균된 좌욕대야에 1/3~2/3쯤 물을 담고 40~43℃로 식힌 다음 엉덩이를 충분히 담그게 한다.
② 자세 : 재래식 변기에 변을 보듯이 세숫대야에 쪼그려 앉지 말고 그대로 걸터앉아야 하는데, 쪼그려 앉는 자세는 피가 아래로 몰려 혈액순환에 방해가 되기 때문이다.

③ 1회 15~30분 정도가 적당하고, 하루 3~4회씩 꾸준히 해야 한다.

④ 좌욕하는 동안 대상자의 허약감과 피로감을 주의해서 관찰한다.

84 [알코올 목욕 - 의사 지시하에 시행]

- 목적 : 고열환자의 해열
- 방법 및 주의사항

① 30~50% 알코올을 사용하여 얼굴을 제외한 전신을 닦아준다.

② 목욕 중 체온을 수시로 확인한다. 목욕 후에 반드시 체온을 확인한다.

③ 금기 환자 : 욕창 환자, 노인환자, 피부병이 있는 환자

[중조, 전분 목욕]

- 목적 : 전신 소양증 완화

85 신체 목욕 방법

순서 : 눈 안쪽 → 눈 바깥쪽 → 코 → 볼 → 입 → 이마 → 턱 → 귀 순

▶눈

- 방향 : 눈의 안쪽 → 바깥쪽

(∵ 비루관 오염방지)

- 각 눈을 닦을 때 매번 새로운 솜이나 수건의 다른 면을 사용
- 눈곱이 끼지 않은 눈부터 닦기

86 ① 외전 : 신체의 정중선에서 멀어지도록 신체의 일부를 측면으로 움직임

② 내회전 : 축을 중심으로 신체의 정중선을 향해 신체 부위를 돌리는 움직임

③ 순환 : 뼈의 근위부 말단은 고정된 채 사지 원위부가 원을 그리며 움직임

④ 외회전 : 축을 중심으로 신체의 정중선에서 멀

어지도록 신체 부위를 돌리는 움직임

⑤ 내전 : 신체의 정중선을 향해 신체의 일부를 움직임

87 목발 보행의 원칙

- 체중은 손바닥과 팔꿈치의 힘으로 지탱한다.

  → 체중이 액와에 실리면 요골 신경이 눌리게 되어 팔이 부분적으로 마비될 수 있다.

- 기본 목발 자세 : 삼각위

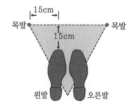

목발 보행의 종류

▶2점 보행

① 적응증 : 양쪽 다리에 부분적으로 체중을 지탱할 수 있는 경우

② 순서 : 삼각위 → 오른쪽 목발과 왼쪽 다리→ → 왼쪽 목발과 오른쪽 다리

③ 속도가 빠름

▶3점 보행

① 적응증 : 한쪽 다리에 무게를 지탱할 수 있을 때

② 순서 : 삼각위 → 양쪽 목발과 환측 발 → 건강한 발 → 양쪽 목발과 환측 발 → 건강한 발

▶4점 보행

① 적응증 : 두 다리에 체중 부하가 가능한 경우

② 순서 : 삼각위 → 오른쪽 목발 → 왼쪽 발 → 왼쪽 목발 → 오른쪽 발

▶swing to 보행 : 다리와 고관절의 마비가 있거나 양쪽 다리의 체중 부하가 불가능한 경우 시행하는 보행 방법

▶swing through 보행 : 양쪽 다리에 체중 부하가 가능하여 빨리 걸어야 하는 경우 시행하는 보행 방법

88 체위의 종류

▶앙와위 : 모든 체위의 기본
- 휴식과 수면, 척추마취 후 두통 감소, 척추손상 시
- 압력을 받는 부위: 발뒤꿈치, 미골(꼬리뼈), 천골(엉치뼈), 팔꿈치, 척추, 견갑골(어깨뼈), 후두골(뒤통수)
- 사용할 수 있는 체위 유지 도구
  ① 발지지대 : 족저굴곡 예방, 족배굴곡 유지
  ② 대전자 두루마리 : 대퇴의 외회전 방지
▶측위
- 필요한 경우: 기관 분비물의 배출, 식사, 등 마사지
- 압력을 받는 부위: 복사뼈, 무릎, 대전자(큰돌기), 장골(엉덩뼈), 늑골(갈비뼈), 견봉(봉우리), 귀
▶심스체위 : 반복위(semi-prone position)로 측위와 복위의 중간 형태
- 필요한 경우 : 배액 촉진, 관장, 항문 검사, 등 마사지, 직장약 투여
▶복위
- 필요한 경우: 수면 또는 휴식, 등 근육 긴장 완화, 등 마사지, 척추 검사, 등에 외상이 있는 경우, 구강 분비물 배액 촉진
- 압력을 받는 부위: 발가락, 무릎, 생식기(남자), 유방(여자), 견봉(봉우리), 볼, 귀
- 금기 : 뇌압이 상승되었거나 심폐 기능에 장애가 있는 경우
▶파울러 체위(반좌위) : 침상 머리 부분을 45~60° 정도 올려서 앉히는 자세
- 필요한 경우: 호흡곤란, 흉곽 수술 후, 심장 수술 후, 심장과 폐 질환
- 압력을 받는 부위: 발뒤꿈치, 극상돌기, 천골(엉치뼈), 좌골 결절(궁둥뼈 결절), 견갑골(어깨뼈)
- 사용할 수 있는 체위 유지 도구
  ① 발지지대 : 족저굴곡 예방, 족배굴곡 유지
  ② 대전자 두루마리 : 대퇴의 외회전 방지

▶절석위 : 앙와위에서 발걸이에 발을 올려 무릎을 굴곡시키고 진찰대 끝에 둔부가 닿도록 하는 자세
- 필요한 경우: 회음부 검사, 방광경 검사, 질 검사, 자궁경부 및 직장 검사, 분만
▶배횡와위 : 다리를 약간 벌리고 무릎을 세우고 팔은 옆에 놓거나 머리 위로 굴곡시킨 자세
- 필요한 경우: 복부 검사, 회음부 간호와 처치, 여성의 인공 도뇨
▶슬흉위 : 가슴을 침대에 대고 무릎을 굴곡시켜 대퇴가 침대에 수직이 되도록 하는 자세
- 필요한 경우: 자궁 위치 교정, 산후 운동, 월경통 완화, 직장 및 대장 검사
▶트렌델렌버그 체위 : 머리가 가슴보다 낮도록 다리를 올린 자세
- 쇼크 상황 시 트렌델렌버그 혹은 변경된 트렌델렌버그 체위를 사용할 수 있다.

89 체위 유지 도구

- 손 두루마리 : 손가락의 굴곡을 예방하고 엄지의 대립을 유지하기 위해 충분히 커야 한다. 손수건을 말아 손가락의 자연스러운 굴곡 상태를 유지한다.
- 대전자 두루마리 : 앙와위에서 대퇴의 외회전과 근육 약화를 방지하기 위해 적당한 크기의 베개나 타월, 홑이불을 말아서 받쳐 주어 신체 선열을 유지하도록 돕는다.
- 발지지대 : 족배 굴곡 상태를 유지하여 아킬레스건 구축으로 발생하는 족저 굴곡을 방지하여 발의 정상적인 보행 자세를 유지한다.
- 크래들 : 대상자에게 위 침구의 무게가 가해지지 않게 하거나 특별치료 시 침구가 직접 몸에 닿지 않도록 하기 위해 사용한다. 피부나 개방 상처가 심한 환자, 화상 환자, 피부염, 피부 이식환자에게 사용한다.
- 베개 : 신체 지지, 신체 상승, 신체 부위 긴장

감소, 수술 절개 부위 지지 등의 기능을 한다.
- 침상 난간 : 이동 시의 낙상을 방지하고 측위나 좌위로 체위 변경할 때 사용한다.

90 신체 보호대

- 목적 : 낙상 방지, 특별한 치료 시 환자의 움직임 제한, 의식이 명료하지 않은 환자 보호, 본인 또는 타인을 해칠 우려가 환자에게 적용, 소양증 환자의 피부 손상방지
- 의사의 처방하에 사용절차에 따라 최소한의 시간만 적용하되, 적용 전 환자나 보호자의 서면 동의가 필요하다.
- 종류
① 재킷 보호대(조끼) : 지남력이 상실된 혼돈환자나 진정제를 투여한 환자에게 적용하여 낙상방지
② 장갑 보호대 : 손과 손가락의 움직임을 제한하여 침습적인 장치와 드레싱을 제거하거나 피부 긁는 것을 예방
③ 사지보호대 : 낙상 혹은 치료 장치 제거로 생기는 손상을 예방
④ 팔꿈치 보호대 : 영아나 소아 대상자가 긁지 못하도록 하거나 정맥주사 등과 같은 치료 장치를 유지
⑤ 전신 보호대 : 영아의 몸 전체를 담요나 속싸개로 감싼다.
- 주의사항
① 혈액순환 장애가 일어나지 않도록 보호대를 너무 단단히 묶지 말고 손가락 두 개가 들어갈 정도로 조이는 것이 좋다.
② - 환자의 움직임을 가능한 적게 제한한다.
   - 응급상황 시에 쉽게 풀 수 있거나 즉시 자를 수 있는 방법으로 사용한다.
③ 보호대는 침상 난간에 묶는 것이 아니라 침대 프레임 자체에 묶어야 대상자 움직임 시에 대상자의 안전을 유지하고 보호대 적용의 목적을

달성할 수 있다. - 클로브히치 매듭 사용
④ 뼈 돌출 부위에 패드를 댄 후 보호대를 적용한다.
⑤ 혈액순환을 위해 적어도 2시간마다 보호대를 풀어 근관절 운동과 피부 간호를 시행한다.

91 온요법

- 목적 : 순환과 대사작용 증진, 혈관 확장, 울혈 감소, 체온 상승, 통증 완화, 부종경감, 화농촉진, 근육경련 완화 등
- 방법 및 주의사항
① 적용 부위의 피부를 완전히 건조한 후 적용한다.
② 적용 시간 : 30분간 적용
③ 물 채우는 양 : 주머니의 1/2~2/3
- 주머니의 물기를 닦고 거꾸로 들어보아 물이 새는지 확인한다.
④ 편평한 곳에 놓은 다음 주머니의 입구 쪽으로 밀어서 공기를 제거하고 입구를 잠근다.
⑤ 물 온도 : 46~54℃
⑥ 발적, 화상 등이 나타나면 즉시 중단한다.
- 금기 : 각종 염증(충수돌기염 등), 원인 모를 복통, 화농을 지연시켜야 하는 경우, 출혈 부위, 개방상처, 의식이 저하된 환자

92 냉요법

- 목적 : 체온 하강, 통증 완화, 부종 경감, 혈관 수축에 의한 지혈, 화농과정 지연, 근육 긴장도도 증가, 대사작용 감소 등
① 얼음 채우는 양 : 모가 나지 않은 호두알 크기의 얼음을 1/2~2/3 정도
② 적용 시간 : 30분간 적용
③ 적용 부위 피부 상태를 사정하고, 피부를 완전히 건조한 후 얼음주머니를 대 준다.
④ 주머니의 입구 쪽으로 얼음을 밀면서 공기를

제거하고 입구를 잠근 후 주머니의 물기를 닦고 거꾸로 들어보아 물이 새는지 확인한다.

⑤ 열감, 무감각, 발적, 청색증, 극도의 창백함 등의 증상에 대한 대상자의 반응을 자주 사정한다. 특히, 오한, 발적, 통증 등의 증상 호소 시 얼음주머니를 제거한다.

- 금기 : 혈액순환에 문제가 있는 환자, 개방된 상처 부위, 빈혈환자, 감각 소실 부위 등

93 덤핑 신드롬 : 위 절제술을 받은 사람에게 식수 5~30분 사이에 나타나는 증후군

- 원인 : 섭취한 음식물이 소장 내로 급속히 이동함으로써 발생

- 증상 : 어지러움, 창백, 구토, 심계항진, 발한, 복통, 설사, 실신 등

- 간호

① 한 번에 섭취하는 음식물의 양을 줄이고, 고단백, 고지방, 저탄수화물과 수분이 적은 식사를 유지한다.

② 식사 시 자세는 횡와위나 측위를 취하고, 식후에는 가능한 누워 있는다.

③ 식전 1시간 동안이나 식사 시, 또는 식후 2시간까지는 수분섭취를 하지 않는다.

94 동맥혈 가스 분석 검사 : 동맥을 천자하여 동맥혈을 채취하며 신체의 산염기 균형, 산소 공급상태, 혈액의 산소 및 탄산가스 분압, 폐와 신장의 기능을 평가하기 위해 실기하는 검사

- 주의사항

① 채혈 즉시 공기가 들어가지 않도록 고무마개를 하고 아이스박스에 담아 검사실로 즉시 운반한다.

② 주삿바늘을 제거한 후 약 5~10분 동안 압력을 가하여 출혈을 예방한다.

95 수술 후 의식이 없는 대상자의 머리를 한쪽으로 돌려 눕히거나 측위를 취하여 구강 내 분비물 배출을 쉽게 한다.

96 심폐소생술

순서	성인	소아	영아
1) 의식 확인 : 양쪽 어깨를 가볍게 두드리며, 의식을 확인한다.			
2) 주변 사람에게 119 신고를 요청한다.			
3) 호흡 및 맥박 확인	경동맥 촉지		상완동맥 촉지
4) 심폐소생술	일반인 : 가슴압박 → 자동심장충격기 사용 의료인 : 가슴압박 → 기도유지 → 인공호흡 →자동심장충격기 사용		
가슴 압박 및 기도유지 방법			
가슴 압박 속도	분당 100~120회		
가슴 압박 깊이	약 5~6 cm	가슴 두께의 최소 1/3 이상 (4-5cm)	가슴 두께의 최소 1/3 이상 (4cm)
가슴 압박 위치	흉골 아래 1/2 지점		
가슴 이완	가슴 압박 사이에는 완전한 가슴 이완		
가슴 압박 중단	가슴 압박의 중단은 최소화 (불가피한 중단은 10초 이내)		
기도 유지	① 경추손상 X : 머리 기울임-턱 들어올리기 (head tilt - chin lift) ② 경추손상 O : 턱 밀어올리기(jaw thrust)		
가슴압박 대 인공호흡 비율	전문기도확보 이전	30:2	30:2(1인 구조자) 15:2(2인 구조자, 의료 제공자만 해당)
	전문기도확보 이후	가슴 압박과 상관없이 6초마다 인공호흡	

97 이물질로 인해 기도가 폐쇄되었을 경우

- 의식이 있을 때

① 하임리히법 : 환자 뒤에 서서 상복부를 힘차게 밀쳐 올린다.

② 환자 스스로 기침을 하게 하고, 견갑골 사이를
두드린다.
- 의식이 혼미할 때 : 바닥에 눕혀서 복부 밀치기,
흉부 밀기 등의 하임리히법을 시행한다.
- 의식이 없는 경우 : 즉시 심폐소생술을 시행 후
상방으로 밀어 올리며 비만한 사람이나 임산부
의 경우 가슴 압박을 시행한다.

98 입원 시 업무
① 간호사실, 치료실, 샤워실, 편의 시설 등 병원
내 시설에 대해 오리엔테이션을 실시한다.
② 환자의 침상이 정리되어 있는지 확인한 후 병실
로 안내한다.(가장 먼저 할 일.)
③ 환자의 귀중품은 보호자가 책임지도록 한다.
④ 대상자의 키와 체중 측정, 이름표를 병실 앞,
침대에 부착하고 입원 팔찌를 부착해 준다.
⑤ 활력징후 측정, 간호 정보조사지 작성, 통증,
욕창 위험도, 낙상 위험도를 사정하고 입원 생
활 안내문을 설명한다.

99 - 빈 침상 : 새로 입원할 환자를 위한 침상
- 개방 침상 : 환자가 잠깐 자리를 비웠을 때
- 사용 중 침상 : 환자가 누워있는 상태에서 침상
만들기
- 크래들 침상 : 환자의 발, 다리, 복부에 위 침구가
닿지 않도록 하기 위해 쇠나 나무로 만들어진
반원형의 침구버팀 장비를 반홑이불과 윗홑이불
사이에 넣어준다.
→ 적용 : 화상 환자, 피부염 환자
수술 침상 : 수술 직후의 대상자를 위한 침상으
로, 더러워지기 쉬운 부위에 방수포와 홑이불을
덧깔아서 부분적으로 침상을 교환할 수 있도록
한 침상

100 경청하기, 수용하기, 침묵하기, 반영하기는 치료
적 의사소통이다. 비치료적 의사소통은 충고하기,
일시적 안심, 방어 등이다.

01	02	03	04	05	06	07	08	09	10	11	12	13	14	15	16	17	18	19	20
③	②	①	②	①	①	⑤	①	①	①	④	④	③	②	⑤	①	⑤	⑤	⑤	①
21	22	23	24	25	26	27	28	29	30	31	32	33	34	35	36	37	38	39	40
②	⑤	①	①	⑤	③	⑤	②	②	⑤	⑤	②	③	③	④	⑤	①	③	③	⑤
41	42	43	44	45	46	47	48	49	50	51	52	53	54	55	56	57	58	59	60
①	⑤	①	②	①	④	②	④	⑤	④	④	⑤	⑤	④	③	⑤	③	⑤	④	②
61	62	63	64	65	66	67	68	69	70	71	72	73	74	75	76	77	78	79	80
④	①	②	④	⑤	②	①	②	④	⑤	⑤	①	②	④	⑤	③	⑤	④	③	②
81	82	83	84	85	86	87	88	89	90	91	92	93	94	95	96	97	98	99	100
⑤	⑤	①	⑤	④	③	⑤	③	②	⑤	⑤	①	①	④	①	⑤	①	③	①	②

기초간호학 개요

01 소변기는 매일 아침 솔로 닦고 소독약으로 헹군다. 주삿바늘은 손상성 폐기물 통에 버린다. 유효기간이 짧은 물품은 보관장 앞쪽에 보관하여 빨리 사용할 수 있게 한다. 혈액이 묻은 곡반 및 유리 제품은 먼저 찬물로 헹군 후 더운물과 비누로 세척한다.

02 병원감염으로 인한 상해를 줄이기 위해서는 대상자에게 나오는 가래, 소변, 대변 등 배설물 처리를 위생적으로 하고, 침대보를 갈거나 대상자를 직접 만지는 일을 할 때는 반드시 전후로 손을 씻어야 한다. 세균 전파의 매개물인 곤충은 반드시 없애며 바닥 청소 시는 먼지가 날리지 않도록 비질을 하지 않는다. 감염성 질환자의 병실은 다른 병실과 교차 환기가 되지 않도록 공기정화장치를 사용한다.

03 간호기록은 환자, 질병, 치료에 대한 임상 교육자료로 활용된다. 환자에 대한 기록은 법정 증거물로 제출될 수 있으며 병원, 의사, 간호사, 환자를 보호하고 보험 관계상 중요한 증거 자료로 이용된다.

환자가 받은 간호 내용을 모니터하고, 그 간호를 제공한 간호사의 능력을 평가하는 기본 자료가 된다. 건강 요원들 간에 이루어지는 의사소통의 수단으로 사용되며 중복되는 치료 및 간호를 없앨 수 있다.

04 간호조무사의 업무는 다음과 같다.
- 대상자 자신이 어느 정도 할 수 있는 신체적 간호 돕기를 한다.
- 입원실 및 진찰실 환경정리를 한다.
- 대상자의 특이한 증상이 관찰되면 간호사에게 보고한다.
- 대상자 진찰 시 보조한다.
- 활력징후 측정을 돕는다.
- 각종 치료에 필요한 기구를 준비한다.
- 드레싱 준비를 한다.
- 치료 또는 수술에 필요한 기구의 소독과 사용 후 손질한다.
- 대상자의 침대를 준비한다.
- 대상자의 입퇴원을 돕는다.
- 대상자의 진단방사선실, 수술실, 검사실 등을 방문할 때 동반한다.
- 의사나 간호사의 지시에 따라 검사물을 수집한다.

- 간호사의 지시 감독하에 대상자에게 투약한다.
- 의사 및 간호사 부재 시 응급 대상자가 왔을 때 응급처치를 하면서 급히 의사와 간호사를 돕는다.

05 관상동맥은 대동맥 기시부에서 시작되어 좌우 두 갈래로 나뉘어져 심장 구석구석을 둘러싸고 있으며, 심장의 심근이 수축과 이완을 반복할 때 필요한 영양소와 산소를 심근에 제공하는 혈관이다.

06 폐포는 호흡세기관지의 맨 끝부분에 있는 포도송이 모양의 작은 공기주머니로 산소와 이산화탄소의 가스교환이 이루어지는 장소이다.
폐포의 세포벽은 표면이 얇은 단순편평상피로 구성되어 공기와의 접촉면을 높이며, 상피세포 바깥쪽에 밀착해 있는 모세혈관은 빠른 시간안에 다량의 산소와 이산화탄소가 통과하기 적합한 구조로 확산에 의해 가스교환이 이루어진다.

07 알레르기 반응이란 이미 어떤 약물에 대한 감수성이 있어 약물의 투약 시 나타나는 면역학적 반응을 말한다.

08 당뇨병은 인슐린의 수요와 공급이 맞지 않아 발생하는데 고혈당이 특징인 당질 대사 장애와 지방, 단백질 대사 장애를 동반한다.
인슐린은 혈중 포도당 농도를 낮추어 주는 혈당강하제이며 당뇨병 치료제로 사용된다.

09 지방은 1g당 9kcal의 에너지를 공급하며 중요한 열량원이다. 호르몬과 세포막의 주요 구성 성분으로 체지방은 외부와의 절연체 역할로 체온을 유지시켜 주며, 체내의 장기를 둘러싸서 보호해 주는 충격 흡수의 역할을 한다. 또한, 지용성 비타민 A, D, E, K의 장내 흡수를 돕는다.

10 만성신부전은 신장의 배설기능 감소로 인해 소변 생성이 감소하여 노폐물이 체내에 축적되며 수분과 전해질의 불균형을 초래한다.
1. 단백질의 제한
- 단백질 대사의 주요 산물은 요소이며 이는 신장을 통해 배설된다. 단백질 대사에서 발생한 노폐물의 축적이 요독증의 주원인이므로 신기능의 정도와 증상의 심가성에 따라 단백질을 제한한다.
2. 수분과 나트륨 제한
- 소변 배설량이 거의 없으면 수분과 나트륨이 정체되어 부종, 고혈압, 울혈성 심부전을 유발할 수 있다.
3. 칼륨 제한
- 신장은 칼륨을 배설하는 일차적 장기이다. 신부전환자의 고칼륨혈증은 위험한 심부정맥을 유발할 수 있으므로 바나나, 오렌지 등 생과일과 건포도, 채소, 버섯, 육류, 견과류, 낙농제품 등은 칼륨이 많이 함유되어 있어 주의해야 한다.

11 치아의 맹출은 생리 현상으로 보통 아무 이상 없이 진행된다. 허약한 아동에게는 식욕부진, 불쾌감, 설사, 변비 등이 생기며 38℃ 발열이 나타나기도 한다. 유치의 감염으로 인한 맹출 장애는 감염원의 조기 제거 및 공간 유지만으로도 치료가 되는 경우가 있으며 여기에는 정기적 방사선 사진 촬영이 필수이다.

12 의사가 오른손으로 진료할 때는 간호조무사도 진공 흡입기를 오른손으로 잡아 조정하고, 나머지 손은 효과적으로 사용함으로써 진료를 더욱 원활하게 할 수 있다. 기구 전달 시 최소 동작만 이용하고 사고로 바늘 등에 찔리는 일이 없도록 매우 조심한

다. 기구는 진료 의사가 받아서 위치를 바꿀 필요
가 없도록 사용하는 부위에 맞게 전달한다. 전달되
는 기구는 진료 의사가 시술 부위에서 눈을 떼지
않고 전달받을 수 있도록 한다.

13 - 탕제 : 물에 약물을 넣고 끓여 성분을 삼출시키
는 약으로 흡수가 빨라서 급성질환에 많이 사용
한다.
- 산제 : 약을 가루로 만든 것으로 탕제와 환제의
중간 정도의 흡수 속도를 가진다.
- 주제 : 알코올 용액 또는 양조주 등에 약물을
담근 후 유효한 성분을 삼출시켜 만든 약이다.
- 환제 : 가루로 만든 약에 꿀 등을 넣어 뭉쳐서
일정한 모양으로 만든 약으로 만성질환에 많이
사용한다.

14 뜸 치료법은 구법이라고 하며 쑥 뭉치나 다른 약물
을 경혈에 올려놓고 태워 따뜻한 기운을 직접 가하
여 찬 기운을 물리쳐서 각종 질환을 개선하고 질병
에 대한 저항력을 증가시키는 한방치료법이다.

15 주의 의무는 유해한 결과가 발생하지 않도록 집중
해야 하는 의무로서 타인의 생명과 신체에 손해를
가한 경우에 민형사상의 법적 책임을 준다.

16 치료적 의사소통 방법에 대한 설명이다.
- 경청 : 상대방에 관심을 집중하여 능동적으로 듣
는 적극적인 과정
- 수용 : 비판단적이고 관심 있는 태도로 대상자를
지지하고 정보를 받아들이는 것
- 침묵 : 의도적으로 말을 하지 않으며 대상자에게
생각을 정리할 여유와 말할 수 있는 시간을 주는
것
- 정보제공 : 대상자가 원하거나 꼭 필요한 경우

전문인으로서 알고 있는 지식을 알려주고 질문
에 답해주는 것
- 개방적 질문 : 대상자에게 이야기를 할 수 있는
기회를 제공하는 방법으로 광범위하고 일반적인
질문을 주는 것
- 반영 : 면담자가 대상자의 느낌이나 생각 혹은
관찰한 바를 자신의 견해를 섞지 않고 다시 표현
하는 것
- 명료 : 대상자가 모호하게 사용한 언어나 불명료
한 사고를 명확하게 설명할 것을 요구하는 것

17 강한 자기장 내에서 인체에 고주파를 전사해서 반
향되는 전자기파를 측정하여 영상을 얻어 질병을
진단하는 검사방법으로 검사 전 금속 물질을 모두
제거하여야 한다.

18 내측 상과염은 골프 엘보(Golfer's elbow)라고도
하며 손목을 굽히는 일을 과도하게 하는 사람에게
흔히 발생한다.
외측 상과염은 테니스 엘보(Tennis elbow)라고도
하며 손목을 펴는 동작을 많이 할 경우 발생한다.

19 - 점액수종 : 갑상선기능저하증
- 크레틴병 : 선천적으로 갑상선호르몬이 부족하
여 태생기 혹은 출생 후 영아에게 나타남
- 하시모토병 : 자가면역성 질환으로 면역세포가
갑상선에 침착하여 염증을 일으켜 갑상선을 파
괴하는 만성 갑상선염(갑상선기능저하증)
- 에디슨병 : 부실피질호르몬 부족 현상

20 급성사구체신염은 대부분 면역장애로 β 용혈성
연쇄상구균 항원에 대한 항원-항체 반응으로 사구
체의 기공이 커져 단백질이 여과하여 단백뇨와 혈
뇨가 나타나며 신장 기능이 감소한다. 대표 증상은

혈뇨, 단백뇨, 부종, 고혈압, 소변량 감소 등의 증상이 나타난다.

식이요법은 단백뇨의 정도에 따라 저단백, 저염식이, 수분 제한 식이를 섭취한다. 또한 에너지원으로 단백질을 소비하면 근육 소모가 발생하므로 고탄수화물식이 위주로 공급한다.

21 유방암은 지방이나 알코올의 과다섭취, 6개월 이하의 모유 수유, 장기간의 경구 피임약 복용, 높은 연령의 첫 만삭 임신의 경우에 발생 가능성이 높다.

22 결막염 환자의 간호 보조 업무 시 주의점은 다음과 같다.
- 안약을 점적할 때 머리를 뒤로 젖히고 눈은 위를 보게 한다.
- 수건이나 안약을 가족 간에 같이 사용하지 않고 개별 사용한다.
- 안연고는 결막을 노출하여 내안각에서 외안각 쪽으로 넣는다.
- 동시에 투여할 경우 안약을 먼저 점안하고 다음에 안연고를 투여한다.

23 성숙한 난자가 복강 내로 배출되는 현상을 배란이라고 한다.

24 - 계류유산 : 자궁경부가 닫혀있는 상태로 수일에서 수주 동안 사망한 임신 산물이 자궁 내에 남아 있는 경우이다. 자궁의 증대 및 유방의 변화가 없거나 감소된다. 초음파로 진단된다.
- 완전유산 : 태아, 태반, 양막 등 수정된 내용물이 자궁강 내에서 완전히 배출되는 것이다. 내자궁구는 닫힌다.
- 불가피유산 : 절박유산이 진행되어 복통과 질 출혈이 많아지고 태막 파열이 있어 자궁경부가

이완되고 수정란이 자궁벽에서 박리되어 배출된다. 내자궁구는 열린다.
- 불완전유산 : 태아와 태반의 일부가 자궁강 내에 남아 있는 경우이다. 패혈증을 동반하는 패혈유산이 올 수 있다. 내자궁구는 열린다.

25 현재 신생아의 상태는 피부색이 몸은 분홍색이지만 사지는 청색이며 자극에 대하여 얼굴을 찡그리며 사지의 근 긴장도는 잘 굴곡되어 있고 호흡은 불규칙적이며 느리고 약한 울음을 우는 상태로 아프가 점수가 7이며 자궁 외 생활 적응에 어려움이 없는 상태임.

26 산후 운동, 자궁 내 태아 위치 교정, 월경통 완화, 자궁 후굴 예방을 위해 좋은 체위는 슬흉위이다.

27 디프테리아는 균이 인두, 후두, 비강이나 그 외 점막에 위막을 형성하는 질환으로 독성 심근염 합병증을 주의해야 한다.

28 초유는 분만 2~3일에 분비되며 끈적끈적하고 황색으로 면역체가 충분히 있으며 태변의 배설을 돕는다. 초유는 성숙유에 비해 색깔이 더 진하고 비중도 더 무겁고 단백질과 무기질이 많고 탄수화물과 지방은 적으며 면역성분이 더 많다.

29 영유아 탈수 시에는 소변량이 감소, 입과 혀 건조, 체중감소, 처짐, 울 때 눈물이 나오지 않음, 대천문 움푹 꺼짐 등의 증상이 나타난다.

30 노인의 우울증 치료 및 간호에 대한 설명이다.
- 노인의 우울증 유병률과 위험을 예방하기 위하

여 평소 건강검진 때 이 문제를 사정해야 한다.
- 노인 우울증은 오래 지속되는 경향이 있지만, 즉각적인 치료로 회복이 빠를 수 있다. 정신치료와 항우울제는 다양한 정도의 많은 우울증을 완화할 수 있으며 전기 경련 요법은 다른 치료에 반응하지 않는 심각한 우울증이 있는 환자에게 효과적이다.
- 적절한 영양과 규칙적인 운동을 포함한 양질의 기본 건강 수칙은 기분에 긍정적인 작용을 할 수 있다.
- 노인 우울증의 주원인이 되는 독거, 사회적 고립, 열악한 주거 환경, 경제적 빈곤, 학대와 방임 등에 적극적으로 개입하고 사회적 지지를 제공할 수 있는 자원, 프로그램 등에 참여하도록 지지하고 연계하는 것이 중요하다.

31 미각이 둔화되어 식욕이 없을 때는 시각적으로 식욕을 자극하는 효과를 주면 입맛을 돋우어 줄 수 있다.

32 노화로 인한 대장 운동력의 변화는 발생하지 않지만, 섬유소 및 수분 부족, 운동 부족과 같은 다양한 요인으로 변비가 자주 발생한다.

33 - 대상자를 안정시키고 기도, 호흡, 순환을 확인한다.
- 빨갛게 부어오른 부위에 검은 점처럼 보이는 벌침을 찾는다.
- 신용카드 등으로 피부를 긁어내듯 침을 제거한다.
- 비눗물로 상처 부위를 깨끗이 씻어 2차 감염을 최소화한다.
- 얼음찜질하여 통증과 부종을 감소시킨다.
- 통증을 완화하기 위해 아세트아미노펜을 투여하고 부종과 가려움증을 완화하기 위해 스테로이드 연고를 바른다.
- 알레르기 반응을 관찰하고 알레르기 반응이 나타나면 병원으로 이송한다.
- 입안을 쏘였을 경우는 병원에 가는 동안 얼음한 조각을 입안에 넣어 부종을 감소시킨다.
- 암모니아나 베이킹파우더 원액을 발라 독소를 중화한다.

34 - 화상 부위에 붙어 있는 옷 등을 제거하지 말고, 화상 부위가 적을 경우 깨끗한 수돗물에 10분 이상 담가두어 통증을 감소시킨다.
- 소독 거즈로 화상 부위를 덮어주고 물집은 터트리지 않는다.
- 로션을 바르거나 연고, 기름 종류는 바르지 않는다.
- 부종이 생기기 전에 신체를 압박하는 모든 장신구는 제거한다.

35 하악 턱을 잡고 양손으로 들어 올린다. 머리가 뒤로 기울어지면서 하악이 전방으로 올려진다. 이 방법은 목을 신전시키지 않음으로 목 부상이 의심되는 경우 시행하는 기도개방법이다.

보건간호학 개요

36 진단평가는 교육을 진행하기 전에 실시한다. 교육대상자의 지식수준, 태도, 흥미, 준비도, 동기부여 정도 등을 알 수 있다. 대상자의 개인차를 이해하고 교육방법을 설계하는 데 효과적이다.
형성평가는 교육이 진행되는 동안에 실시한다. 교육내용, 교육방법, 교육효과 등을 향상시키기 위해서 내용을 조정 추가하기 위한 평가 과정이다.

총괄평가는 교육 후 학습자가 교육주제에 대하여 지식, 태도의 변화가 있는지 확인하는 방법으로 교육과정에 대한 전반적인 평가이다.

37 관찰법은 교육자가 대상자에게 실시한 교육과 관련된 변화내용을 직접 관찰하여 작성하는 평가 방법이다. 시범교육 후에 습득한 기술을 정확하게 수행하는지를 평가하는 방법으로 주로 활용한다.

38 인터넷은 정보자원 탐색, 가상공간에서의 협력학습, 원격교육, 시뮬레이션 교육 등이 가능하다. 풍부한 정보와 다양한 배경 지식을 제공하고 끊임없이 탐색하는 과정에서 창의성과 종합적 사고를 키울 수 있다.

39 지역사회 간호사업의 계획 시에는 반드시 사업의 대상인 지역사회 주민이 참여하여야 하고 지역사회 간호사업을 실시할 때에는 그 지역의 시급한 문제를 해결하기 위한 계획이 우선시 된다.

40 지역사회 간호사업 후 기록을 통해 얻을 수 있는 이점은 다음과 같다.
- 사업 효과 평가의 증거 자료
- 보건의료 인력 간의 사업 내용 공유
- 연구 자료
- 이후 업무 계획의 기본 자료
- 지역사회 간호사업의 기초 및 교육 자료
- 지역사회 간호사업의 및 재계획 시 중복으로 피함

41 귤릭의 7단계(POSDCoRB) 행정 과정에 대한 내용이다.
- 기획 : 실행을 하기 전에 무엇을 어떻게 할 것인지를 계획하고 미래를 예측하는 사전 준비 활동과 집행전략
- 보고 : 조직의 내부-외부, 집단-집단, 개인-개인 사이의 모든 상황을 연결해 주는 의사소통 과정
- 예산 : 조직 목표 달성에 드는 예산의 편성, 회계 및 재정, 결산 등을 포함
- 지시 : 조직의 장이 목표 달성을 위해 여러 가지 의사결정을 하고 지침을 내리는 과정(명령, 지도, 감독)
- 조정 : 공동 목표 달성을 위해 조직원 또는 부서 간의 토의 및 회의를 통하여 의견을 일치하도록 하는 집단적 노력

42 건강은 국민의 기본 권리로 지역별로 병·의원이 고르게 있어야 한다. 보건 의료 수요자에게 적절한 의료를 효과적으로 제공하고 보건의료기관의 설비, 자원을 최대한 효율적으로 이용해야 한다.

43 국민건강보험은 사회보험으로 다음의 특징을 가지고 있다.
- 법률에 의한 강제 가입
- 부담 능력에 따른 보험료의 차등 부담
- 보험 급여의 균등한 수혜
- 보험료 납부의 강제성, 단기 보험적 성격
- 소득 재분배 및 위험 분산 기능 수행

44 인두제는 의료의 질이나 종류와 관계없이 의사에게 등록된 환자 또는 주민의 수에 따라 진료비를 지급하는 방식으로 의사들은 진료비용을 절감하기 위해 과소 진료를 하게 되는 문제점이 있다.

45 층간소음의 종류는 경량충격음과 중량충격음으로 구분할 수 있다. 경량충격음은 실내에서 숟가락 등의 가벼운 물건을 떨어뜨릴 때나 의자나 책상 등의

가구를 끌 때 발생하는 음이며 중량충격음은 인간의 보행, 어린이들의 뜀 등에 의해 발생하는 무겁고 지속시간이 긴 충격음이다. 층간소음 관리를 위해 '층간소음 이웃사이센터'를 만들어 전문가의 분쟁조정 지원서비스를 제공하며 환경부에서 관리하고 있다.

46 군집독은 일정한 공간에 많은 사람이 밀집된 경우 발생하며 두통, 현기증, 권태감, 불쾌감 등의 증상이 나타날 수 있고 환기를 통해 증상이 호전된다.

47 성층권에 존재하는 오존층은 특히 20~25km에 많으며 태양 복사선 중 자외선을 흡수하여 지구에 도달하지 못하도록 하는 중요한 역할을 한다. 오존층은 프레온가스에 의해 주로 파괴된다.
대기오염물질과 자외선이 반응하여 형성되는 오존은 대류권에 있으며 맑고 더운 날, 바람이 없고 건조한 날씨에 더 심해진다.
대류권의 오존은 대기오염으로 인해 발생하는 유해한 오존이며, 하수의 살균, 악취 제거에 유용하게 사용되는 오존은 인공적으로 만들어진다.

48 물은 다음과 같은 방법으로 자정작용이 일어난다.
- 희석 : 물이 풍부한 지역에 오염물질이 유입된 상태로 많은 양의 물과 섞여 오염도가 희석된다.
- 침전 : 시간 경과에 따라 오염물질이 가라앉는 작용으로 물이 정화된다.
- 산화 : 산소와의 결합으로 물이 깨끗해진다.
- 식균 : 물속에 사는 생물에 의해 오염물질이 분해되는 작용이다.

49 식품의 변질은 식품 본래의 향미, 색, 영양의 변화가 일어나는 것이다.
- 부패는 단백질 식품이 미생물의 작용에 의해 분

해되는 것이다.
- 변패는 탄수화물이나 지방 식품이 미생물에 의해 분해되는 것이다.
- 산패는 지방이 산화되어 변질하는 것이다.
- 발효는 탄수화물 식품에 미생물이 증식하여 분해되는 것으로 유용하게 이용된다.

50 임시건강진단은 직업병 집단 발생 예방 및 동료 근로자의 보호를 위하여 고용노동부 장관의 명령에 따라 사업주가 실시하는 건강진단이다.

공중보건학 개론

51 질병의 자연사는 다음과 같다.
- 1단계(비병원성기) : 질병에 걸리지 않은 시기
- 2단계(초기병원성기) : 질병 초기 시기
- 3단계(불현성감염기) : 감염되었으나 증상이 없는 시기
- 4단계(발현성질환기) : 감염되어 증상이 나타나는 시기
- 5단계(회복기) : 질병 회복, 장애, 사망에 이르는 시기

52 메르스는 2015년에 해외유입으로 우리나라에 유행한 호흡기 감염병으로 원인균은 코로나바이러스이다. 콜레라, 세균성 이질, 장티푸스는 소화기 감염병이며 인플루엔자는 인플루엔자 바이러스로 감염된다.

53 '감염병의 예방 및 관리에 관한 법률' 제2조제11호에 따른 인수공통감염병의 종류는 장출혈성대장균감염증, 일본뇌염, 브루셀라증, 탄저, 공수병, 동물

인플루엔자 인체감염증, 중증급성호흡기증후군 (SARS), 변종크로이츠펠트-야콥병(vCJD), 큐열, 결핵, 중증열성혈소판감소증후군(SFTS)이 있다.

54 투베르쿨린 반응검사는 PPD 용액을 0.1cc 전박에 피내주사하고 48~72시간 후 판독한다.
- 양성 : 10mm 이상→ 흉부 X-선 검사
- 음성 : 5mm 이하→ BCG 예방접종

55 요충증은 요충감염에 의한 맹장 및 항문의 기생충 질환이다. 요충란은 항문 주위에 산란한 후 수 시간 내에 매우 강한 전파력을 가지고, 일차적으로 항문 주위를 긁은 손에 묻어 전파가 시작되며 일부는 옷이나 침구류 등에 의해 감염된다.

56 출생과 사망의 차이에서 오는 인구의 증가를 자연 증가라고 하며 전입과 전출의 차이에서 오는 인구의 증가를 사회 증가라고 한다.

57 모자보건이란 모성과 영유아의 육체적, 정신적 건강증진을 위한 보건 활동을 말한다. 즉, 모성과 영유아들의 전문적인 보건의료 제공과 육체적, 정신적 건강을 유지하는 것을 의미한다.

58 「모자보건법」상 인공임신중절수술은 임신 24주일 이내인 사람만 할 수 있으며, 「모자보건법」에 규정된 다음의 항목 외에는 인공임신중절수술이 불가능하게 되어있다.
- 본인이나 배우자가 우생학적 또는 유전학적 정신장애나 신체 질환이 있는 경우(연골무형성증, 낭성 섬유증)
- 본인이나 배우자가 전염성 질환(풍진, 톡소플라즈마증)이 있는 경우
- 강간 또는 준강간에 의하여 임신한 경우
- 법률상 혼인할 수 없는 혈족 또는 인척 간에 임신한 경우
- 임신의 지속이 보건 의학적 이유로 모체의 건강을 심각하게 해치고 있거나 해칠 우려가 있는 경우

59 바이오피드백은 우리 몸 내부에서 일어나는 생리 현상을 컴퓨터를 통해 시각 및 청각상으로 알 수 있게 해주고 스스로 조절할 수 있게끔 도와주는 치료 방법이다. 점진적 근육 이완법은 스트레스 상황에서 무의식적으로 근육 긴장이 초래되므로 반복 훈련을 통해 긴장 상태를 이완상태로 전환하는 방법을 익히는 것이다. 분노 조절 훈련은 자신의 감정을 적절히 표현하는 것이 가장 중요하며 그외에 감정을 스스로 조절하는 기법이다. 복식 호흡법은 마음을 평안하게 하고 신체를 이완시키는 방법이다.

60 밤병원 프로그램은 낮에는 학교나 직장생활을 하고 치료와 숙식을 제공받는 부분 입원 기관이다. 직장생활을 계속할 수 있는 상태의 환자, 직장 환경은 바람직하지만 가정의 환경이 유해한 영향을 주는 경우의 환자가 대상이다.

61 노인의 우울증은 잘못 진단되는 경우도 많으며 노인들의 특이한 생활 태도, 사회 고립 상태와 부정 반응, 정상 노화 과정을 소홀히 대해는 태도 때문에 치료되지 않고 방치될 수 있다.

62 노인 문제가 다양한 형태로 나타나기 때문이다.

63 제한된 자원과 기술의 투입으로 최대의 효과를 달성해야 한다.
- 개인보다는 가족이 사업 단위가 된다.
- 지역사회 간호사업은 뚜렷한 목표와 목적이 있다.
- 지역주민을 건강하게 하는 것은 곧 지역사회를 발전시키는 것이 되므로 보건사업과 지역개발사업은 서로 연관성을 지닌다.
- 효율적인 전개를 위해서 조직화한 지역사회의 노력이 필요하다.

64 방문 간호의 경우 가정, 학교, 산업장 등에 있는 대상자를 직접 찾아 방문하는 것이다.
- 가족 건강을 직접 감독하는 효과
- 가족 환경을 직접 관찰 가능하여 상황 파악이 가능하다.

65 의료법 제65조(면허 취소와 재교부)
① 3회 이상 자격 정지 처분을 받은 경우
② 제11조제1항에 따른 면허 조건을 이행하지 아니한 경우
③ 자격 정지 사유
④ 의료기관 개설 허가 취소 사유
⑤ 일회용 의료기기를 재사용하여 사람의 생명 또는 신체에 중대한 위해를 발생하게 한 경우

66 감염병의 예방 및 관리에 관한 법률 제79조(벌칙)
다음 각 호의 어느 하나에 해당하는 자는 2년 이하의 징역 또는 2천만원 이하의 벌금에 처한다.
1. 제18조제3항을 위반한 자
(제18조 제3항 ③ 누구든지 질병관리청장, 시·도지사 또는 시장·군수·구청장이 실시하는 역학조사에서 다음 각호의 행위를 하여서는 아니 된다.
  1. 정당한 사유 없이 역학조사를 거부·방해 또는 회피하는 행위

2. 거짓으로 진술하거나 거짓 자료를 제출하는 행위
3. 고의적으로 사실을 누락·은폐하는 행위

67 구강보건법 제15조(노인 구강보건사업의 범위)
1. 노인 구강보건교육사업
2. 노인 구강검진사업
3. 그 밖에 노인의 구강건강증진에 필요하다고 인정되는 사업
[별표1] 2.구강검진사업 : 치아우식증 상태, 치주질환 상태, 치아마모증 상태, 구강암, 틀니 관리, 그 밖의 구강질환 상태

68 결핵예방법 시행규칙 제5조
- 전염성 결핵 환자의 업무의 종사가 일정 기간 정지되거나 금지되는 업무는 다음 각호와 같다.
1. 의료법에 따른 의료기관에서 근무하는 의료인의 업무 및 그 보조업무
2. 보육 교직원과 유치원 및 학교에서 근무하는 교직원의 업무 및 그 보조업무
3. 선박안전법 시행규칙에 따른 원양구역을 항해구역으로 하는 선박의 승무 업무 및 항공법에 따른 객실 승무원의 1회 8시간 이상 비행 근무 업무

69 정신건강증진 및 정신질환자 복지서비스 지원에 관한 법률 제2조(기본이념)
- 정신질환자는 원칙적으로 자신의 신체와 재산에 관한 사항에 대하여 스스로 판단하고 결정할 권리를 가진다. 특히 주거지, 의료행위에 대한 동의나 거부, 타인과의 교류, 복지서비스의 이용 여부와 복지서비스 종류의 선택 등을 스스로 결정할 수 있도록 자기 결정권을 존중받는다.
- 정신질환자는 자신에게 법률적·사실적 영향을 미치는 사안에 대하여 스스로 이해하여 자신의 자유로운 의사를 표현할 수 있도록 필요한 도움

168을 받을 권리를 가진다.
- 정신질환자는 자신과 관련된 정책의 결정 과정에 참여할 권리를 가진다.

70 혈액관리법 시행규칙
제6조(헌혈자의 건강진단 등)
② 제1항에 따른 신원 확인 후에 혈액원은 헌혈자에 대하여 채혈을 실시하기 전에 다음 각 호에 해당하는 건강진단을 실시하여야 한다.
1. 과거의 헌혈경력 및 혈액검사결과와 채혈금지 대상자 여부의 조회
2. 문진·시진 및 촉진
3. 체온 및 맥박 측정
4. 체중 측정
5. 혈압 측정
6. 다음 각 목의 어느 하나에 따른 빈혈검사
  가. 황산구리법에 따른 혈액비중검사
  나. 혈색소검사
  다. 적혈구용적률검사
7. 혈소판계수검사(혈소판성분채혈의 경우에만 해당한다)

71 [호흡] : 흡기에 의해 산소를 받아들이고 호기에 의해서 탄산가스를 배출시키는 과정
- 정상 범위 : 12~20회/분
- 측정 방법
  ① 맥박을 측정한 손가락을 맥박 측정 부위에 그대로 댄 채 호흡수를 측정한다.
  ② 매 흡기와 호기 시 마다 대상자의 흉곽이 올라가고 내려가는 것을 관찰한다.
  ③ 한번의 흡기와 한번의 호기를 1회 호흡으로

한다.
④ 측정 시간 : 리듬이 규칙적이면 30초*2, 불규칙적이면 1분간
 - 호흡의 유형
 - 서호흡 : 12회/분 이하
 - 빈호흡 : 20회/분 이하
 - 과호흡 : 호흡 횟수와 깊이가 증가
 - 쿠스마울 호흡 : 케톤성 당뇨병 혼수시 나타나는 호흡, 빠르고 깊으며 과일냄새가 남
 - 체인스톡 호흡 : 임종 시 호흡, 무호흡과 과도호흡이 교대로 나타남.
 - 기좌 호흡 : 앉거나 몸을 앞으로 숙이면 숨쉬기가 편해짐.
▶ 호흡 수 증가 요인 : 고열, 출혈, 쇼크, 빈혈, 운동 후, 식사 후, 갑작스러운 통증, 혈액 속 이산화탄소 증가 시
▶ 호흡 수 감소 요인 : 진정제, 마약성 진통제 투여 후, 수면 시

72 [혈압] : 혈액이 혈관 벽을 지나면서 생기는 압력
= 수축기 혈압/이완기 혈압
- 정상 범위 : 120/80mmHg
- 측정 방법
  ① 환자의 팔을 심장과 같은 높이에 둔다.
  ② 상완 동맥 위로 커프의 중앙이 오도록 하고, 커프의 하단이 상완 동맥 촉지부위보다 2~3cm 위에 오도록 한다.
  ③ 커프는 손가락 하나가 들어갈 정도로 감되, 상박의 약 2/3을 덮는 정도의 폭을 가진 커프를 사용한다.
  ④ 같은 부위에서 혈압 측정을 반복하는 경우, 2~5분간 휴식 후 측정한다.
- 혈압이 높게 측정되는 경우
① 운동, 식사, 흡연 후
② 커프가 팔 둘레보다 너무 좁을 때
③ 커프가 느슨하게 감겼을 경우

④ 팔이 심장보다 낮을 때
⑤ 혈압 측정 전에 충분히 안정되지 않았을 때
⑥ 반복 측정 시 충분히 휴식하지 않은 경우
⑦ 커프의 공기를 너무 천천히 뺄 때
- 혈압이 낮게 측정되는 경우
① 탈수, 쇼크, 수면 시
② 커프가 팔 둘레보다 넓을 때
③ 팔이 심장보다 높을 때
④ 커프의 공기를 지나치게 빨리 뺄 때

73 위관 영양
- 목적 : 의사의 처방하에 무의식 환자, 식도질환,
  연하곤란이 있는 환자 등에게 적용
- 주의사항
① 체위 : 좌위 또는 반좌위
② 영양액 온도 : 체온보다 약간 높게 하거나 실내
  온도 정도
③ 영양액 주입 전 물 15~30cc, 주입 후에 물
  30~60cc 정도 주입하여 위관 개방을 유지한
  다.
④ 주입 속도 : 영양액이 1분에 50cc 이상 들어가
  지 않도록 한다.(∵빠르게 주입될 경우 설사 유
  발)
⑤ 음식물이 중력에 의해 내려가도록 영양액이 위
  에서 30~50cm 높이에 위치하도록 한다.
⑥ 위관의 위치를 확인한 후 위관 영양을 진행한
  다.
- 위 내용물 흡인(위 내용물이 나오면 OK)
  : 100cc 이상 나오면 위 내용물을 다시 주입한
    후 의료진에게 보고
    (다시 넣는 이유 - 체액과 전해질 불균형 예방)
- 비위관에 10cc의 공기를 넣으면서 공기가 지나
  가는 소리가 상복부에서 들리는지 청진기로 확
  인한다.(공기 지나가는 소리가 들리면 OK)
- 비위관 끝을 물그릇에 넣어본다.(공기방울이 발
  생하면 X - 제거 필요)

- 의사의 처방이 있는 경우 x-ray를 촬영하여 튜
  브의 위치를 확인한다.
⑦ 영양액 주입 중 구토와 청색증이 나타나면 영양
  액 주입을 즉시 중단하고 보고한다.

74 섭취량, 배설량 측정의 목적
- 적절한 수분 섭취를 확인하기 위함.
- 체액 균형을 사정하기 위함.
- 비뇨기계 기능을 사정하기 위함.
▶ 섭취량, 배설량 측정이 필요한 대상자
- 금식 대상자
- 수술 후 대상자
- 위관 영양 대상자
- 수분 제한 대상자
- 수분이 정체된 대상자
- 이뇨제 투여 대상자
- 심한 화상 또는 상처가 있는 대상자
- 흡인 기구나 상처 배액관을 가지고 있는 대상자
[섭취량 측정]
- 섭취량 배설량 측정 처방이 있는지 확인한다.
- 측량표와 I/O 기록 용지는 환자가 보호자가 적
  기 편리한 곳에 둔다.
- 섭취량은 눈금 컵을 사용하여 측정한다.
- 섭취량에 포함되는 사항 : 입으로 섭취한 모든
  음식에 함유된 수분량과 물, 정맥주사, 수혈, 위
  관영양으로 주입한 용액, 체내에 주입된 용액(관
  장, 배액관 용액, 복막 주입액 등)
  ▶ 얼음 : 1/2로 측정하여 포함
  ▶ 제외되는 것 : 가글 용액 등
[배설량 측정]
- 소변량 측정은 눈금이 있는 소변기를 이용하여
  정확히 측정한다.
- 신장, 심장질환, 약물작용으로 인해 소변량의 변
  화가 있다.
- 소변량이 시간당 25cc 이하, 하루 600cc 이하인
  경우 또는 소변색이나 냄새 이상 시 즉시 의료진

에게 보고한다.

- 배설량에 포함되는 사항 : 소변, 설사, 젖은 드레싱, 심한 발한, 과도호흡, 배액량, 구토 등
  ▶ 제외되는 것 :정상대변, 발한, 정상 호흡 시 수분 소실량 등
  ▶ 영유아 : 기저귀 무게 측정
  ▶ 실금이 잦았을 때 : 환의, 홑이불 교환 횟수 기록
  ※ 체액 불균형인 경우
- 섭취량 〉 배설량 : 부종
  → 수분 제한, 배뇨를 증가시키는 약물 투여
- 섭취량 〈 배설량 : 탈수 → 수분 보충 필요

75 장루세척

- 목적
① 연동 운동을 자극하여 배변을 하게 하기 위함.
② 주기적인 세척을 통해 규칙적인 배변 습관 확립
③ 장루 폐색이나 탈장 예방
- 방법
① 세척액 용량 : 한 번에 250cc 주입 + 총 500mL 넘지 않도록
② 세척통 준비 : 세척통을 약 40cm 높이 IV 걸대에 걸고 소량의 용액을 흐르게 하여 튜브 내의 공기를 뺀 후 조절기를 잠근다.
③ 삽입 길이 : 직장 튜브 끝에 윤활제를 발라 7-10cm 삽입한다.
- 주의사항
① 점액질이나 피가 섞인 대변과 장루의 색깔이 적갈색, 보라색, 검은색으로 변할 때
  - 장루 괴사 의심
② 가스 형성 음식은 피하도록 한다.
  - 예 배추, 무, 양파, 치즈 등
③ 인공항문 주위의 피부 간호 방법을 교육하여 헐거나 감염되지 않도록 한다.

76 유치 도뇨

- 목적
● 장시간 자연 배뇨가 불가능한 경우 배뇨하기 위함이다.
● 전신 마취 수술 시 오염을 방지하기 위함이다.
● 간헐적 도뇨를 지나치게 자주하는 것을 방지하기 위함이다.
● 요실금 대상자의 피부 손상을 예방하기 위함이다.
● 시간당 소변 배설량 측정을 위함이다.
● 무의식이나 척추 손상 대상자의 요정체 예방을 위함이다.
● 방광 세척 또는 약물 주입을 하기 위함이다.
- 주의사항
① 체위 : 여성 - 배횡와위, 남성 - 앙와위
② 외과적 무균술 적용(∵비뇨기계 감염 예방)
③ 삽입 부위 소독방법
- 방향 : 요도 → 항문
- 순서 : 대음순 → 소음순 → 요도
- 소독솜은 한 번 닦을 때마다 교체한다.
④ 도뇨관을 대퇴(넙다리) 안쪽에 고정한다.
⑤ 유치도뇨관을 고정하기 위해 증류수를 이용하여 관 끝이 풍선을 부풀린 후 도뇨관을 소변 주머니에 연결한다.
⑥ 유치도뇨관 제거 시 증류수를 빼낸 후 제거하고 6시간 이내 배뇨를 하는지 반드시 확인한다.⑦ 의사의 처방 없이는 도뇨관을 잠그지 않도록 한다.(단, 유치도뇨관에서 소변 채취 시 30분간 잠글 수 있다.)
⑧ 소변 주머니 관리방법
- 항상 방광보다 아래에 두며 바닥에 닿지 않도록 한다.
- 소변 주머니에 고인 소변을 주기적으로 비워 소변이 소변백의 3/4 이상 차지 않도록 한다.
- 소변 배액 주머니는 폐쇄형을 유지하여 도뇨관과 소변주머니 연결 부위를 분리하지 않도록 한다.

▶ 유치도뇨관 삽입 환자의 복부가 팽만되어 있거나 소변 배액 주머니로 소변이 나오지 않을 경우, 가장 먼저 도뇨관이 꼬이거나 꺾이지 않았는지 확인한다.

77 효과적인 소독을 위한 조건

- 소독하고자 하는 목적에 맞는 소독제를 선정한다.
- 적절한 수분과 소독제에 따른 정해진 농도와 시간을 준수한다.
- 소독할 물건과 소독제 사이에 충분한 접촉면을 확보한다.
- 가열 소독 시에는 건열보다 습열이 효과적이다.
- 무수 알코올보다는 유수 알코올(70~75% 알코올)의 살균력이 더 높다.

이상적인 소독제의 조건

- 살균효과가 뛰어나고, 생산이 용이해야 한다.
- 환경 요인에 쉽게 영향을 받지 않아야 한다.
- 세척에 의해 쉽게 제거되어 잔류되지 않아야 한다.
- 독성 및 악취가 없어야 하고 취급 방법이 간편해야 한다.
- 재료가 풍부하고 값이 싸며, 인체에 무해해야 한다.
- 소독하고자 하는 물품에 손상을 주지 않아야 한다.

78

구분		내용	최대 보관 기간	도형의 색상	
격리 의료 폐기물		감염병으로부터 타인을 보호하기 위하여 격리된 사람에 대한 의료 행위에서 발생한 일체의 폐기물	7일	붉은색	
위해 의료 폐기물	조직 물류 폐기물	인체 또는 동물의 조직, 장기, 기관, 신체의 일부, 동물의 사체, 혈액/고름 및 혈청, 혈장, 혈액제제	15일	노란색 (상자형)	검은색 (봉투형)
	병리계 폐기물	시험, 검사 등에 사용된 배양액, 배양용기, 보관균주, 폐시험관, 슬라이드, 커버글라스, 폐배지, 폐장갑	15일		
	손상성 폐기물	주삿바늘, 봉합바늘, 수술용 칼날, 한방 침, 치과용 침, 파손된 유리 재질의 시험 기구			
	생물, 화학 폐기물	폐백신, 폐항암제, 폐화학치료제	15일		
	혈액 오염 폐기물	폐혈액백, 혈액투석 시 사용된 폐기물, 그 밖에 혈액이 유출될 정도로 포함되어 있어 특별 관리가 필요한 폐기물			
일반 의료 폐기물		혈액/체액/배설물이 함유되어 있는 탈지면, 붕대, 거즈, 일회용 기저귀(감염병 환자가 사용한 것 제외), 생리대, 일회용 주사기, 수액 세트	15일		
인체 조직물 중 태반		재활용하는 경우 4°C 이하 전용 냉장 시설	15일	녹색	

79 마스크 사용 시 유의 사항

- 마스크를 자주 사용하되 2~3시간 이상을 사용하지 않는다.
- 코와 입이 완전히 덮이도록 착용한다.
- 안경을 쓴 경우에는 마스크가 안경 밑으로 들어가도록 한다.
- 마스크 착용 시 위 끈부터 묶고, 벗을 때는 아래 끈을 먼저 푼다.
- 마스크를 모두 착용한 후 가운을 입는다.

[마스크 교환 시기]
- 마스크를 쓴 지 2시간 이상 경과했을 때
- 환자가 간호사의 얼굴에 대고 기침했을 때

- 발한으로 마스크가 축축해지거나 습기가 있을 때

80 피부는 멸균이 불가능하므로 오염된 것으로 간주한다. 시야에서 보이지 않는 곳과 멸균 물품에 습기가 있는 경우는 오염된 것으로 간주한다. 멸균물품과 멸균 물품이 접촉하는 경우에만 멸균 상태가 유지되며, 멸균 물품과 청결한 물품이 접촉한 경우는 오염된 것으로 간주한다.

81 상처 소독 방법
- 멸균 장갑을 착용하고 상처 부위를 소독액이 적셔진 소독솜이나 거즈를 겸자로 잡고 닦는다.
- 위에서 아래로, 오염이 가장 적은 곳에서 심한 부위 쪽으로, 중심에서 가장자리로 닦는다.
- 배액관 주위를 안에서 밖으로 원을 그리듯 닦고 한 번 사용한 소독솜은 버린다.
- 봉합 부위 상처는 안에서 밖으로 닦는다.
- 장루 부위는 아래에서 위로 원을 그리듯 닦고 다시 위에서 아래로 원을 그리듯 닦고 이 순서를 반복한다.

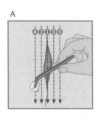
A
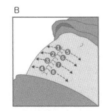
B
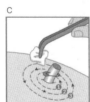
C
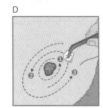
D

82 소독액의 종류
① 붕산수 : 상처 드레싱에 사용하는 소독수
② 생리식염수 : 상처 조직 세포의 삼투현상으로 인한 이차적 손상을 예방할 때 사용
③ 알코올 용액 : 세균, 결핵균, 곰팡이, 바이러스에는 효과가 있으나 아포에는 없음.
→ 소독용으로 살균력이 높은 60~80% 알코올 희석액이 사용됨.
→ 개방 창상에는 사용하지 않음.
④ 과산화수소수 : 세균, 바이러스, 진균, 결핵균 및 세균의 아포에 모두 효과적임.
- 적용 : 특별 구강간호(- 백태 제거 효과적이나 장기간 사용 시 에나멜층에 손상을 줌.), 기관절개관 관리, 피부 소독제
⑤ 포비돈 요오드 : 광범위한 소독제로 그람음성균, 그람양성균, 아포생성균, 진균, 바이러스, 결핵균 등에 유효함.
→ 사용 : 수술 전 수술부위, 감염 피부 상처, 창상의 살균소독 등
⑥ 클로르헥시딘 글루코네이트 : 보통 2% 희석액을 사용함. 전신 흡수 위험과 육아 조직에 대한 낮은 독성이 있음.
→ 적용 : 그람 양성 / 그람 음성균 감염 시
→ 포비돈과 함께 사용하면 비활성화됨.

83 [침상 세발 간호]
- 대상자의 눈에 비눗물이 들어가지 않도록 작은 수건으로 가린다.
- 손가락 끝을 이용하여 두피 마사지를 하며, 손톱으로 문지르면 모발이 손상될 수 있다.
- 머리카락이 엉켰을 때는 엉성한 빗으로 빗질을 해보고 많이 엉켜있다면 오일이나 알코올로 적셔서 빗질한다.
- 세발 전 창문을 닫아 방을 따뜻하게 하고, 따뜻한 물로 머리를 깨끗이 헹군다.
- 침상 세발 시 환의를 벗길 필요는 없다.

- 환자를 침상 가장자리로 옮긴다.

84 침상 목욕 준비 방법

침상 난간을 내리고 대상자를 침상 가로 옮겨 앙와 위로 눕게 한다. 목욕 전에 대변이나 소변이 보고 싶은지 확인하고, 대상자의 침상을 목욕시키기 편한 높이로 조절한다.

[신체 목욕 방법]
▶복부
- "시계방향"으로 마사지하듯 복부를 닦는다.
- 이유 : 대장의 해부학적 구조에 따라 장운동을 활발하게 하여 배변에 도움이 될 수 있도록
▶눈
- 방향 : 눈의 안쪽 → 바깥쪽
(∵ 비루관 오염방지)
- 각 눈을 닦을 때 매번 새로운 솜이나 수건의 다른 면을 사용
- 눈곱이 끼지 않은 눈부터 닦기
▶상지, 하지
- 말초 → 중심(∵ 혈액순환 촉진)
▶손톱은 둥글게, 발톱은 일자로
- 두껍고 건조한 발톱은 더운물에 담근 후 자른다.

85 산소요법 적용 시 주의사항

● 병실 문, 대상자의 침대 머리나 발쪽, 산소 기기에 '금연: 산소 사용'이라는 주의 표지판을 둔다.
● 대상자와 방문객에게 산소 사용 시 흡연의 위험에 대해 설명한다.
● 스파크를 방지하기 위하여 좋은 상태의 전기 기구를 사용하도록 한다.
● 모직 담요, 합성 섬유와 같은 정전기가 발생하는 물질을 피한다. 면 담요를 사용하고 대상자와 보호자는 면섬유 의류를 착용하도록 한다.
● 기름, 윤활유, 알코올, 아세톤과 같은 휘발성, 인

화성 물질의 사용을 피한다.
● 전기 모니터 장치, 흡인기, 휴대용 진단 기기는 모두 전기에 기반을 두고 있음을 명심한다.
● 소화기 위치를 인지하고 직원들은 소화기 사용법을 훈련받는다

산소요법의 종류 및 특징

종류	특징
비강 캐뉼라	- 저농도 산소 투여에 효과적이다. - 식사와 대화 등의 활동이 가능하다. - 대상자의 비강을 자주 관찰하여 자극이나 출혈 유무를 확인한다. - 적용할 때 귀 뒤에 걸어 조이게 되어 피부 손상을 유발할 수 있다.
단순 안면 마스크	- 마스크의 측면에는 호기된 이산화탄소가 배출될 수 있도록 여러 개의 구멍이 뚫려 있어 배출된 이산화탄소를 재호흡하는 비율을 줄인다 - 마스크의 위치와 피부 건조를 관찰한다. - 코와 입 주변에 피부 자극 가능성이 있다. - 식사 중에는 비강 캐뉼라로 대치하도록 한다.
부분 재호흡 마스크	- 단순 안면 마스크에 저장백이 부착된 형태이다. - 대상자가 내쉬는 공기의 일부가 마스크 옆면의 호기 구멍으로 나가게 되며, 저장백에 밸브가 달려 있지 않아 호기한 공기 중 1/3의 공기를 산소와 함께 재호흡한다. - 마스크 적용 전 저장백에 산소를 채워야 한다. - 이산화탄소의 과량 흡입을 막기 위해 저장백이 완전히 수축되면 안 되며, 보유 주머니의 2/3 정도 이상 공기가 채워져 있도록 한다. - 보유 주머니가 꼬이지 않도록 한다. - 코와 입 주변에 피부 자극 가능성이 있다.
비재호흡 마스크	- 대상자가 내쉬는 공기와 공급되는 산소가 혼합되는 것을 막기 위해 일방향성 밸브를 지닌 저장백이 있는 형태이다. - 일방향성 밸브는 저장백 속의 공기를 흡입할 때 열리고 호기 시에 닫힌다. - 마스크 적용 전 저장백에 산소를 채워야 한다. - 삽관하지 않고 가장 높은 FiO_2를 제공한다. - 점막이 건조해지지 않는다. - 주머니가 완전히 수축되어서는 안 된다. - 코와 입 주변에 피부 자극 가능성이 있다.
벤츄리 마스크	- 대상자의 호흡과 상관없이 정확한 양의 산소가 공급된다.

	- 유속기의 속도에 따라 흡입되는 산소 분압 (FiO$_2$*)이 달라진다. - 저농도의 흡입 산소를 정확하게 유지할 수 있어 만성 폐쇄성 폐질환(COPD) 대상자에게 주로 사용한다. - 코와 입 주변에 피부 자극 가능성이 있다
산소 텐트	- 투명한 플라스틱으로 만들어진 장비이다. - 차갑고 가습된 산소가 필요한 대상자에게 사용한다. - 정확한 산소농도를 유지하기 어렵다. - 주로 소아과에서 사용한다
백밸브 마스크 (=amb u bag)	- 심폐소생술 응급상황에서 호흡을 멈춘 대상자의 환기를 돕고, 기관 튜브 삽관을 시행한 대상자에게 많이 사용한다. - 산소가 새지 않도록 마스크를 대상자의 입과 코에 꼭 맞게 고정한다. - 정상 호흡수에 근접한 속도로 소생 백을 누른다

86 관절에 통증이 오게 되면 운동을 멈추거나 한쪽 부위를 끝낸 후에 다른 쪽 부위를 운동시킨다.

87 보행기를 이용한 이동 돕기
- 보행기는 환자의 팔꿈치가 30° 구부러진 상태에서 둔부 높이에 위치하는 것이 적당하다.
- 낙상의 위험이 있으므로 절대 보행기에 기대어 이동하지 않도록 한다.
[보행기 이동 방법]
- 한쪽 다리만 아플 때 : 보행기 + 아픈다리 → 건강한 다리
- 양쪽 다리가 아플 때 : 보행기 → 한쪽다리 → 반대쪽 다리

88 체위의 종류
▶앙와위 : 모든 체위의 기본
- 휴식과 수면, 척추마취 후 두통 감소, 척추손상 시
- 압력을 받는 부위: 발뒤꿈치, 미골(꼬리뼈), 천골

(엉치뼈), 팔꿈치, 척추, 견갑골(어깨뼈), 후두골 (뒤통수)
- 사용할 수 있는 체위 유지 도구
① 발지지대 : 족저굴곡 예방, 족배굴곡 유지
② 대전자 두루마리 : 대퇴의 외회전 방지
▶측위
- 필요한 경우: 기관 분비물의 배출, 식사, 등마사지
- 압력을 받는 부위: 복사뼈, 무릎, 대전자(큰돌기), 장골(엉덩뼈), 늑골(갈비뼈), 견봉(봉우리), 귀
▶심스체위 : 반복위(semi-prone position)로 측위와 복위의 중간 형태
- 필요한 경우 : 배액 촉진, 관장, 항문 검사, 등 마사지, 직장약 투여
▶복위
- 필요한 경우: 수면 또는 휴식, 등 근육 긴장 완화, 등 마사지, 척추 검사, 등에 외상이 있는 경우, 구강 분비물 배액 촉진
- 압력을 받는 부위: 발가락, 무릎, 생식기(남자), 유방(여자), 견봉(봉우리), 볼, 귀
- 금기 : 뇌압이 상승되었거나 심폐 기능에 장애가 있는 경우
▶파울러 체위(반좌위) : 침상 머리 부분을 45~60° 정도 올려서 앉히는 자세
- 필요한 경우: 호흡곤란, 흉곽 수술 후, 심장 수술 후, 심장과 폐 질환
- 압력을 받는 부위: 발뒤꿈치, 극상돌기, 천골(엉치뼈), 좌골 결절(궁둥뼈 결절), 견갑골(어깨뼈)
- 사용할 수 있는 체위 유지 도구
① 발지지대 : 족저굴곡 예방, 족배굴곡 유지
② 대전자 두루마리 : 대퇴의 외회전 방지
▶절석위 : 앙와위에서 발걸이에 발을 올려 무릎을 굴곡시키고 진찰대 끝에 둔부가 닿도록 하는 자세
- 필요한 경우: 회음부 검사, 방광경 검사, 질 검사, 자궁경부 및 직장 검사, 분만

▶배횡와위 : 다리를 약간 벌리고 무릎을 세우고 팔은 옆에 놓거나 머리 위로 굴곡시킨 자세
- 필요한 경우: 복부 검사, 회음부 간호와 처치, 여성의 인공 도뇨
▶슬흉위 : 가슴을 침대에 대고 무릎을 굴곡시켜 대퇴가 침대에 수직이 되도록 하는 자세
- 필요한 경우: 자궁 위치 교정, 산후 운동, 월경통 완화, 직장 및 대장 검사
▶트렌델렌버그 체위 : 머리가 가슴보다 낮도록 다리를 올린 자세
- 쇼크 상황 시 트렌델렌버그 혹은 변경된 트렌델렌버그 체위를 사용할 수 있다.

89 신체 역학을 이용한 이동 방법
① 기저면이 넓을수록 안정성이 높으므로
- 다리를 벌리고 서는 것이 편하다.
- 발을 어깨 넓이로 벌려 한 발을 다른 발보다 약간 앞에 놓는다.
② 무게 중심이 낮을수록 기저면과 가까워 안전성이 높으므로,
- 서 있는 것보다 앉는 것이 무게 중심이 낮으므로 편하다.
- 등을 펴고 무릎과 엉덩이를 구부린 자세를 취한다.
③ 무게 중심선이 기저면을 지나면 균형을 유지한다.
- 물체에 가능한 한 가까이 선다.
④ 강한 근육군을 사용할수록 근력이 커지고 근육의 피로와 손상을 방지할 수 있다.
- 물체를 들어올릴 때, 다리와 둔부의 근육을 사용하여 허리에 무리를 주지 않고, 허리를 구부리지 말고 무릎을 구부렸다가 펴도록 한다.
⑤ 중심 가까이에 있는 물체는 힘이 적게 든다.
- 침상의 높이를 적절히 조절하여 허리 높이에서 일하도록 한다.
- 낮은 위치에서 보조한다면 무릎을 구부리며, 높

은 위치에서 보조한다면 발 받침대를 이용한다.
⑥ 동작 방향을 향해 바로 서면 척추의 비정상적인 비틀림을 방지할 수 있다.
- 허리를 돌리기보다 몸 전체를 돌려 척추 손상을 예방한다.

90 신체 보호대
- 목적 : 낙상 방지, 특별한 치료 시 환자의 움직임 제한, 의식이 명료하지 않은 환자 보호, 본인 또는 타인을 해칠 우려가 환자에게 적용, 소양증 환자의 피부 손상방지
- 의사의 처방하에 사용절차에 따라 최소한의 시간만 적용하되, 적용 전 환자나 보호자의 서면 동의가 필요하다.
- 종류
① 재킷 보호대(조끼) : 지남력이 상실된 혼돈환자나 진정제를 투여한 환자에게 적용하여 낙상방지
② 장갑 보호대 : 손과 손가락의 움직임을 제한하여 침습적인 장치와 드레싱을 제거하거나 피부 긁는 것을 예방
③ 사지보호대 : 낙상 혹은 치료 장치 제거로 생기는 손상을 예방
④ 팔꿈치 보호대 : 영아나 소아 대상자가 긁지 못하도록 하거나 정맥주사 등과 같은 치료 장치를 유지
⑤ 전신 보호대 : 영아의 몸 전체를 담요나 속싸개로 감싼다.
- 주의사항
① 혈액순환 장애가 일어나지 않도록 보호대를 너무 단단히 묶지 말고 손가락 두 개가 들어갈 정도로 조이는 것이 좋다.
② - 환자의 움직임을 가능한 적게 제한한다.
   - 응급상황 시에 쉽게 풀 수 있거나 즉시 자를 수 있는 방법으로 사용한다.
③ 보호대는 침상 난간에 묶는 것이 아니라 침대

프레임 자체에 묶어야 대상자 움직임 시에 대상자의 안전을 유지하고 보호대 적용의 목적을 달성할 수 있다.

④ 뼈 돌출 부위에 패드를 댄 후 보호대를 적용한다.

⑤ 혈액순환을 위해 적어도 2시간마다 보호대를 풀어 근관절 운동과 피부 간호를 시행한다.

91 냉요법

- 목적 : 체온 하강, 통증 완화, 부종 경감, 혈관 수축에 의한 지혈, 화농과정 지연, 근육 긴장도도 증가, 대사작용 감소 등

① 얼음 채우는 양 : 모가 나지 않은 호두알 크기의 얼음을 1/2~2/3 정도

② 적용 시간 : 30분간 적용

③ 적용 부위 피부 상태를 사정하고, 피부를 완전히 건조한 후 얼음주머니를 대 준다.

④ 주머니의 입구 쪽으로 얼음을 밀면서 공기를 제거하고 입구를 잠근 후 주머니의 물기를 닦고 거꾸로 들어보아 물이 새는지 확인한다.

⑤ 열감, 무감각, 발적, 청색증, 극도의 창백함 등의 증상에 대한 대상자의 반응을 자주 사정한다. 특히, 오한, 발적, 통증 등의 증상 호소 시 얼음주머니를 제거한다.

- 금기 : 혈액순환에 문제가 있는 환자, 개방된 상처 부위, 빈혈환자, 감각 소실 부위 등

92
전기 패드는 처방된 온도로 처방된 시간 동안 적용한다. 대상자가 임의로 온도를 변경하거나 커버 없이 바로 위에 눕지 않도록 주의시키며, 전기 패드를 신체에 고정하기 위해 안전핀을 사용해서는 안 된다.

93
수술 후 장운동이 있고 난 다음에 물 → 유동식

→ 연식 → 경식 → 일반식 순으로 음식을 제공한다.

- 유동식 : 건더기가 거의 없는 액체 음식, 단기간 급식이 바람직함.

예 미음
적응증) 수술 후 환자, 삼키기 곤란한 환자, 급성 고혈 환자 등

- 연식 : 소화되기 쉽도록 부드럽게 조리한 식사로 섬유질과 향신료를 제한

예 죽, 연두부
적응증) 소화기능이 저하되어 있거나 구강과 식도에 장애가 있는 환자

- 경식 : 반찬을 다져서 제공하는 음식
적응증) 소화 기능은 정상이나 저작기능이 어려운 환자

- 일반식 : 음식섭취에 제한이 없는 환자에게 제공하는 음식으로 특별한 영양소나 음식 질감 등에 제한이 없는 식이

- 이양식 : 환자가 질병에서 회복됨에 따라 일반식으로 옮겨가는 모든 단계의 식이
(유동식 → 연식 → 경식 → 일반식)

- 저잔여식이 : 장내에 내용물을 거의 남기지 않고 소화되는 음식

94 기관지 촬영 검사

- 목적 : 호흡기 질병을 확인하기 위한 검사

- 주의사항 : 기관지 촬영은 검사 전 금식하고 기도 분비물 억제제(예 아트로핀(atropine))를 투여한다. 검사 후 조영제가 흘러나오도록 체위 배액하고 구토 반사가 돌아올 때까지 금식한다. 호흡곤란이 있는지 주의 깊게 관찰한다.

[CT, 컴퓨터 단층 촬영]

- 목적 : 가로로 자른 횡단면상을 볼 수 있으며 구조물이 겹쳐지는 것이 적어 구조물과 병변을 좀 더 명확히 보기 위함이다.

- 주의사항
- 보통 조영제가 오심, 구토를 유발할 수 있으므로 검사 전 3~4시간 동안은 음식과 수분을 제한한다.
- 검사 동안 절대로 움직이지 않도록 한다.
- 조영제 주사로 인한 발열감, 오심, 구토 등의 증상이 있을 수 있다.
- 조영제에 대한 알레르기 반응 사전 조사를 반드시 한다.

[자기 공명 영상(MRI)]
MRI는 강한 자기장이 발생하는 자석통 속에 인체가 들어가서 반향되는 전자기파를 측정하여 영상을 얻어 질병을 진단하는 검사
- 주의사항
- 좁은 터널 같은 기계 안에 약 20~40분 정도 움직이지 않고 가만히 누워있어야 한다.
- 시끄러운 소리가 발생하므로 필요시 헤드폰을 제공하기도 한다.
- 심한 비만, 폐쇄공포증 등은 금기 대상이다.
- 자기장을 이용한 검사이므로 모든 금속성 물체는 검사에 방해가 되므로 반드시 제거하여야 한다.

95 수술 전 확인 사항으로는 환자확인, 금식, 정맥주입관, 유치 카테터 삽입, 위관 삽입, 장신구, 착용물, 수술 동의서, 수혈 동의서, 마취 동의서, 알레르기 확인, 수술 전 검사, 수술 부위 피부 준비, 수술 전 투약 등이다.

96 [좌상, 타박상]
외부의 충격이나 둔탁한 힘 등에 의해 연부조직과 근육 등에 손상을 입어 피부에 출혈과 부종이 보이는 경우
- 처치 : 냉찜질로 부종 및 통증을 감소시키고 압박을 하여 지혈을 하고 사지를 올려준다. 말초 부위 감각, 운동, 맥박을 관찰한다.

[찰과상] : 피부가 벗겨진 상처
- 처치 : 세척, 드레싱

[열상] : 불규칙하게 찢어진 상처
- 처치
  - 직접 압박법을 실시하고 깊은 상처를 제외하고는 상처를 세척한다.
  - 멸균 드레싱으로 상처를 덮어 보호하고 상처가 깊고 조직의 손상이 심하면 보고한다

[절상] : 날카로운 것에 베인 것
- 처치 : 세척, 지혈, 드레싱

[자상] : 뾰족한 것에 찔린 것 → 파상풍 가능성이 가장 큰 상처
- 이물질이 깊이 박힌 경우는 빼지 말고 거즈와 반창고로 고정한 후 즉시 의료기관으로 이송한다.
- 상처가 깨끗한 경우 : 세척, 드레싱
- 상처가 깨끗하지 않은 경우 : 세척, 드레싱, 파상풍 예방접종

[결출상] : 봉합이 불가능할 정도로 피부의 전층이 상실된 상태
- 조직이 달랑거릴 때 : 본래 위치로 돌려놓고 잘 보존하고 붕대로 감는다.
- 조직이 절단됐을 때
- 내장이나 안구가 밖으로 빠져나왔을 때 : 제자리에 넣지 않고 생리 식염수에 적신 멸균 방포로 덮어 주며, 배횡와위 자세를 취한 후 병원으로 이송한다.
  (∵ 압력 상승 방지)

97 심폐소생술

순서	성인	소아	영아
1) 의식 확인 : 양쪽 어깨를 가볍게 두드리며, 의식을 확인한다.			
2) 주변 사람에게 119 신고를 요청한다.			
3) 호흡 및 맥박 확인	경동맥 촉지		상완동맥 촉지
4) 심폐 소생술	일반인 : 가슴압박 → 자동심장충격기 사용 의료인 : 가슴압박 → 기도유지 → 인공호흡 →자동심장충격기 사용		
가슴 압박 및 기도유지 방법			
가슴 압박 속도	분당 100~120회		
가슴 압박 깊이	약 5~6cm	가슴 두께의 최소 1/3 이상 (4-5cm)	가슴 두께의 최소 1/3 이상 (4cm)
가슴 압박 위치	흉골 아래 1/2 지점		
가슴 이완	가슴 압박 사이에는 완전한 가슴 이완		
가슴 압박 중단	가슴 압박의 중단은 최소화 (불가피한 중단은 10초 이내)		
기도 유지	① 경추손상 X : 머리 기울임-턱 들어올리기 (head tilt - chin lift) ② 경추손상 O : 턱 밀어올리기(jaw thrust)		
가슴 압박 대 인공호흡 비율	전문 기도 확보 이전	30:2	30:2(1인 구조자) 15:2(2인 구조자, 의료제공자만 해당)
	전문 기도 확보 이후	가슴 압박과 상관없이 6초마다 인공호흡	

98 전출 병동에서의 대상자 관리
- 이동하는 동안 대상자에게 부착된 각종 카테터나 튜브 등이 제거되지 않도록 해야 하며 무엇보다 안전하게 대상자 이동을 마칠 수 있도록 고려하여야 한다.
- 의무기록(전과 전동 기록지)에 전실 이유, 대상자 상태 등을 기록한다.
- 전입 병동의 담당자에게 전과 전동 기록지를 참조하여 대상자의 현재 상태와 그동안의 경과를 설명하고 인계한다.

- 기록을 마무리하고 입원 차트를 정리하며 남아 있는 약이나 물품을 보낼 준비를 한다.
- 전동 예정 시간이 되면 지정된 병실로 대상자와 함께 대상자의 의무 기록(수기 기록 시), 남은 약, 물품을 보낸다.
- 일반적으로 대상자 이동을 요원과 함께 이동용 침대나 휠체어로 이동하는데 대상자 상태가 위중할 경우 담당 의사나 담당 간호사가 동반한다.
- 전동 수속이 확정되면 옮겨 갈 병동 담당자와 담당 의사에게 전동하게 됨을 알려주고, 대상자 전실 예정 시간을 확인하고 전입 병동의 준비사항을 알려준다.
- 대상자에게 전동 수속이 되었음을 알리고, 개인 소지품을 정리하도록 한다.

99 침상만들기
- 침상을 만들 때 베갯잇 터진 곳이 출입문 반대편으로 가게 한다.
- 담요의 상단을 침대 상부에서 15~20cm 아래로 편다.
- 고무포는 침상 중앙에 깔며, 환자가 누웠을 때 어깨에서 무릎에까지 위치하도록 한다.
- 침상을 만들 때 침상 머리 쪽에 홑이불을 여유 있게 침요 밑으로 집어넣는 이유는 밑 침구를 더 단단하게 만들기 위해서이다.
- 밑 침구를 팽팽히 당겨 침요 밑에 집어넣는다.
- 매트리스 전체가 방수 재질로 싸여 있는 경우에는 반홑이불이 필요 없다.
- 밑 침구가 구겨져 있으면 욕창의 원인이 되기 때문이다.
[침상의 종류]
- 빈 침상 : 새로 입원할 환자를 위한 침상
- 개방 침상 : 환자가 잠깐 자리를 비웠을 때
- 사용 중 침상 : 환자가 누워있는 상태에서 침상 만들기
- 크래들 침상 : 환자의 발, 다리, 복부에 위 침구가

닿지 않도록 하기 위해 쇠나 나무로 만들어진 반원
형의 침구버팀장비를 반홑이불과 윗홑이불 사이
에 넣어준다.
→ 적용 : 화상 환자, 피부염 환자
- 수술 침상 : 수술 직후의 대상자를 위한 침상으
로, 더러워지기 쉬운 부위에 방수포와 홑이불을
덧깔아서 부분적으로 침상을 교환할 수 있도록
한 침상

100 효율적인 의사소통 기술은 사생활 및 비밀 보장,
대상자의 요구에 초점, 관찰 및 적절한 대화 속도,
개인적인 공간 제공, 대화 및 경청기술, 적절한 침
묵이나 유머 사용 등이다.

01	02	03	04	05	06	07	08	09	10	11	12	13	14	15	16	17	18	19	20
②	①	③	①	⑤	③	⑤	②	③	⑤	②	④	④	⑤	④	①	⑤	①	②	⑤
21	22	23	24	25	26	27	28	29	30	31	32	33	34	35	36	37	38	39	40
⑤	⑤	④	③	①	①	①	⑤	③	④	③	③	①	②	①	②	②	②	④	③
41	42	43	44	45	46	47	48	49	50	51	52	53	54	55	56	57	58	59	60
①	①	①	③	①	⑤	②	①	④	⑤	①	⑤	②	②	②	④	⑤	④	④	③
61	62	63	64	65	66	67	68	69	70	71	72	73	74	75	76	77	78	79	80
⑤	①	①	⑤	③	④	④	②	②	②	③	②	⑤	④	①	④	④	④	④	④
81	82	83	84	85	86	87	88	89	90	91	92	93	94	95	96	97	98	99	100
③	③	⑤	⑤	⑤	④	③	⑤	④	①	①	⑤	②	②	③	⑤	③	③	⑤	③

기초간호학 개요

01 대상자가 병실을 떠난 이후에는 질병의 감염을 예방하기 위하여 병실을 청소하고 침상을 소독한다.

02 대상자를 면담할 때나 검사, 치료 및 간호 보조행위 시 프라이버시를 지켜주어야 하며, 간호 보조행위 시 신체 노출 부위를 최소화해야 한다.

03 개인 정보 취급자의 지정을 최소화하고 정기적인 교육을 시행하여야 하며, 개인 정보에 대한 접근 통제 조치를 강화하여야 한다. 중요한 데이터는 암호화하여 관리하고, 비밀번호는 본인만 알 수 있도록 한다.

04 대상자가 질문할 때 간호조무사가 모르는 일이나 위험한 일 또는 대상자의 상태에 관하여 담당 간호사에게 의뢰하도록 대상자에게 설명한다.

05 - 맥락막 : 혈관이 잘 분포되어 있는 막으로 망막에 영양을 공급하고 색소세포인 멜라닌세포가 많아 암갈색 또는 자주색을 띤다. 안구 안으로 들어온 광선을 흡수하고 빛이 공막쪽으로 분산되지 못하게 하는 암막 역할을 하여 망막에 상이 선명하게 맺히도록 한다.
- 공막 : 각막과 함께 안구의 가장 바깥층을 형성하는 섬유막의 하나로 눈의 움직임을 담당하는 근육이 부착되는 지점이며 눈의 형태를 유지해준다.
- 각막 : 외부로부터 눈을 보호하고 빛을 통과시키고 굴절시켜 망막에 초점이 맺히도록 한다.
- 망막: 안구의 안쪽에 위치하며 각막과 수정체를 통해 안구로 들어온 빛의 상이 맺히는 곳이며, 시신경을 통해 들어오는 정보를 뇌로 전달하기 위해 전기적인 신호로 형태를 바꾸는 역할을 한다.
- 홍채: 동공을 둘러싸고 있는 근육으로 동공의 크기를 조절하여 안구로 들어오는 빛의 양을 조절한다.

06 혈액순환은 전신을 순환하는 대순환, 심장과 폐 사이를 순환하는 소순환으로 나누어진다. 대순환은 좌심실에서 시작해서 대동맥과 동맥을 거쳐 전신을 돌아 대정맥을 통해 우심방으로 들어오며 소순환은 우심실에서 시작해서 폐동맥을 통해 폐로 들어간 혈액이 폐정맥을 통해 좌심방으로 들어온다.

07 에피네프린은 페니실린 주사 시 과민성 쇼크인 아나필락시스 등이나 국소마취의 효과를 증진시키기 위해 사용한다.

08 안약 투여 시에 주의점은 다음과 같다.
- 대상자가 위를 쳐다보게 한다.
- 대상자에게 연고가 골고루 퍼지도록 눈을 감고 안구를 굴리라고 일러 준다.
- 하부 결막낭의 내안각에서 외안각으로 가로 1~2cm 정도 연고를 바른다.
- 눈꺼풀 밖으로 연고가 나온 경우 생리식염수에 적신 소독솜으로 눈 안쪽에서 바깥쪽으로 닦아 낸다.

09 탄수화물은 단당류는 포도당, 과당, 갈락토오스 이당류는 자당, 유당, 맥아당, 다당류는 전분 글리코겐 식이섬유, 섬유소 등으로 구분된다. 주된 에너지원이며 뇌의 유일한 에너지원으로 쓰이고 1g당 4kcal의 에너지를 생성한다. 포도당이 부족해지면 단백질과 지방을 분해해 포도당으로 만들어낸다. 단당류 형태로 흡수되며 남은 탄수화물은 글리코겐으로 저장되어 간, 지방에 저장된다.

10
- 고혈압 : 저지방식이, 저염식이
- 만성신부전 : 저단백식이, 저염식이
- 당뇨 : 3대 영양소의 균형 있는 배분, 비타민과 무기질의 적절한 공급, 알맞은 열량 섭취
- 간염 : 저지방, 고탄수화물, 고칼로리, 적절한 양의 단백질을 제공한다. 특히 혈중 암모니아 수치가 높으면 저단백 식이를 제공한다. 담관 폐쇄가 심한 경우 지방음식에 대한 소화장애가 발생할 수 있으므로 지방 음식을 제한한다.
- 위 절제 후 식이요법 : 덤핑 증상 등의 예방을 위해 소량을 자주 천천히 먹고, 저탄수화물(고혈당 예방), 고지방, 고단백으로 실시한다.

11 거즈나 솜은 1~2시간 이상 물고 있어야 피가 멈추며, 침이나 혈액이 고이게 되더라도 삼키게 하여 지혈을 돕는다. 발치 당일은 칫솔질보다는 구강 소독제로 양치시키며 무리한 운동이나 흡연, 빨대를 사용하는 등의 행동은 금한다.

12
- 수평 자세는 대상자의 등이 바닥과 수평이 되도록 누운 상태로 대부분의 진료 및 상악 진료 시에 이용하는 자세이다.
- 수직 자세는 진료의자의 등받이를 바닥과 직각이 되도록 세운 자세로 대상자가 진료 의자에 앉거나 진료가 끝나고 진료 의자에서 내려올 때의 위치이다.
- 반수평 자세는 주로 하악 진료 또는 호흡기 질환자나 심혈관계 질환이 있는 환자 또는 후기 임신부에게 적용하며, 진료의자의 등받이가 수직과 수평의 중간에 위치하는 자세이다.

13 음양의 개념으로 음은 위의 소화 기능이 활발하며 양은 땀을 잘 흘리고, 기초대사가 약간 높으며 변비가 잘 생기고, 입안에 침이 잘 고이며 갈증이 별로 없는 특징이 있다.

14 부항요법은 음압 펌프질로 관속의 공기를 빼내어 경혈상 피부표면에 흡착시켜 울혈을 하여 간접적으로 화력을 이용하는 방법으로써 습식 부항과 건식 부항이 있다.

15 X-선을 활용하여 횡단면으로 촬영한 영상을 컴퓨터로 작업하여 여러 장기를 함께 볼 수 있도록 하여 구조물과 병변을 더 명확하게 볼 수 있다. 조영제 사용 시 반드시 알러지 반응검사를 해야 한다.

16 - 촉진하기 : 대상자가 하는 말의 흐름을 방해하지 않으면서 주제에 관한 이야기를 계속하도록 강화하는 치료적 의사소통 기법이다.
- 직면하기 : 말이나 생각, 그리고 행동이나 태도에서 나타나는 불일치나 모순 등을 지적하고 다루는 것으로 모순이 있거나 일관성이 없는 내담자의 언어와 행동 등을 직접 다루는 치료적 의사소통 기법이다.

17 잠재적 출혈검사의 경우 3일 전부터 붉은색 채소, 철분제제, 육류를 피하도록 한다. 검체는 즉시 검사실로 보내고 제출이 늦어질 경우 냉장 보관하지만, 아메바 검사 항목이 있는 경우 실온 보관한다.

18 뇌출혈, 뇌수종, 뇌종양, 뇌부종 등에 의해 압력이 높아지면 뇌에 영구적인 손상을 일으킬 수 있으며 아침에 심한 두통, 경련, 의식장애, 동공확대, cushing triad(혈압상승, 서맥, 불규칙한 호흡 양상) 등의 증상을 나타낸다. 뇌압 상승 시는 침상 머리를 30° 정도 올려준다.

19 파킨슨병 환자에 대한 간호는 다음과 같다.
- 낮에는 보조기구를 사용하고 취침 시 침상 난간을 올려준다.
- 기립성 저혈압이 있으면 천천히 자세를 바꾸도록 교육한다.
- 옷 입기에 걸리는 시간이 길어지더라도 서두르지 말고 천천히 하도록 정서적 지지를 해준다.
- 밤에 소변을 보기 위해 화장실을 가다 넘어질 수 있으므로 변기 사용을 권유한다.

20 욕실의 타일, 중앙선 등의 선이 물결치듯 굽어 보이는 것은 황반변성의 증상이다.

21 양성 전립선 비대증의 증상으로 서서히 진행되며 야간의 빈뇨, 가늘어진 소변 줄기, 배뇨 시작의 어려움, 약한 요의 흐름, 방광의 잔뇨감, 배뇨시간의 지연, 배뇨 끝에도 소변 방울이 떨어지는 증상을 나타낸다.

22 철분제 투여 시 주의사항은 다음과 같다.
- 대변 색이 검어짐을 알린다.
- 철분제 근육주사 시 주변 조직 근육의 괴사를 막기 위해서 주삿바늘을 바꾸고, 문지르지 않아야 한다.
- 구강 간호를 통해 치아에 착색되는 것을 예방한다.
- 액체로 된 철분제제는 빨대를 사용한다.

23 임신 후반기 출혈성 합병증으로는 전치태반, 태반 조기박리가 있다.
- 자궁경관무력증 : 외상이나 선천적으로 경관이 약화되어 통증 없이 경관이 열리고 난막이 탈출되거나 파열되어 태아가 만출되는 것을 말한다.
- 포상기태 : 난막 중 융모막이 마치 포도송이처럼 비정상적으로 증식한 작은 낭포를 말한다.
- 자궁 외 임신 : 수정란이 자궁내막 이외의 다른 부위에 착상된 임신으로 난관 임신이 가장 많다.

24 정자 성장에 필요한 호르몬의 이름은 테스토스테론이다.

25 자궁수축이 있을 때 아두가 양 음순 사이로 보였다가 수축이 멎으면 안 보이는 현상을 배림이라고 한다.

26 - 분만 직후(태반 만출) : 자궁저는 배꼽 아래인 치골결합과 배꼽 사이이다.
- 분만 12시간 이후에는 일시적으로 배꼽 1cm

위로 상승, 그 후 매일 1~2cm씩 서서히 하강하여, 산욕 6~8주에 비임신 시의 자궁의 크기로 돌아온다.
- 산욕 2주가 지나도 복벽상에서 자궁저를 촉지할 수 있는 경우와 산욕 6주에 자궁의 크기가 달걀보다 큰 경우에는 자궁복구부전으로 생각한다.

27 천식 환아에 대한 간호는 흡기보다 호기를 길게 하여 숨을 쉬도록 하고 빈호흡으로 인한 수분손실을 막기 위해 수분을 충분히 공급한다. 천식 원인물질을 피하도록 교육하고 흡입제 사용하는 방법을 대상자에게 정확하게 교육해서 필요할 때마다 할 수 있도록 한다.

28 신생아는 위 부분 괄약근이 미숙하여 토하기 쉬우므로 수유 후 트림을 시킨다.

29 성홍열은 급성인후염을 앓고 있는 사람과의 접촉을 통해 전파된다. 기침 등의 호흡기 전파로 감염되어 목감기 증상을 보이며 발열 및 전신에 퍼지는 닭살 모양의 발진이 보이며 특히 딸기 모양의 혀 모양이 특징이다.

30 노화와 관련하여 신장, 방광 등에 다양한 변화가 나타나는데 네프론 수가 감소하고 신장 조직의 손실로 사구체 여과율이 점차 감소한다. 노화에 따른 방광 근육의 약화와 기능의 감소로 빈뇨와 긴박뇨, 야뇨증이 나타난다. 방광 용적의 감소, 비뇨 계통 근육의 탄력 감소, 주위 조직의 위축 등이 발생한다.

31 - 코끝이 아래로 처지고 비중격 만곡증으로 코골이와 수면 무호흡증이 나타난다.

- 늑연골의 석회화로 기도와 흉곽이 강직되며 가슴 전후경(앞뒤 지름; AP diameter) 증가, 척추후만증, 호흡 근력의 약화가 나타난다.
- 폐의 섬모 수 감소와 기관지 점액샘의 비대로 가래와 분비물 배출 능력이 약화한다.
- 폐포의 탄력성 감소, 폐는 강직성이 심해지고 기저막 팽창이 불충분해지므로 이물질 배출 능력이 감소한다.
- 폐의 비효과적 호기로 잔기량이 증가, 폐활량 감소가 나타나며 부동으로 호흡 활동이 감소하여 호흡기 감염의 고위험군이 된다.
- 지구력 훈련은 노인의 폐활량을 증가시킬 수 있다.

32 노인의 외모를 보면 머리와 고개가 앞으로 구부러지고 등이 휘며, 허리 손목과 무릎은 약간 굽어있다. 이러한 노인들에게 나타나는 신장 감소와 허리 굽음은 추간판이 얇아지고 인대가 강직되어 척추가 단축되기 때문이다. 척추후만은 척추의 진행성 허탈, 건(힘줄)의 수축과 경화 또는 탄력성의 감소로 인대의 석회화가 있기 때문이다.

33 의식이 없고, 호흡이 없거나 비정상이면 즉시 가슴압박을 시행한 후 기도 유지, 인공호흡 순으로 심폐소생술을 시행한다.

34 성인과 소아의 가슴 압박 위치는 가슴뼈의 아래쪽 1/2지점이다.

35 창상 관리의 기본 원칙은 첫째는 지혈 및 쇼크 예방이고, 둘째는 감염의 가능성을 최소화하는 것이다.

보건간호학 개요

36 보건교육의 학습 목표 선정은 교육의 방향을 설정해 주고 안내하는 역할을 하므로 보건교육의 계획, 수행, 평가의 기준이 된다.

37 동 시간대에 많은 사람에게 파급 효과를 미치는 것은 대중매체이다. 예를 들면, 코로나바이러스 감염증-19 확산 정도를 파악하는데 가장 빠르게 많은 사람에게 영향을 주는 것은 TV, 라디오, 신문 등이다.

38 님비(NIMBY: Not In My Back Yard) 현상은 시설의 필요성은 인정하지만, 혐오감을 줄 수 있는 시설이 자기 거주 지역에 들어서는 것을 반대하는 지역이기주의 현상을 일컫는 용어이다. 이에 반대되는 것은 핌피(PIMFY : Please In My Front Yard) 현상으로 수익성이 있는 사업은 지역에 유치하겠다는 지역이기주의 현상을 일컫는 용어이다.

39 일차보건의료는 모든 주민이 쉽게 이용할 수 있어야 한다. 지역에서 많이 발병하는 질병 관리부터 우선하며, 질병 예방이 중요하다. 일차보건의료는 지역 사회 개발 사업의 일환으로 이루어져야 한다.

40 사회보험은 사회정책을 위한 보험으로 국가가 사회정책을 수행하기 위해 보험의 원리와 방식을 도입하여 만든 사회경제 제도이다. 사회보험은 사회의 연대성과 가입의 강제성이 적용된다. 우리나라는 건강보험, 산업재해보상보험, 연금보험, 고용보험, 노인장기요양보험이 5대 사회보험이며, 산

업재해보상보험은 근로복지공단에서 운영관리하며 주무정부부처는 고용노동부이다.

41 단기 보호는 수급자를 보건복지부령으로 정하는 범위 안에서 일정 기간 장기요양 기관에 보호하여 신체활동 지원 및 심신 기능의 유지ㆍ향상을 위한 교육ㆍ훈련 등을 제공한다. 가족 요양비는 도서ㆍ벽지 거주자, 천재지변, 신체ㆍ정신 또는 성격 등으로 장기요양 기관의 급여를 이용하기 어려워 가족 등으로부터 장기요양을 받아야 하는 경우이다. 방문 요양은 장기요양 요원이 수급자의 가정 등을 방문하여 신체활동 및 가사활동 등을 지원하는 장기 요양급여이며 방문 간호는 장기요양 요원인 간호사 등이 의사, 한의사 또는 치과의사의 방문 간호 지시서에 따라 수급자의 가정 등을 방문하여 간호, 진료의 보조, 요양에 관한 상담 또는 구강위생 등을 제공하는 것이다.

42 의료급여제도는 생활 유지능력이 없거나 경제 능력을 상실한 사람들을 대상으로 정부가 의료서비스를 제공하는 공공부조 제도이다. 저소득층의 의료보장을 통한 건강증진과 복지향상을 목적으로 한다.

43 진료비 지급방식 중 봉급제는 의료서비스의 양이나 받는 사람의 수와 관계없이 일정한 기간에 따라 보상받는 방식이다. 사회주의 여러 국가에서 채택하고 있는 지급방식이다.

44 국민 의료비 상승의 원인은 건강보험적용인구의 증가와 보험 급여 내용 확대로 이용이 증가하고 인구구조의 변화와 노인 인구 비중의 증가가 주된 원인이다. 병원 신규 건립에 따른 공급의 한계요인이 제거되었고 의료인의 상대적인 높은 수준의 보수 요구도 요인이 된다.

45 기온역전은 공기의 층이 반대로 형성되는 것이다. 고도가 상승되어도 상부의 기온이 하부기온보다 높아서 대기가 안정되어 공기의 확산이 일어나지 않는다. 이는 대기오염이 잘 발생할 수 있는 기상 조건이다.

46 자외선은 살균 효과가 탁월하지만, 피부와 눈, 세포에 영향을 미쳐 면역 저하와 노화 등에 영향을 준다. 자외선은 발암 유발원으로 발암물질 분류 1군으로 분류되어 있다. 이에 자외선의 강도를 나타내는 국제표준을 정하여 안전하고 건강한 활동이 이루어지도록 권장하고 있다.

단계	지수	대응 요령
낮음	3미만	▶햇볕 노출에 대한 보호조치가 필요하지 않음 ▶그러나 햇볕에 민감한 피부를 가진 분은 자외선 차단제를 발라야 함
보통	3이상 6미만	▶2~3시간 내에도 햇볕에 노출 시에 피부 화상을 입을 수 있음 ▶모자, 선글라스 이용 ▶자외선 차단제를 발라야 함
높음	6이상 8미만	▶햇볕에 노출 시 1~2시간 내에도 피부 화상을 입을 수 있어 위험함 ▶한낮에는 그늘에 머물러야 함 ▶외출 시 긴 소매 옷, 모자, 선글라스 이용 ▶자외선 차단제를 정기적으로 발라야 함
매우 높음	8이상 11 미만	▶햇볕에 노출 시 수십 분 이내에도 피부 화상을 입을 수 있어 매우 위험함 ▶오전 10시부터 오후 3시까지 외출을 피하고 실내나 그늘에 머물러야 함 ▶외출 시 긴 소매 옷, 모자, 선글라스 이용 ▶자외선 차단제를 정기적으로 발라야 함
위험	11 이상	▶햇볕에 노출 시 수십 분 이내에도 피부 화상을 입을 수 있어 가장 위험함 ▶가능한 실내에 머물러야 함 ▶외출 시 긴 소매 옷, 모자, 선글라스 이용 ▶자외선 차단제를 정기적으로 발라야 함

<출처: 기상청 날씨누리 – 자외선지수>

- 밀스-레인케 현상은 물의 여과 급수를 통해서 수인성전염병 및 일방사망률이 현저하게 감소되는 현상을 말한다.
- 엘리뇨 현상은 적도 무역풍이 약해지면서 남미 해안으로부터 적도부근 중태평양의 해수면 온도가 상승하는 현상이며 라니냐현상은 적도 무역풍이 강해지면서 적도 부근 태평양에서 수온이 정상 이하로 떨어져 동남아시아의 극심한 장마와 중남미에 가뭄을 일으키는 이상기후 현상이다.

47 폐기물 처리방법 중 소각법은 위생적이지만 건설비와 관리비가 비싸고, 소각으로 인한 대기오염의 문제점이 있다.

48 식품보존방법으로 건조법은 식품의 수분함량을 15% 이하로 하여 보관하고 냉동법은 식품을 얼려서 보관한다. 밀봉법은 식품과 공기를 차단하여 보관하며 가열법은 식품을 저온과 고온으로 살균하여 보관한다. 움저장법은 식품을 지하에 약 10℃로 온도를 유지하여 보관하는 방법이다.

49 노로바이러스 식중독은 바이러스에 의한 식중독으로 급성 위장관염을 유발하며 겨울철 특히 1월에 집단 식중독의 주요 원인으로 전파력이 높은 식중독이다. 최근 식품 매개 집단 식중독의 주요한 원인으로 대두되는 신종병원체이다.

50 잠함병은 대기압보다 높은 압력환경에 노출되었다가 정상기압으로 복귀하는 과정에서 체액 및 지방조직에 발생하는 질소가스가 기포를 형성하여 모세혈관에 혈전현상을 일으키게 되는 건강장애로 잠수부, 해녀에게 많이 발생하는 직업병이다.

- VDT 증후군 (Visual Display Terminals syn-drome)은 VDT 작업이라 함은 모니터 앞에서 키보드, 마우스, 프린터 등을 이용해서 업무를 처리하는 모든 작업으로 인해 발생되는 목이나 어깨의 결림 등의 경견완증후군과 기타 근골격계 증상, 눈의 피로와 이물감, 피부증상, 정신신경계증상 등을 말한다.
- 참호족은 저온환경에서 근무하는 노동자에게 발생가능한 직업병으로 발이 찬 공기나 물에 오래 접하면서 발생하는 질병이다.
- 경견완증후군은 일정한 자세로 상지를 반복적으로 과도하게 사용하는 노동으로 발생한다. 타이피스트, 마트의 계산기를 다루는 근로자 등에서 주로 발병하며 후두부, 어깨, 팔, 손, 손가락 부위의 통증과 저림, 결림, 감각 이상 및 눈의 피로, 수면장해, 두통 정서 불안정 등의 증상이 나타난다.
- 레이노 현상은 진동공구를 사용하는 근로자의 손가락에 발생하는 증상으로 말초혈관 운동의 장애로 인하여 혈액순환이 저해되어 손가락이 창백하거나 청색증을 일으키며 수지 감각 마비가 일어나는 현상이다.

공중보건학 개론

51 - 소화기계 탈출 : 분변·침·토사물 등을 통해 탈출 (콜레라, 장티푸스, 세균성 이질)
- 기계적 탈출 : 곤충의 흡혈(말라리아, 사상충증, 발진티푸스 등), 주사기(B형 간염, AIDS 등)를 통해 탈출

52 투베르쿨린 반응검사는 PPD 용액을 0.1cc 전박에 피내주사하고 48~72시간 후 판독한다.
- 양성:10mm 이상, 음성:5mm 이하

53 매독
- 원인 : 트레포네마 팔라듐
- 경로 : 주로 성 접촉, 수직감염(4개월 이후에 태반을 통해 감염), 수혈
- 치료 및 간호 : 항생제 투여, 임산부는 16~20주 이내 치료
- 진단검사 : VDRL, 왓셀만 테스트

54 회충은 우리나라에서 가장 높은 감염률을 나타내며 세계적으로 분포한다.
- 병원소 : 사람
- 증상 : 대부분 무증상으로 지나가지만, 많이 감염될 때는 영양장애, 복통, 식욕부진의 증상이 나타나며 심한 경우 회충성 폐렴의 증상이 나타난다.

55 - 치명률 : 어떤 질병에 걸린 환자 수 중에서 그 질병으로 인한 사망자 수
- 발병률 : 인구수에 대한 새로 생긴 질병 수의 비율. 한 해에 새로 생긴 질병을 인구 1,000명을 기준으로 하여 계산
- 건강지표 : 사회 또는 집단의 건강 수준을 평가하는 척도가 되는 것

56 인구 유형
- 피라미드형 : 출생률과 사망률이 높다.
- 종형 : 출생률과 사망률도 낮다.
- 항아리형 : 출생률과 사망률이 모두 낮으면서 출생률이 사망률보다 더 낮아 인구가 감소하는 유형이다.
- 별형 : 생산연령 인구 비율이 높은 도시형이다.
- 호로형(표주박형) : 생산연령인구의 유출이 큰 농촌형이다.

57 - 조출생률(보통출생률) : 인구 1,000명당 출생아 수의 비율

- 일반출산율 : 가임기 여자 인구 1,000명당 연간 출생아 수
- 총재생산율 : 합계 출산율에서 여아의 출산율만 구한 것
- 순재생산율 : 일생 낳은 여아의 수 가운데 출산 가능 나이에 도달한 생존 여자의 수만을 나타낸 지표

58 대상자의 문제, 지역사회 간호사의 여건들을 고려하여 결정하되 의료 방문 횟수를 기준으로 한다.

59 침묵은 상대방의 말을 주의 깊게 들어만 주고, 그 말에 대해 반응을 하지 않으면서 상대방이 계속해서 말할 수 있도록 하는 의사소통으로 나와 상대방에게 생각을 정리할 시간을 주는 치료적 의사소통의 기법이다.

60 삼차 예방은 정신장애의 결과로 생긴 잔여 결함의 발생률을 감소시키는 데 목표를 둔다. 사회 적응을 위한 각종 훈련 실시, 생활지도, 퇴원 환자 대상으로 약물 교육 등 추후 간호제공 등을 말한다.

61 방문 요양에 관한 재가급여 업무를 하는 장기요양요원은 '노인복지법' 제39조의 2에 따른 '요양보호사'자격을 가진 자로 한다.

62 노인장기요양보험법
[시행 2022. 1. 28.] [법률 제18328호, 2021. 7. 27., 일부 개정]
제23조(장기요양급여의 종류) ①이 법에 따른 장기요양급여의 종류는 다음 각 호와 같다. 〈개정 2011. 6. 7., 2015. 12. 29., 2018. 12. 11.〉
1. 재가급여

가. 방문요양 : 장기요양요원이 수급자의 가정 등을 방문하여 신체활동 및 가사활동 등을 지원하는 장기요양급여

나. 방문목욕 : 장기요양요원이 목욕설비를 갖춘 장비를 이용하여 수급자의 가정 등을 방문하여 목욕을 제공하는 장기요양급여

다. 방문간호 : 장기요양요원인 간호사 등이 의사, 한의사 또는 치과의사의 지시서(이하 "방문간호지시서"라 한다)에 따라 수급자의 가정 등을 방문하여 간호, 진료의 보조, 요양에 관한 상담 또는 구강위생 등을 제공하는 장기요양급여

라. 주·야간보호 : 수급자를 하루 중 일정한 시간 동안 장기요양기관에 보호하여 신체활동 지원 및 심신기능의 유지·향상을 위한 교육·훈련 등을 제공하는 장기요양급여

마. 단기보호 : 수급자를 보건복지부령으로 정하는 범위 안에서 일정 기간 동안 장기요양기관에 보호하여 신체활동 지원 및 심신기능의 유지·향상을 위한 교육

63 지역사회 간호사업 수행 전 고려사항은 인적 자원의 확보, 지역사회 자원, 예산의 확보, 사업평가에 대한 기준 설정, 이용시설의 확보 등이다.

64 간호조무사는 지역사회 구성원들의 요구와 상태를 파악하고 지역사회 보건사업 계획 및 수행에 협조, 응급처치 및 시범교육 시 협조, 개인의 건강문제 조기 발견 및 계몽에 힘쓴다. 진찰실 환경관리 및 간호사의 지시 감독하에 업무를 수행하고 보조하는 역할을 하며 단독으로 진료, 치료 및 예방접종을 할 수 없다.

65 의료법 제80조(간호조무사 자격), 간호조무사 및 의료 유사업자에 관한 규칙, 제4조(간호조무사 국가시험의 응시자격), 제8조(부정행위자에 대한

조치)

① 간호조무사 교육 훈련기관에서 실시하는 740
시간 이상의 이론교육 과정을 이수해야 한다.

② 조산원을 제외한 의료기관 또는 보건소에서 실
시하는 780시간 이상의 실습 교육과정을 이수
해야 한다.

③ 실습 교육과정 780시간 중 병원이나 종합병원
에서의 실습 교육과정이 400시간 이상이어야
한다.

④ 최초로 자격을 받은 후부터 3년마다 그 실태와
취업상황을 보건복지부장관에게 신고하여야
한다.

⑤ 국가시험에 관하여 부정행위를 하여 합격이 무
효가 된 사람은 그다음에 치러지는 국가시험에
서 두 번 응시자격이 정지된다.

66 감염병예방법 제19조(건강진단)
성매개감염병의 예방을 위하여 종사자의 건강진
단이 필요한 직업으로 보건복지부령으로 정하는
직업에 종사하는 자와 성매개감염병에 걸려 그 전
염을 매개할 상당한 우려가 있다고 시장ㆍ군수ㆍ
구청장이 인정한 자는 보건복지부령으로 정하는
바에 따라 성매개감염병에 관한 건강진단을 받아
야 한다.

67 구강보건법
제12조(학교 구강보건사업) ① 「유아교육법」
제2조제2호에 따른 유치원 및 「초ㆍ중등교육
법」 제2조에 따른 학교(이하 "학교"라 한다)의 장
은 다음 각 호의 사업을 하여야 한다.
1. 구강보건교육
2. 구강검진
3. 칫솔질과 치실질 등 구강위생관리 지도 및 실천
4. 불소용액 양치와 치과의사 또는 치과의사의 지
도에 따른 치과위생사의 불소 도포

5. 지속적인 구강건강관리
6. 그 밖에 학생의 구강건강 증진에 필요하다고
인정되는 사항

구강보건법 시행령
제11조(불소용액의 농도 등) 법 제12조제1항제4
호에 따른 불소용액 양치 사업에 필요한 불소용액
의 농도 및 불소 도포 사업에 필요한 불소 도포의
횟수 등은 보건복지부령으로 정한다

구강보건법 시행규칙
제10조(불소용액의 농도 등) ① 법 제12조제1항
제4호에 따른 불소용액 양치사업에 필요한 양치횟
수는 매일 1회 또는 주 1회로 한다.
② 영 제11조에 따른 불소용액 양치사업에 필요한
불소용액의 농도는 매일 1회 양치하는 경우에는
양치액의 0.05퍼센트로, 주 1회 양치하는 경우에
는 양치액의 0.2퍼센트로 한다.
③ 영 제11조에 따른 불소 도포사업에 필요한 불
소 도포의 횟수는 6개월에 1회로 한다.

68 결핵예방법 제2조(정의) 이 법에서 사용하는 용어
의 뜻은 다음과 같다.
1. "결핵"이란 결핵균으로 인하여 발생하는 질환
을 말한다.
2. "결핵환자"란 결핵균이 인체 내에 침입하여 임
상적 특징이 나타나는 자로서 결핵균검사에서
양성으로 확인된 자를 말한다.
3. "결핵의사(擬似)환자"란 임상적, 방사선학적 또는
조직학적 소견상 결핵에 해당하지만, 결핵균검
사에서 양성으로 확인되지 아니한 자를 말한다.
4. "전염성결핵환자"란 결핵환자 중 객담(喀痰)의
결핵균검사에서 양성으로 확인되어 타인에게
전염시킬 수 있는 환자를 말한다.
5. "잠복결핵감염자"란 결핵에 감염되어 결핵감염검
사에서 양성으로 확인되었으나 결핵에 해당하는

임상적, 방사선학적 또는 조직학적 소견이 없으며 결핵균검사에서 음성으로 확인된 자를 말한다.

69 정신건강 증진 및 정신질환자 사회복지서비스 지원법 제41조(자의 입원)
정신의료기관 등의 입원 등을 한 정신질환자가 퇴원 등을 신청한 경우에는 바로 퇴원 등을 시켜야 한다.

70 혈액관리법 제4조의 5(혈액관리 기본계획의 수립)
-혈액관리 기본계획에는 다음 각호의 사항이 포함되어야 한다.
1. 헌혈 증진과 혈액관리의 발전 방향 및 목표
2. 혈액관리에 관한 각 부처 및 기관·단체의 협조에 관한 사항
3. 헌혈 및 수혈의 안전성 향상 방안
4. 혈액제제의 안전성 향상, 안정적 수급 및 적정한 사용 방안

실기

71 [산소포화도] 혈액 내 산소농도
▶ 측정 방법 : 빛 센서를 이용하여 피부를 통해 가시광선을 투과시켜 혈중 산소농도를 측정.
- 센서 부착 위치 : 손가락 끝, 이마, 귓불, 코끝, 발가락 끝(하지 순환 문제없는 경우)
- 정상 범위 : 96~100%
▶ 주의사항
- 강한 외부 빛이 센서에 비치지 않도록 주의한다.
- 매니큐어, 인조 손, 발톱, 금속 장식 등은 빛 전달 과정을 방해하므로 센서 부위를 깨끗이 하도록 한다.
- 혈액순환을 잘 측정할 수 있도록 센서 부착 부위

의 움직임은 최소화하도록 설명한다.
- 부착 부위에 불편감이 느껴진다면 즉시 알리도록 설명한다.

72 [혈압] : 혈액이 혈관 벽을 지나면서 생기는 압력
= 수축기 혈압/이완기 혈압
- 정상 범위 : 120/80mmHg
- 측정 방법
① 환자의 팔을 심장과 같은 높이에 둔다.
② 상완 동맥 위로 커프의 중앙이 오도록 하고, 커프의 하단이 상완 동맥 촉지 부위보다 2~3cm 위에 오도록 한다.
③ 커프는 손가락 하나가 들어갈 정도로 감되, 상박의 약 2/3을 덮는 정도의 폭을 가진 커프를 사용한다.
④ 같은 부위에서 혈압 측정을 반복하는 경우, 2~5분간 휴식 후 측정한다.
- 혈압이 높게 측정되는 경우
① 운동, 식사, 흡연 후
② 커프가 팔 둘레보다 너무 좁을 때
③ 커프가 느슨하게 감겼을 경우
④ 팔이 심장보다 낮을 때
⑤ 혈압 측정 전에 충분히 안정되지 않았을 때
⑥ 반복 측정 시 충분히 휴식하지 않은 경우
⑦ 커프의 공기를 너무 천천히 뺄 때
- 혈압이 낮게 측정되는 경우
① 탈수, 쇼크, 수면 시
② 커프가 팔 둘레보다 넓을 때
③ 팔이 심장보다 높을 때
④ 커프의 공기를 지나치게 빨리 뺄 때

73 위관 영양
- 목적 : 의사의 처방하에 무의식 환자, 식도질환, 연하곤란이 있는 환자 등에게 적용
- 주의사항

① 체위 : 좌위 또는 반좌위

② 영양액 온도 : 체온보다 약간 높게 하거나 실내
온도 정도

③ 영양액 주입 전 물 15~30cc, 주입 후에 물
30~60cc 정도 주입하여 위관 개방을 유지한
다.

④ 주입 속도 : 영양액이 1분에 50cc 이상 들어가
지 않도록 한다.(∵빠르게 주입될 경우 설사 유
발)

⑤ 음식물이 중력에 의해 내려가도록 영양액이 위
에서 30~50cm 높이에 위치하도록 한다.

⑥ 위관의 위치를 확인한 후 위관 영양을 진행한
다.

- 위 내용물 흡인(위 내용물이 나오면 O) : 100cc
이상 나오면 위 내용물을 다시 주입한 후 의료진
에게 보고
(다시 넣는 이유 - 체액과 전해질 불균형 예방)

- 비위관에 10cc의 공기를 넣으면서 공기가 지나
가는 소리가 상복부에서 들리는지 청진기로 확
인한다.(공기 지나가는 소리가 들리면 O)

- 비위관 끝을 물그릇에 넣어본다.(공기방울이 발
생하면 X - 제거 필요)

- 의사의 처방이 있는 경우 x-ray를 촬영하여 튜
브의 위치를 확인한다.

⑦ 영양액 주입 중 구토와 청색증이 나타나면 영양
액 주입을 즉시 중단하고 보고한다.

74 섭취량, 배설량 측정의 목적

- 적절한 수분 섭취를 확인하기 위함.
- 체액 균형을 사정하기 위함.
- 비뇨기계 기능을 사정하기 위함.

▶ 섭취량, 배설량 측정이 필요한 대상자

- 금식 대상자
- 수술 후 대상자
- 위관 영양 대상자
- 수분 제한 대상자

- 수분이 정체된 대상자
- 이뇨제 투여 대상자
- 심한 화상 또는 상처가 있는 대상자
- 흡인 기구나 상처 배액관을 가지고 있는 대상자

[섭취량 측정]

- 섭취량 배설량 측정 처방이 있는지 확인한다.
- 측량표와 I/O 기록 용지는 환자가 보호자가 적
기 편리한 곳에 둔다.
- 섭취량은 눈금 컵을 사용하여 측정한다.
- 섭취량에 포함되는 사항 : 입으로 섭취한 모든
음식에 함유된 수분량과 물, 정맥주사, 수혈, 위
관 영양으로 주입한 용액, 체내에 주입된 용액
(관장, 배액관 용액, 복막 주입액 등)

▶ 얼음 : 1/2로 측정하여 포함

▶ 제외되는 것 : 가글 용액 등

[배설량 측정]

- 소변량 측정은 눈금이 있는 소변기를 이용하여
정확히 측정한다.
- 신장, 심장질환, 약물작용으로 인해 소변량의 변
화가 있다.
- 소변량이 시간당 25cc 이하, 하루 600cc 이하인
경우 또는 소변색이나 냄새 이상 시 즉시 의료진
에게 보고한다.
- 배설량에 포함되는 사항 : 소변, 설사, 젖은 드레
싱, 심한 발한, 과도호흡, 배액량, 구토 등

▶ 제외되는 것 :정상대변, 발한, 정상 호흡 시
수분 소실량 등

▶ 영유아 : 기저귀 무게 측정

▶ 실금이 잦았을 때 : 환의, 홑이불 교환 횟수
기록

※ 체액 불균형인 경우

- 섭취량 〉 배설량 : 부종
→ 수분 제한, 배뇨를 증가시키는 약물 투여

- 섭취량 〈 배설량 : 탈수 → 수분 보충 필요

75 관장

- 목적
- 변을 배출하고 수술이나 검사 전 장을 비우기 위함이다.
- 체온을 하강시키기 위함이다.
- 연동 운동을 자극하여 변비를 완화하기 위함이다.
- 주의사항
▶ 내과적 무균술 적용
① 체위 : 좌측 심스 체위
② 관장액 : 글리세린, 37.7~40.5℃ 물
③ 대상자에게 구강 호흡을 하도록 하여 이완을 돕는다.
 - 복압 상승 방지를 위해 배에 힘을 주지 않도록 하고, "아" 소리를 내며 입을 벌리고 숨을 쉬도록 한다.
④ 직장 튜브 끝을 대상자 배꼽을 향하도록 5~10cm 정도 항문으로 삽입한다.
⑤ 관장통은 항문에서 40~45cm 높이에 두어 중력에 의해 주입되도록 한다.
 - 용액이 너무 빨리 주입되면 복통을 유발하므로 주입 속도를 조절한다.
⑥ 대상자에게 10~15분 동안 대변을 참은 다음 화장실에 가도록 설명한다.
⑦ 대상자가 복통을 호소하면 주입을 잠시 중단한 다음 서서히 주입한다.
⑧ 관장 후 대변이 계속 배출될 수 있으므로 둔부 밑에 방수포를 한 시간 정도 깔아 둔다.
⑨ 장내 공기 주입을 방지하기 위해 관장통에 용액이 조금 남아 있을 때 조절기를 잠근다.

76 유치 도뇨

- 목적
- 장시간 자연 배뇨가 불가능한 경우 배뇨하기 위함이다.
- 전신 마취 수술 시 오염을 방지하기 위함이다.

- 간헐적 도뇨를 지나치게 자주하는 것을 방지하기 위함이다.
- 요실금 대상자의 피부 손상을 예방하기 위함이다.
- 시간당 소변 배설량 측정을 위함이다.
- 무의식이나 척추 손상 대상자의 요정체 예방을 위함이다.
- 방광 세척 또는 약물 주입을 하기 위함이다.
- 주의사항
① 체위 : 여성 - 배횡와위, 남성 - 앙와위
② 외과적 무균술 적용(∵비뇨기계 감염 예방)
③ 삽입 부위 소독방법
- 방향 : 요도 → 항문
- 순서 : 대음순 → 소음순 → 요도
- 소독솜은 한 번 닦을 때마다 교체한다.
④ 도뇨관을 대퇴(넙다리) 안쪽에 고정한다.
⑤ 유치도뇨관을 고정하기 위해 증류수를 이용하여 관 끝이 풍선을 부풀린 후 도뇨관을 소변 주머니에 연결한다.
⑥ 유치도뇨관 제거 시 증류수를 빼낸 후 제거하고 6시간 이내 배뇨를 하는지 반드시 확인한다.
⑦ 의사의 처방 없이는 도뇨관을 잠그지 않도록 한다.(단, 유치도뇨관에서 소변 채취 시 30분간 잠글 수 있다.)
⑧ 소변 주머니 관리방법
 - 항상 방광보다 아래에 두며 바닥에 닿지 않도록 한다.
 - 소변주머니에 고인 소변을 주기적으로 비워 소변이 소변백의 3/4 이상 차지 않도록 한다.
 - 소변 배액 주머니는 폐쇄형을 유지하여 도뇨관과 소변주머니 연결 부위를 분리하지 않도록 한다.
▶ 유치도뇨관 삽입 환자의 복부가 팽만되어 있거나 소변 배액 주머니로 소변이 나오지 않을 경우, 가장 먼저 도뇨관이 꼬이거나 꺾이지 않았는지 확인한다.

77 멸균 물품 다룰 때 주의사항
- 무균적 거즈를 펴 놓은 위로 손이 가지 않도록 한다.
- 멸균 유효 날짜가 경과된 물품은 재멸균한다.
- 무균적 물품을 다룰 때에는 말하거나 웃지 않아야 한다.
- 무균적 물품이 들어있는 통은 사용 후 바로 닫는다.
- 멸균 및 소독 물품을 미리 풀어 놓아야 할 경우에는 멸균포로 덮어 놓는다.
- 멸균 물품의 소독 날짜가 최근인 것은 뒤로 배치한다.

이동섭자
① 이동 섭자를 손에 들 때는 집게의 끝이 아래쪽으로 향하게 하고, 양쪽 면을 맞물린 상태로 꺼내거나 넣는다.
② 허리 높이나 그 이상의 보이는 위치에서 사용한다. 이동 섭자는 오염방지를 위하여 한 용기에 하나씩만 꽂아야 한다.
③ 섭자가 바닥에 닿지 않도록 멸균된 물품을 살짝 떨어뜨린다.
④ 사용한 이동섭자는 24시간마다 한 번씩 멸균해 준다.
⑤ 섭자통 가장자리는 오염된 것으로 간주하여, 섭자가 가장자리에 닿았을 경우 간호사에게 보고한 후 새로운 멸균겸자로 교체한다.

뚜껑이 있는 멸균 물품 다루기
- 용액일 경우 뚜껑을 연 후, 뚜껑의 안쪽이 아래로 향하게 들거나 뚜껑을 완전히 뒤집어서 안쪽을 위로 향하게 하여 테이블 위에 놓는다. 소량의 용액을 따라 버려 입구를 깨끗이 한다.
- 용액은 10~15cm 위에서 따르고 용액이 튀지 않게 해야 한다. 이때 소독용액을 따랐다가 남은 용액을 용기에 다시 담지 않는다.
- 용액의 뚜껑이나 멸균 용기의 뚜껑이나 재사용

을 목적으로 다시 닫을 때는 뚜껑의 바깥면만 만져서 닫도록 한다.
- 용액 용기에는 뚜껑을 열고 사용한 개봉한 날짜와 시간을 적어 둔다
- 멸균된 통의 경우도 마찬가지로 뚜껑을 열 때는 안쪽이 아래로 향해 들거나 뚜껑을 완전히 뒤집어서 테이블 위에 놓는다.

78 [E.O gas 멸균] : 에틸렌옥사이드 가스를 이용하여 낮은 온도에서 멸균하는 방법
- 적용 물품 : 열과 습도에 약한 물품, 내시경, 플라스틱, 고무제품
- 장점
① 열과 습기에 약한 제품의 소독이 가능하다.
② 유효기간이 길다 : 6개월~2년
- 단점
① 경제적이지 않다. - 특수하고 비싼 기계과 가스 필요
② 가스 독성이 있어 긴 통기 시간(8~16시간)이 필요하다.

79 격리실에서 사용한 보호구를 처리하는 순서는 가운의 허리끈을 풀고 장갑을 벗은 후 가운의 목 뒤의 끈을 풀어 가운을 벗는다. 이때 가운 바깥 면을 만져서는 안 되며, 가운을 말아서 깨끗한 안쪽 면이 보이게 돌돌 말아 내어 버린다. 이후 마스크를 벗고, 모자를 벗는다.

보호장비 착용 순서
내과적 무균술 : 손 씻기 → 모자 → 마스크 → 가운 → 장갑 → 보안경 또는 손 씻기 → 모자 → 마스크 → 가운 → 장갑 → 보안경
외과적 무균술 : 모자 → 마스크 → 보안경 → 손씻기 → 멸균 가운 → 멸균 장갑

80 외과적 무균술이 필요한 경우는 도뇨관 삽입(인공도뇨), 주사약 준비, 수술, 침습적 행위, 요추천자, 개방 창상의 드레싱 교환, 배액관 교환, 멸균 물품을 다룰 때 등이다.

81 ▶앙와위
- 압력을 받는 부위: 발뒤꿈치, 미골(꼬리뼈), 천골(엉치뼈), 팔꿈치, 척추, 견갑골(어깨뼈), 후두골(뒤통수)
▶측위
- 압력을 받는 부위: 복사뼈, 무릎, 대전자(큰돌기), 장골(엉덩뼈), 늑골(갈비뼈), 견봉(봉우리), 귀
▶복위
- 압력을 받는 부위: 발가락, 무릎, 생식기(남자), 유방(여자), 견봉(봉우리), 볼, 귀
▶파울러 체위(반좌위)
- 압력을 받는 부위: 발뒤꿈치, 극상돌기, 천골(엉치뼈), 좌골 결절(궁둥뼈 결절), 견갑골(어깨뼈)

82 신체 목욕 방법
- 순서 : 얼굴 → 목 → 손·팔 → 가슴 → 복부 → 발·다리 → 등·엉덩이 → 음부 → 손톱·발톱 손질
▶눈
- 방향 : 눈의 안쪽 → 바깥쪽
(∵ 비루관 오염방지)
- 각 눈을 닦을 때 매번 새로운 솜이나 수건의 다른 면을 사용
- 눈곱이 끼지 않은 눈부터 닦기
▶상지, 하지
- 말초 → 중심(∵ 혈액순환 촉진)
▶복부
- "시계방향"으로 마사지하듯 복부를 닦는다.
- 이유 : 대장의 해부학적 구조에 따라 장운동을 활발하게 하여 배변에 도움이 될 수 있도록
▶음부
- 여성 : 요도 → 질 → 항문
- 남성 : 음경 끝 요도구 → 치골 부위
▶손톱은 둥글게, 발톱은 일자로
- 두껍고 건조한 발톱은 더운물에 담근 후 자른다.

83 알코올 목욕 – 의사 지시하에 시행
- 목적 : 고열환자의 해열
- 방법 및 주의사항
① 30~50% 알코올을 사용하여 얼굴을 제외한 전신을 닦아준다.
② 목욕 중 체온을 수시로 확인한다. 목욕 후에 반드시 체온을 확인한다.
③ 금기 환자 : 욕창 환자, 노인환자, 피부병이 있는 환자

84 일반 구강 간호
- 목적
● 의식이 있는 대상자의 구강 청결을 유지한다.
● 구취를 제거하고 식욕 증진을 돕는다.
● 잇몸을 자극하여 혈액순환을 촉진시킨다.
● 구강 내 질병 여부를 사정한다
- 주의사항
● 너무 강하고 뻣뻣한 칫솔은 법랑질을 마모시킨다.
● 치아 바깥면을 먼저 닦고 잇몸에서 치아 쪽으로 닦는다.
● 혀는 안쪽에서 바깥쪽으로 닦는다.
● 한 번에 2~3개의 치아면을 5~10회 반복하여 닦는다.

85 등 마사지
- 체위 :복위를 취하거나 복위를 취할 수 없으면

측위를 취한다.
- 로션이나 오일 등의 윤활제는 대상자의 안위를 위하여 따뜻하게 준비하여 사용한다.
- 경찰법으로 엉치뼈 부위에서 시작하여 척추 양옆을 따라 허리 쪽에서 어깨 쪽으로 올라갔다가 등의 양옆을 따라 내려오는 동작을 반복한다
- 금기 : 허리 수술, 늑골 골절, 악성 종양, 화농성 피부염, 혈전성 정맥염, 진행성 동맥 경화증, 순환 장애, 동맥류, 골수염 등
- 방법
● 경찰법
- 주로 마사지 시작과 끝에 사용하는 방법
- 등의 위아래로 손을 움직이면서 부드럽고 길게 문지르는 동작
- 손을 중심부에서 말단부로 다시 옮길 때 압력을 주지 않고 스치면서 옮긴다.
● 유날법
- 피부, 피하조직, 근육을 주무르거나 꼬집는 방법
- 혈액순환, 근 이완, 근육 조직의 가동성을 높이기 위한 목적으로 사용
● 지압법
- 엄지 또는 손가락 끝으로 연속적으로 눌러 표면 조직을 자극하는 방법
● 경타법
- 양손으로 번갈아 사용해서 가볍게 두드리는 방법

86 ① 신전 : 신전은 일직선이 된 상태
② 회전 : 축을 중심으로 신체 부위를 돌리는 움직임
③ 굴곡 : 180° 이하로 구부리는 상태
④ 과신전 : 180° 이상 과도한 신전 상태
⑤ 측방 굴곡 : 한쪽으로 180° 이하로 구부리는 상태

87 퇴행성 관절염이 있는 사람은 유연성 향상 운동으로 관절의 가동 범위를 넓히는 것이 중요하며, 통증을 악화시키지 않는 범위 내에서 관절 주변 근육을 강화하는 유산소 운동이 요구되는데 걷기나 고정식 자전거 타기, 수영 같은 운동을 하도록 안내한다.

88 체위의 종류
▶앙와위 : 모든 체위의 기본
- 휴식과 수면, 척추마취 후 두통 감소, 척추손상 시
- 압력을 받는 부위: 발뒤꿈치, 미골(꼬리뼈), 천골(엉치뼈), 팔꿈치, 척추, 견갑골(어깨뼈), 후두골(뒤통수)
- 사용할 수 있는 체위 유지 도구
① 발지지대 : 족저굴곡 예방, 족배굴곡 유지
② 대전자 두루마리 : 대퇴의 외회전 방지
▶측위
- 필요한 경우: 기관 분비물의 배출, 식사, 등마사지
- 압력을 받는 부위: 복사뼈, 무릎, 대전자(큰돌기), 장골(엉덩뼈), 늑골(갈비뼈), 견봉(봉우리), 귀
▶심스체위 : 반복위(semi-prone position)로 측위와 복위의 중간 형태
- 필요한 경우 : 배액 촉진, 관장, 항문 검사, 등마사지, 직장약 투여
▶복위
- 필요한 경우: 수면 또는 휴식, 등 근육 긴장 완화, 등 마사지, 척추 검사, 등에 외상이 있는 경우, 구강 분비물 배액 촉진
- 압력을 받는 부위: 발가락, 무릎, 생식기(남자), 유방(여자), 견봉(봉우리), 볼, 귀
- 금기 : 뇌압이 상승되었거나 심폐 기능에 장애가 있는 경우
▶파울러 체위(반좌위) : 침상 머리 부분을 45~

60° 정도 올려서 앉히는 자세
- 필요한 경우: 호흡곤란, 흉곽 수술 후, 심장 수술 후, 심장과 폐 질환
- 압력을 받는 부위: 발뒤꿈치, 극상돌기, 천골(엉치뼈), 좌골 결절(궁둥뼈 결절), 견갑골(어깨뼈)
- 사용할 수 있는 체위 유지 도구
 ① 발지지대 : 족저굴곡 예방, 족배굴곡 유지
 ② 대전자 두루마리 : 대퇴의 외회전 방지
▶절석위 : 앙와위에서 발걸이에 발을 올려 무릎을 굴곡시키고 진찰대 끝에 둔부가 닿도록 하는 자세
- 필요한 경우: 회음부 검사, 방광경 검사, 질 검사, 자궁경부 및 직장 검사, 분만
▶배횡와위 : 다리를 약간 벌리고 무릎을 세우고 팔은 옆에 놓거나 머리 위로 굴곡시킨 자세
- 필요한 경우: 복부 검사, 회음부 간호와 처치, 여성의 인공 도뇨
▶슬흉위 : 가슴을 침대에 대고 무릎을 굴곡시켜 대퇴가 침대에 수직이 되도록 하는 자세
- 필요한 경우: 자궁 위치 교정, 산후 운동, 월경통 완화, 직장 및 대장 검사
▶트렌델렌버그 체위 : 머리가 가슴보다 낮도록 다리를 올린 자세
- 쇼크 상황 시 트렌델렌버그 혹은 변경된 트렌델렌버그 체위를 사용할 수 있다.

89 운반차 사용법
- 사용 전에 바퀴가 잘 구르는지, 이물질이 끼지는 않았는지 확인한다.
- 바퀴 고정 장치, 침대 난간(side rails) 작동 여부를 확인한다.
- 매트리스의 청결 유무 등을 확인하여 청결하지 않으면 물수건으로 닦은 다음 마른 수건으로 닦아 감염을 예방한다.
- 브레이크의 잠김 상태를 확인하고 대상자를 침상에서 운반차로 이동한다.

- 벨트가 있는 경우 벨트를 채우고 침대 난간(side rails)을 반드시 올린다.
- 이송 중간에 대상자가 일어나지 않도록 하여 낙상을 예방한다.
- 목적지까지 이송 후 운반차에서 대상자를 내리고 매트리스를 청결하게 닦아 건조하여 보관한다
- 침상 높이를 이동차 높이와 같게 하거나 이동차보다 약간 높게 조절한다.
- 이동차를 침상 옆에 붙이고 바퀴를 고정한다.
- 대상자를 움직일 때 정맥주사 수액이나 배액관, 배뇨관, 위관 등이 꼬이거나 빠지지 않도록 주의해야 하며, 이동 시에만 일시적으로 잠글 수도 있어 간호사의 지시에 따른다.
- 운반차 이동 방법
- 2인이 대상자를 이동할 경우에는 앞(발 쪽)과 뒤(머리 쪽)에 각각 서서 앞에 있는 사람은 진행 방향을 향해서 운반차를 제어하고 뒤에 있는 사람은 대상자 상태를 관찰하며 옮긴다.
〈이동 방향〉
- 평지 : 대상자의 다리가 가는 방향으로 이동
- 경사로를 오를 때 : 대상자의 머리가 올라가는 방향으로 이동
- 경사로를 내려갈 때 : 대상자의 다리가 내려가는 방향으로 이동
- 구급차 안으로 들어가 갈 때 : 대상자의 머리가 구급차 안쪽방향으로 이동

90
낙상 예방을 위한 활동으로 야간에는 화장실 등을 갈 때 낙상하지 않도록 조명등을 켜둔다. 야간 화장실 출입 방지를 위해 수면 전 물 섭취를 제안한다. 자리에서 일어날 때는 천천히 일어나도록 하며, 욕실 바닥에는 물이 없게 해야 한다. 서서 옷을 갈아입는 것은 낙상 위험이 높아 앉아서 갈아입도록 한다. 굽이 낮고 폭이 넓으며 미끄럽지 않은 고무바닥, 뒤가 막힌 신발을 신게 한다.

91 온요법

- 목적 : 순환과 대사작용 증진, 혈관 확장, 울혈 감소, 체온 상승, 통증 완화, 부종경감, 화농촉진, 근육경련 완화 등
- 방법 및 주의사항
① 적용 부위의 피부를 완전히 건조한 후 적용한다.
② 적용 시간 : 30분간 적용
③ 물 채우는 양 : 주머니의 1/2~2/3
- 주머니의 물기를 닦고 거꾸로 들어보아 물이 새는지 확인한다.
④ 편평한 곳에 놓은 다음 주머니의 입구 쪽으로 밀어서 공기를 제거하고 입구를 잠근다.
⑤ 물 온도 : 46~54℃
⑥ 발적, 화상 등이 나타나면 즉시 중단한다.
- 금기 : 각종 염증(충수돌기염 등), 원인 모를 복통, 화농을 지연시켜야 하는 경우, 출혈 부위, 개방 상처, 의식이 저하된 환자

92 냉요법

- 목적 : 체온 하강, 통증 완화, 부종 경감, 혈관 수축에 의한 지혈, 화농과정 지연, 근육 긴장도도 증가, 대사작용 감소 등
① 얼음 채우는 양 : 모가 나지 않은 호두알 크기의 얼음을 1/2~2/3 정도
② 적용 시간 : 30분간 적용
③ 적용 부위 피부 상태를 사정하고, 피부를 완전히 건조한 후 얼음주머니를 대 준다.
④ 주머니의 입구 쪽으로 얼음을 밀면서 공기를 제거하고 입구를 잠근 후 주머니의 물기를 닦고 거꾸로 들어보아 물이 새는지 확인한다.
⑤ 열감, 무감각, 발적, 청색증, 극도의 창백함 등의 증상에 대한 대상자의 반응을 자주 사정한다. 특히, 오한, 발적, 통증 등의 증상 호소 시 얼음주머니를 제거한다.
- 금기 : 혈액순환에 문제가 있는 환자, 개방된 상처 부위, 빈혈환자, 감각 소실 부위 등
.

93 수술 중 청색증을 관찰하기 위해 매니큐어 및 페디큐어를 지운다. 매니큐어, 인조 손, 발톱, 금속 장식 등은 빛 전달과정을 방해하므로 산소포화도 측정 센서 부위를 깨끗이 해야 한다.

94 대변 검체는 즉시 검사실로 보내고 제출이 늦어질 경우 냉장 보관하지만, 아메바 검사항목이 있는 경우 실온 보관한다. 배변 전에 배뇨하도록 한다. 대변 검체 수집의 목적은 일반 대변검사, 잠혈 검사, 대변 배양 검체 수집을 위함이다. 잠재적 출혈검사의 경우 3일 전부터 붉은색 채소, 철분제제, 육류를 피하도록 한다. 아메바성 이질, 세균성 이질 등의 경우 대변에 점액이 섞여 나올 수 있으며 점액 부분을 채취한다.

95 24시간 소변검사는 시작 시각에 배뇨하게 하고 첫 소변은 모으지 않고 24시간 소변검사가 끝나는 시간에 배뇨하게 하여 마지막 소변은 검사물에 포함한다. 검체는 차광용기에 보관하며, 24시간 소변 수집백 안에는 부패, 산패 방지를 위한 방부제 등이 들어있다.

96 붕대법

〈환행대〉	- 동일 부위를 여러 번 돌려 감는 방법 - 붕대법의 시작과 마지막에 사용 - 적용 예 : 손목, 발목, 이마, 목, 발목 등의 드레싱을 고정
〈사행대〉	- 붕대의 너비만큼 또는 그 이상의 간격으로 나선형으로 감는 방법 - 적용 예 : 드레싱을 가볍게 고정하거나 부목을 고정할 때 사용
〈나선대〉	- 붕대 너비를 2/3 정도씩 겹치면서 감는 방법 - 적용 예 : 주위 굵기가 비슷한 곳의 부목을 고정
〈절전대〉	- 약 30° 각도로 위쪽으로 비스듬히 감고 붕대의 위쪽에 - 왼손으로 엄지손가락을 뺀 후 붕대를 뒤집어서 돌려, 붕대 너비의 2/3 정도를 겹치면서 감는 방법 - 적용 예 : 팔이나 다리와 같이 굵기가 급격히 변하는 부위
〈8자대〉	- 붕대를 어슷하게 번갈아 돌려 감아 8자형으로 부위를 올려 감고 내려 감는 방법 - 적용 예 : 발꿈치, 팔꿈치 등 관절이나 돌출부
〈회귀대〉	- 환행대를 먼저하고 중앙에서 시작해서 건너가고 돌려오게 하여 손으로 눌러가며 계속 좌우를 번갈아 돌려서 전체를 덮는 방법 - 적용 예 : 절단면이나 말단 부위

97 심폐소생술

순서	성인	소아	영아
1) 의식확인 : 양쪽 어깨를 가볍게 두드리며, 의식을 확인한다.			
2) 주변 사람에게 119 신고를 요청한다.			
3) 호흡 및 맥박 확인	경동맥 촉지		상완동맥 촉지
4) 심폐소생술	일반인 : 가슴압박 → 자동심장충격기 사용 의료인 : 가슴압박 → 기도유지 → 인공호흡 → 자동심장충격기 사용		
가슴 압박 및 기도 유지 방법			
가슴 압박 속도	분당 100~120회		
가슴 압박 깊이	약 5~6cm	가슴 두께의 최소 1/3 이상 (4-5cm)	가슴 두께의 최소 1/3 이상 (4cm)
가슴 압박 위치	흉골 아래 1/2 지점		
가슴 이완	가슴 압박 사이에는 완전한 가슴 이완		
가슴 압박 중단	가슴 압박의 중단은 최소화 (불가피한 중단은 10초 이내)		
기도 유지	① 경추손상 X : 머리 기울임-턱 들어올리기 (head tilt - chin lift) ② 경추손상 O : 턱 밀어올리기(jaw thrust)		
가슴 압박 대인 공호흡 비율	전문 기도 확보 이전	30:2	30:2(1인 구조자) 15:2(2인 구조자, 의료제공자만 해당)
	전문 기도 확보 이후	가슴 압박과 상관없이 6초마다 인공호흡	

98 [쇼크] : 혈액순환 장애로 세포조직 내에 산소를 충분히 공급하지 못하여 신체 각 기관의 기능 부전과 허탈이 일어나는 상태로 생명을 위협할 수 있음.

- 쇼크의 증상 : 체온 하강, 혈압 저하, 청색증, 호흡수 증가, 빈맥, 심계항진, 요생성량 감소 등
- 쇼크의 종류
  ▶ 저혈량성 쇼크 : 체액 손실로 혈관 내의 혈액량이 부족한 경우 초래되는 쇼크

원인) 심한 외상, 위장관 출혈, 수술, 대동맥류 파열, 화상 등

▶ 심장성 쇼크 : 심장의 수축력이 직, 간접적으로 방해를 받을 때 일어나는 쇼크

원인) : 심근경색증, 심근 좌상, 부정맥, 좌심실 허혈, 우심실 기능부전, 급성 판막 질환, 혈전증

▶ 신경성 쇼크 : 척추 손상을 입거나 척추마취 후에 혈관조절중추가 자극을 받아 일시적으로 혈관운동의 수축과 이완 능력이 상실

▶ 아나필락틱 쇼크(과민성 쇼크) : 급성 알레르기 반응으로 급격한 항원-항체 반응으로 일어남.

원인) 약물, 혈액제제, 벌독, 마취제, 음식 등

▶ 패혈성 쇼크

원인) 요로감염, 폐렴, 봉와직염, 농양, 그람 음성균, 바이러스 등

99 입원 시 업무

① 간호사실, 치료실, 샤워실, 편의 시설 등 병원 내 시설에 대해 오리엔테이션을 실시한다.

② 환자의 침상이 정리되어 있는지 확인한 후 병실로 안내한다.(가장 먼저 할 일.)

③ 환자의 귀중품은 보호자가 책임지도록 한다.

④ 대상자의 키와 체중 측정, 이름표를 병실 앞, 침대에 부착하고 입원 팔찌를 부착해 준다.

⑤ 활력징후 측정, 간호 정보조사지 작성, 통증, 욕창 위험도, 낙상 위험도를 사정하고 입원 생활 안내문을 설명한다.

100 노인과의 의사소통 시 고려해야 할 사항은 자신의 이름과 역할을 밝히고, 모든 노인을 일반화된 틀에 맞추어 대하지 않는다. 노인이 원하는 존칭을 사용하며, 모든 노인의 언행에 대해 의미를 추정하지 않도록 한다. 노인에 대하여 알려고 노력하며, 어린이를 다루듯 말하지 않는다. 저음으로 분명하고 천천히 말한다.

01	02	03	04	05	06	07	08	09	10	11	12	13	14	15	16	17	18	19	20
⑤	④	④	④	②	②	②	③	②	②	③	①	①	③	⑤	①	④	④	①	②
21	22	23	24	25	26	27	28	29	30	31	32	33	34	35	36	37	38	39	40
④	⑤	③	④	③	①	①	④	①	①	②	①	③	⑤	④	③	①	⑤	⑤	⑤
41	42	43	44	45	46	47	48	49	50	51	52	53	54	55	56	57	58	59	60
⑤	②	②	④	⑤	③	⑤	⑤	③	⑤	②	②	⑤	②	①	④	⑤	③	④	④
61	62	63	64	65	66	67	68	69	70	71	72	73	74	75	76	77	78	79	80
④	②	②	②	④	①	③	③	④	⑤	④	⑤	③	④	②	④	④	④	②	②
81	82	83	84	85	86	87	88	89	90	91	92	93	94	95	96	97	98	99	100
①	④	④	⑤	④	②	⑤	②	⑤	④	①	③	③	④	⑤	⑤	⑤	④	④	①

기초간호학 개요

01 환기 방법으로 창문 면적은 바닥 면적의 1/5 정도가 적절하며, 저항력이 약한 대상자들은 조심해서 환기하며 공기 조절 장치를 사용하도록 한다. 창문의 아래와 위를 열어 더운 공기는 위로, 찬 공기는 아래로 들고 날 수 있도록 한다.

02 병원 화재 시 대피 방법으로는 문손잡이가 뜨거운 쪽으로는 화재가 발생하고 있는 것이니 문 쪽으로 대피하면 안 된다. 대피 시에는 젖은 수건으로 코와 입을 막고 대피하며, 정전되어 엘리베이터에 갇히는 사고가 일어날 수 있으니 화재 시에는 엘리베이터가 아닌 계단을 이용하여 대피해야 한다. 화재 시에는 크고 작음과 관계없이 바로 다른 장소로 대피해야 한다.

03 전자 의무기록 시스템은 환자의 진료행위를 중심으로 발생한 업무상의 자료나 진료 및 수술·검사 기록을 전산에 기반하여 입력, 정리, 보관하는 시스템이다. 의료영상 전송시스템은 디지털 상태로 보관한 의료영상을 통신망을 이용하여 전송하고, 이 의료영상을 디지털 데이터로 저장한 후 담당 의사의 진료용 컴퓨터를 이용하여 대상자를 진료하는 시스템이다.

04 간호조무사의 직무 한계를 정확하게 이해한다.

05 - 상피조직 : 인체의 표면이나 소화기관 또는 호흡기관의 내면을 덮고 있는 조직으로, 주변환경으로부터 인체를 방어하고 부위에 따라 영양물질의 흡수, 분비작용, 감각작용 등을 한다.
- 결합조직 : 인체 구조물 사이의 빈 공간을 채우거나 연결하고 지지하여 세포와 조직들을 결합시키는 작용을 한다.
- 신경조직 : 자극을 받아 이를 통합하여 다른 세포에 신호를 전달하는 기능을 한다.
- 근육조직 : 수축능력이 있는 근세포로 이루어져 신체 운동에 관여한다.

06 뇌하수체 전엽호르몬에는 성장호르몬, 갑상선자극호르몬, 부신피질자극호르몬, 난포자극호르몬, 황체형성호르몬, 유즙분비 호르몬, 멜라닌세포자극호르몬이 있다.

07 일반적인 약물은 30℃ 이하의 서늘하고 통풍이 잘 되는 곳에서 직사광선을 피하여 보관한다. 혈청, 예방 백신(예, BCG 용액, PPD 용액), 알부민, 간장 추출물 등은 2~5℃의 냉암소에 보관하고 기름 종류의 약품은 10℃ 전후로 보관하는 것이 좋다.

08 와파린(warfarin)은 항응고제, 모르핀(morphine)은 마약성 진통제, 페니실린(penicillin)은 항생제, 푸로세마이드(furosemide)는 이뇨제로 작용한다.

09 수용성 비타민은 비타민 B 복합체와 비타민 C 등이고, 지용성 비타민은 비타민 A, D, E, K이다.

10 간염 환자의 식이요법은 고단백질을 중심으로 고칼로리, 고탄수화물, 고비타민식을 권장한다.

11 - 치석 제거 : 치관부에 있는 석회화된 치석을 제거하는 방법이다.
  - 치면 세마 : 치태, 음식물 잔사, 외인성 색소, 치석을 제거하고 치아 표면을 매끄럽게 하는 방법이다.
  - 치근 활택 : 치태와 치석뿐만 아니라 변성된 치아 표면을 일부 제거하여 깨끗한 치근을 만드는 방법이다.

12 탐침은 접근하기 어려운 구강의 손상 부위를 감지하는 기구로 충치의 깊이나 치아의 동요도 등을 검사한다.

13 오장은 심, 간, 비, 폐, 신이며 6부는 위, 소장, 대장, 방광, 담, 삼초를 가리킨다.

14 고열, 경련, 정맥류, 피부질병은 부항 요법을 적용할 수 없는 금기 사항이다.

15 간호조무사의 업무는 다음과 같다.
  - 대상자 자신이 어느 정도 할 수 있는 신체적 간호 돕기를 한다.
  - 입원실 및 진찰실 환경정리를 한다.
  - 대상자의 특이한 증상이 관찰되면 간호사에게 보고한다.
  - 대상자 진찰 시 보조한다.
  - 활력징후 측정을 돕는다.
  - 각종 치료에 필요한 기구를 준비한다.
  - 드레싱 준비를 한다.
  - 치료 또는 수술에 필요한 기구의 소독과 사용 후 손질한다.
  - 대상자의 침대를 준비한다.
  - 대상자의 입·퇴원을 돕는다.
  - 대상자의 진단방사선실, 수술실, 검사실 등을 방문할 때 동반한다.
  - 의사나 간호사의 지시에 따라 검사물을 수집한다.
  - 간호사의 지시 감독하에 대상자에게 투약한다.
  - 의사와 간호사 부재 시 응급 대상자가 왔을 때 응급처치를 하면서 급히 의사와 간호사를 돕는다.

16 효과적 의사소통을 위한 경청기술은 다음과 같다.
  - 눈을 마주치기
  - 적당한 표정 및 찬성의 의미로 고개 끄덕이기
  - 지루하다는 것을 보여주는 산만한 행동 하지 않기
  - 질문하기
  - 자신만의 단어로 바꾸어 사용하기
  - 발언자를 가로막지 않기
  - 대상자보다 말을 너무 많이 하지 않기
  - 발언자와 수신자의 역할을 바꾸어 가며 해보기

17 객담검사는 주로 아침에 일어나자마자 물로 양치 후 밤 동안 축적된 분비물을 기침하여 받도록 한다. 이때 객담이 가장 농축되어 있기 때문이다.

18 알레르기 비염 환자의 간호는 외출 시 마스크를 착용한다. 차가운 음료나 얼음은 비강 내 빈혈을 초래하여 증상을 심화시키므로 주의한다. 면역획득을 위해 충분한 휴식을 취하며 감기에 걸리지 않도록 건강을 유지한다.

19 - 좌심방과 좌심실 사이에는 승모판막이 있다.
- 좌심실과 대동맥 사이에는 대동맥판막이 있다.
- 심장 판막은 심방에서 심실로, 심실에서 대혈관 쪽으로 혈액이 흐르도록 하는 기능을 한다.
- 판막 이상은 협착증과 폐쇄 불능증으로 나뉠 수 있다.

20 갑상샘기능항진증은 더위에 민감하고 안구 돌출 증상, 빠른 맥박과 심계항진, 식욕은 좋은데 체중 감소하는 등의 증상이 나타난다.

21 - 동정맥루가 있는 팔로는 무거운 물건을 들거나 팔베개를 하지 않으며 심한 운동을 삼가고 시계, 팔찌 등의 착용을 금하며 소매가 조이는 옷은 입지 않도록 하고, 상처가 생기지 않도록 한다.
- 투석 전 체중 및 활력 징후를 측정, 혈관 통로의 개존성 여부를 확인한다.
- 동정맥루가 있는 팔에 혈압을 재지 말고 검사를 위한 혈액 채취나 정맥주사를 주입하지 않는 것이 좋다.
- 동정맥루를 만들고 1~2개월 정도 시일이 지난 후 투석을 한다.

22 가장 대표적인 3대 증상은 다음, 다뇨, 다식으로 혈당이 높아지면서 소변으로 당이 빠져나가는데 이때 포도당은 물을 끌고 나가기 때문에 소변을 많이 보게 되며 물이 빠져나가 체내에 수분이 부족하게 되어 갈증을 느끼게 되고 물을 많이 마신다. 섭취한 영양분이 소변으로 빠져나가 공복감이 심해져 점점 더 많이 먹는다.

23 임신성 당뇨란 원래 당뇨가 없던 사람이 임신 20주 이후에 당뇨병이 발생하는 경우를 말한다. 임산부의 고혈당은 태반을 타고 태아에게 넘어간다. 태아의 몸에서도 높은 혈당을 췌장에서 인식하고 혈당을 처리하기 위해 인슐린 분비를 늘린다. 즉, 태아의 고인슐린 상태가 만들어지는데 인슐린은 태아에게 성장촉진인자의 역할을 하므로 어깨와 몸통에 과도한 지방을 축적하게 만들어 거대아가 된다.

24 자간전증은 임신 20주 이후에 고혈압과 단백뇨가 발생하는 질환이다. 임신중독증이라고 한다. 질환이 진행될수록 부종이 심해지고, 소변량이 감소한다.

25 혈장량 증가로 생리적 빈혈이 발생한다. 임신이 진행되면서 흉식호흡에서 복식호흡으로 변화된다. 자궁이 방광을 압박해 빈뇨를 경험한다. 장운동의 저하로 변비를 자주 경험한다.

26 풍진에 걸린 환아가 임부와 접촉하는 일이 없도록 주의해야 한다.

27 - 유기 : 스스로 독립할 수 없는 아동을 보호하지
않고 버리는 것
- 성적 학대 : 아동의 건강 또는 복지를 해치거나
정상 발달을 저해할 수 있는 성폭력이나 가혹행
위로 아동을 성추행하는 행위
- 정서 학대 : 아동의 건강 또는 복지를 해치거나
정상 발달을 저해할 수 있는 정신 폭력이나 가혹
행위로 원망 적대 경멸의 언어폭력, 잠을 재우지
않는 것, 벌거벗겨 쫓는 행위, 가족 내에서 왕따
행위
- 신체 학대 : 아동의 건강 또는 복지를 해치거나
정상 발달을 저해할 수 있는 신체 폭력이나 가혹
행위로 직접 신체에 가해지는 행위

28 긴장성 반사에 대한 설명이다.
〈신경계-반사〉

빨기 반사 (흡인 반사)	무엇이 입술에 닿게 되면 빠는 동작을 보인다. 6개월에 감소하기 시작되며 점차 소실된다.
혜적이 반사	입 주위를 자극하면 그것을 향해 고개와 입을 돌린다. 깨어 있을 때는 3~4개월, 잠잘 때는 7~8개월에 소실된다.
깜박이는 반사	환한 불빛에 노출되었을 때 깜박이는 반사를 말하며 일생 지속한다.
파악 반사 (쥐기 반사)	손안에 어떤 물체라도 놓아주면 꼭 쥐었다가 놓는 반사로 2~3개월에서 가장 강하고, 5개월 이후에는 소실된다.
모로 반사	조용한 상태에서 아이에게 자극을 주면 발바닥은 안쪽으로 양쪽 발가락이 닿고 손바닥과 손가락은 활짝 펴며 팔은 포옹하는 자세가 된다.
바빈스키 반사	발꿈치에서 발가락 쪽으로 가볍게 간지럽히면 발가락을 폈다가 다시 오므리는 반사이다.

29 생후 1년이 되면 신장은 출생 시의 1.5배, 체중은
3배가 된다. 어머니와의 관계에서 신뢰감이 형성
되며 그렇지 않으면 불신감이 생긴다. 운동 발달에
서 6개월경이 되면 도움 없이 혼자 앉게 된다.

30 노인 근력 강화하는 운동의 종류는 수영, 팔굽혀펴
기, 윗몸 일으키기와 가벼운 아령, 모래주머니, 고
무밴드 등을 이용한 운동이 있다.
노인은 자신의 체력 범위를 벗어나지 않도록 유의
해야 하며 적절한 방법으로 1개월 이상 꾸준하게
실천한다면 건강한 체력 상태를 유지하고 수명도
늘어난다.

31 심박출량과 일회 박출량이 감소하고 심내막과 좌
심실의 섬유화 등으로 체위성 저혈압을 유발할 수
있다.

32 노인은 면역 체계의 보상 능력 감소와 위산 분비
감소로 장의 감염이 쉽게 일어나며 그 결과 설사가
있을 수 있다.

33 익수 시 저산소혈증, 저산소증, 과잉탄산, 산독증,
기도폐쇄, 전해질 불균형, 급성 호흡부전, 부정맥
기관지 경련 등이 나타난다.

34 병원에서의 수술에 대비해 환자에게는 마실 것을
주지 않는다. 노출된 내장은 몸 안으로 밀어 넣지
않는다. 내장이 몸 밖으로 노출된 경우 무릎을 세
워준다. 깨끗한 헝겊 또는 수건을 소금물과 끓여서
식힌 후 노출된 내장 부위를 덮어 내장의 건조를
막는다.

35 트렌델렌버그(트렌델렌부르크) 체위를 취하며 두부와 흉부 손상 시에는 상체를 약간 올려준다. 담요 등을 이용하여 보온해 준다.

보건간호학 개요

36 타당도는 측정하고자 하는 내용을 얼마나 잘 측정하고 있는가를 말한다. 평가도구가 평가하려는 내용, 즉 교육의 목표나 기준을 잘 포함하고 있는지 측정해 내는 정도를 말한다.

37 영하 10℃ 이하의 저온환경에서 작업을 하거나 저온 물체 취급업무를 지속하면 한랭 질환이 발생할 수 있다. 저온에 의한 장애로 동상, 참호족, 참수족, 동사, 동창 등이 있다. 예방을 위해 방한구를 착용하고 고지방식을 섭취하며 지속적인 움직임을 통해 혈액순환을 촉진하도록 한다. 보온을 위해서도 작업 시 음주를 허용하는 것은 금지되어야 한다.

38 평가 기준에 따른 분류는 절대평가와 상대평가로 나눌 수 있다. 절대평가는 목표 도달을 확인하는 평가이며 개인의 성취를 목표달성 정도로 평가한다. 이 평가는 무엇을 할 수 있는지를 목표로 두고 있는 평가이다.
상대평가는 다른 학습자에 비해 어느 정도 하고 있는지를 평가하는 방법으로 상대적인 위치와 우열의 파악이 가능하며 경쟁을 통해 학습동기를 유발하는 방법이다.

39 WHO에서 제시한 건강의 정의로 신체적 건강은 질병이 없거나 허약하지 않은 상태이며 정신적 건강은 자기 자신에 대하여 충분히 만족하는 상태로 타인과의 관계, 자신과의 관계에 불편함이 없는 상태이다. 사회적 건강은 사회 속에서 각자에게 부여된 기능과 역할을 충실히 수행하면서 사회생활을 영위할 수 있는 상태를 말한다.

40 보건소의 기능 및 업무는 다음과 같다.
- 지역 보건 의료 정책의 기획, 조사, 연구 및 평가
- 건강 친화적인 지역사회 여건의 조성, 보건 의료 관련 기관·단체, 학교, 직장 등과의 협력체계 구축
- 지역주민의 건강증진 및 질병 예방관리를 위한 지역 보건의료서비스 제공

41 - 의원 : 1차 의료기관 / 1단계
- 병원 : 2차 의료기관 / 1단계
- 보건소 : 1차 의료기관 / 1단계
- 종합병원 : 2차 의료기관 / 1단계
- 상급종합병원 : 3차 의료기관 / 2단계

42 WHO에서 제시한 일차보건의료 접근의 필수요소는 접근성, 수용 가능성, 지역주민의 참여, 지불 부담 능력이다.
접근성은 개개인이나 가족 단위의 모든 주민이 쉽게 사용할 수 있어야 한다. 지리적, 지역적, 경제적, 사회적 이유로 차별이 있어서는 안 된다.
수용 가능성은 지역사회의 정서에 맞는 사업으로 주민이 수용 가능한 과학적 방법으로 접근하는 것이다.
주민의 참여는 주민의 적극적 참여를 요구하며 지불 부담능력은 주민의 지급 능력에 맞는 보건 의료 수가로 제공해야 함을 말한다.

43 노인장기요양보험제도 중 장기요양 인정 절차는 국민건강보험공단에 장기요양 인정 신청을 하게 되면 간호사, 사회복지사, 물리치료사 등 공단 전문가들의 직접 방문에 의한 인정조사와 의사소견서 등을 기반으로 등급판정위원회가 장기요양등급을 판정하게 된다.

〈장기요양 등급판정기준〉
- 1등급
• 심신의 기능상태의 장애로 일상생활에서 전적으로 다른 사람의 도움이 필요한 자로서 장기요양 인정 점수가 95점 이상인 자
- 2등급
• 심신의 기능상태의 장애로 일상생활에서 상당 부분 다른 사람의 도움이 필요한 자로서 장기요양인정 점수가 75점 이상 95점 미만인 자
- 3등급
• 심신의 기능상태의 장애로 일상생활에서 부분적으로 다른 사람의 도움이 필요한 자로서 장기요양인정 점수가 60점 이상 75점 미만인 자
- 4등급
• 심신의 기능상태의 장애로 일상생활에서 일정 부분 다른 사람의 도움이 필요한 자로서 장기요양인정 점수가 51점 이상 60점 미만인 자
- 5등급
• 치매(「노인장기요양보험법 시행령」 제2조의 노인성 질병에 한정) 환자로서 장기요양인정 점수가 45점 이상 51점 미만인 자
- 인지지원등급
• 치매(「노인장기요양보험법 시행령」 제2조의 노인성 질병에 한정) 환자로서 장기요양인정 점수가 45점 미만인 자

44 - 자외선은 (10~400nm)의 파장 영역으로 UV-A, UV-B, UV-C의 세 종류로 자외선을 분류한다. 자외선은 살균 효과가 탁월하지만, 피부와 눈,

세포에 영향을 미쳐 면역 저하와 노화 등에 영향을 준다. 자외선 중에서 2,800~3,200 Å의 파장 영역을 도르노 선이라고 하며 이 영역은 인체에 유리한 작용을 하여 건강선, 생명선으로 불린다.
- 적외선은 780nm 이상의 영역으로 열을 가지고 있어 열선이라고 한다.
- 감마선은 전자기파로 파장이 매우 짧고 주파수가 매우 높은 특징이 있다.
- 마이크로파는 라디오파와 적외선 사이의 파장과 주파수를 가지고 있다.
- 가시광선은 (380~780nm)의 영역으로 눈으로 볼 수 있는 태양광선이다.

45 미세먼지는 PM_{10}은 직경이 $10\mu m$ 이하인 먼지로 눈에 보이지 않는다. $PM_{2.5}$는 직경이 $2.5\mu m$ 이하로 머리카락의 직경의 1/20~1/30 크기보다 작은 입자이다. 미세먼지는 주로 호흡기를 통하여 유입되고 이때 염증반응이 나타난다. 미세먼지 예보 등급 중 $81 \sim 150\mu g/m^3$ 구간은 나쁨수준의 단계를 의미한다.

46 기후를 구성하는 요소를 기후요소라 하고, 기온, 기습, 기류(바람), 복사열, 구름의 양, 일조, 증발량 등이 있다. 이 중 인간의 체온조절에 영향을 미치는 온열 요소는 기온, 기습, 기류, 복사열이다.

47 온실효과를 일으키는 주된 물질은 이산화탄소(CO_2)이며, 이 외에도 메탄(CH_4), 염화불화탄소(CFC), 아산화질소(N_2O) 등이 작용한다.

48 BOD는 생물학적 산소요구량으로 물속에 살고 있는 유기물을 호기성 상태에서 호기성 미생물에 의해 20℃에서 5일간 산화시킬 때 소비되는 산소량

을 말한다.

49 안정피로는 눈을 계속 쓰는 일을 할 때 눈이 느끼는 증상이다. 조도가 부족하거나 눈부심이 심한 환경에서 대상물의 식별을 위해 눈을 무리하게 장시간 사용할 때 발생한다.

50 작업환경관리의 기본 원칙은 다음과 같다.
- 대치는 독성이 약한 물질로 변경하고 공정이나 시설을 바꾸는 것이다.
- 격리는 작업자와 유해인자 사이를 막는 방법이다.
- 환기는 작업장의 오염된 공기를 신선한 공기로 바꾸어 유해물질의 농도를 낮추는 것이다.
- 교육은 관리자를 포함해 근로자를 대상으로 지속적으로 실시해야 한다.

공중보건학 개론

51 병원체는 숙주에 침범하여 병을 일으키는 원인이 되는 것으로 세균, 바이러스, 리케차, 기생충, 곰팡이 등이 있다.

52 2차 예방은 질병의 조기발견 및 조기 치료를 위해 질병의 초기에 있는 사람들을 가능한 한 빨리 찾아내고 적절한 치료를 받도록 함으로써 질병을 조기에 차단하여 건강상태를 되찾도록 하는 것이다.

53 세균성 이질은 소화기 감염병으로 발열, 구토, 경련, 점액성 혈변 증상이 있으며, 예방접종은 시행되지 않는다.

54 [감염성 질환과 진단검사 방법]
① VDRL-매독
② 레몬 테스트(Lemon test) - 유행성 이하선염
③ 위달 테스트(Widal test) - 장티푸스
④ 쉬크 테스트(SchIck test) - 디프테리아
⑤ 딕 테스트(Dick test) - 성홍열

55 만성질환의 특징은 다음과 같다.
- 진행의 장기성
- 호전과 악화의 반복성
- 질병의 동시 존재성
- 개별적 다양성
- 치료의 장기성
- 원인의 다양성
- 기능장애의 동반
- 생활습관과의 관련성

56 - 인구이동에 의해 인구증가가 있는 경우를 개방인구라고 한다.
- 연령별 출생률과 사망률이 일정한 인구를 안정인구라고 한다.
- 인구의 이동이 전혀 없고 출생과 사망으로만 변동되는 인구를 폐쇄인구라고 한다.
- 출생률과 사망률이 같아서 인구의 자연증가가 나타나지 않는 경우를 정지인구라고 한다.

57 DTaP(디프테리아, 파상풍, 백일해)는 2, 4, 6개월 기초접종을 하고 15~18개월, 만 4~6세 추가 접종한다.

58 모자보건 수첩의 기록내용은 다음과 같다.

- 임산부 또는 영유아의 인적사항
- 임신 중의 주의사항
- 산전, 산후 관리사항
- 예방접종에 관한 사항
- 임산부 또는 영유아의 정기검진, 종합검진
- 영유아의 성장발육과 건강 관리상의 주의사항

59 건강증진이란 사람들의 건강을 개선하고 자기 조정 능력이 향상하도록 이끌어가는 과정으로 건강을 더 나은 상태로 더욱더 증진하려는 노력을 뜻하며, 건강 잠재력의 개발과 발휘를 통해 건강 수준을 향상하는 것이다.

60 생애주기별 건강증진사업에 대한 설명이다.
- 영유아기 : 영양 지도, 건강 상담, 예방접종, 사고예방, 성장발달검사
- 청소년 : 건강검진, 흡연·음주 예방, 성교육 및 상담, 약물 오·남용 예방, 시력 관리, 보건교육 및 상담
- 성년기 : 모성 관리, 갱년기 증상 및 만성질환 관리, 방문 보건, 정신보건, 성인병 검진사업
- 노년기 : 방문 보건, 만성질환 관리, 정신보건, 재활 보건, 관절염 관리

61 셀리의 일반적응 증후군은 경고기- 저항기- 소모기로 구분된다.
- 경고기 : 스트레스가 많은 상황에 직면할 때 나타나는 반응이다. 적응 호르몬이 자극을 받아 생화학 작용이 일어나며 부신피질과 림프절을 증대시키고 호르몬 수준이 증가한다.
- 저항기 : 스트레스에 적응함에 따라 '경고 반응'의 증상은 감소하고 이 저항기에 생명 유지에 필요한 에너지를 다 써버린다.
- 소모기 : 스트레스가 사라지지 않고 계속 작용을

하면 다시 '경고 반응'의 증상이 나타나고 대항하던 힘을 다 써버린 상태이므로 스트레스가 계속되면 죽음에 이르게 된다.

62 낮병원 이용 대상자 기준이다.
- 낮병원에 적합한 환자 : 정신의료기관 입원 환자 중 회복기에 있는 환자, 입원할 정도는 아니나 비교적 심한 정신 병리가 있어서 지속적인 관찰과 치료가 필요한 환자, 치료진의 감독 아래 진단적 검사나 관찰, 투약이 필요한 환자, 적극적으로 개입하지 않으면 쉽게 악화하거나 재발하는 환자, 정신질환으로 사회적으로 위축되고 직업이나 학업 능력에 장애가 생긴 환자
- 낮병원에 부적합한 환자 : 심한 우울증 환자, 심하게 분열된 조현병 혹은 조증 환자, 충동적이고 파괴적인 환자, 충동 억제가 부족한 환자, 일차적 진단이 약물의존이나 알코올 중독, 기질적인 뇌 장애 혹은 지적장애 환자 등

63 - 단기 보호 : 수급자를 보건복지부령으로 정하는 범위 안에서 일정 기간 장기요양 기관에 보호하여 신체활동 지원 및 심신 기능의 유지·향상을 위한 교육·훈련 등을 제공
- 주야간 보호 : 수급자를 하루 중 일정한 시간 동안 장기요양 기관에 보호하여 신체활동 지원 및 심신 기능의 유지·향상을 위한 교육·훈련 등을 제공하는 장기요양급여
- 방문 목욕 : 장기요양 요원이 목욕 설비를 갖춘 장비를 이용하여 수급자의 가정 등을 방문하여 목욕을 제공하는 장기요양 급여
- 방문 간호 : 장기요양 요원인 간호사 등이 의사, 한의사 또는 치과의사의 방문 간호 지시서에 따라 수급자의 가정 등을 방문하여 간호, 진료의 보조, 요양에 관한 상담 또는 구강 위생 등을 제공

64
- 인구정태는 어느 특정 시점에서의 인구이다. 인구의 분포, 성별, 연령별, 산업별, 직업별의 인구 구성과 배우 관계, 세대 구성 등이 명백해지고 지역의 인구증감과 미래의 인구 추정에도 이용된다.
- 인구동태는 일정 기간 내의 인구변동현황이다.

65 의료법 제47조의2(입원 환자의 전원)
의료기관의 장은 천재지변, 감염병 의심 상황, 집단 사망사고의 발생 등 입원 환자를 긴급히 전원(轉院)시키지 않으면 입원 환자의 생명·건강에 중대한 위험이 발생할 수 있음에도 환자나 보호자의 동의를 받을 수 없는 등 보건복지부령으로 정하는 불가피한 사유가 있는 경우에는 보건복지부령으로 정하는 바에 따라 시장·군수·구청장의 승인을 받아 입원 환자를 다른 의료기관으로 전원시킬 수 있다.

66 감염병예방법 시행규칙 제10조(보건소장 등의 보고)
1. 제1급 감염병의 발생, 사망, 병원체 검사 결과 보고 : 법 제11조 및 제12조에 따라 신고를 받은 후 즉시
2. 제2급 감염병 및 제3급 감염병의 발생, 사망 및 병원체 검사 결과 보고 : 법 제11조 및 제12조에 따라 신고를 받은 후 24시간 이내
3. 제4급 감염병의 발생 및 사망의 보고 : 법 제11조 및 제12조에 따라 신고를 받은 후 7일 이내
4. 예방접종 후 이상 반응의 보고 : 법 제11조에 따라 신고를 받은 후 즉시

67 구강보건법 제10조(수돗물 불소농도 조정사업 계획 및 시행)
수돗물 불소농도 조정사업은 시·도지사, 시장·군수·구청장 또는 한국수자원공사 사장은 지역주민의 공청회나 여론조사 등을 통하여 시행한다.

68 결핵예방법 제9조(결핵환자 등 발생 시 조치)
- 보건소장은 신고된 결핵 환자 등에 대하여 결핵 예방 및 의료상 필요하다고 인정되는 경우에는 해당 의료기관에 간호사 등을 배치하거나 방문하게 하여 환자 관리 및 보건교육 등 의료에 관한 적절한 지도를 하게 하여야 한다.

69 정신건강증진 및 정신질환자 복지서비스 지원에 관한 법률 제17조(정신건강전문요원의 자격 등)
- 보건복지부 장관은 정신건강 분야에 관한 전문 지식과 기술을 갖추고 보건복지부령으로 정하는 수련 기관에서 수련을 받은 사람에게 정신건강전문 요원의 자격을 줄 수 있다.

70 혈액관리법 제2조 (용어)
- 혈액제제란 혈액을 원료로 하여 제조한 '약사법' 제2조에 따른 의약품으로 전혈, 농축 적혈구, 신선동결 혈장, 농축 혈소판 등이 있다.

실기

71 **직장체온**
- 측정 방법 : 끝이 둥근 직장 체온계에 윤활제를 삽입길이만큼 바른 후 성인 2.5~4cm, 아동 1.5~2.5cm를 배꼽을 향해 삽입한다.
- 간호기록지 표기 방법 : (R)
- 정상 범위 : 36.6~37.9℃
- 금기 대상자 : 치질, 설사, 직장 질환 및 수술, 출혈이 있는 대상자, 경련 대상자, 심근경색증 등 심장질환 대상자

액와체온
- 측정 방법 : 체온계의 측정 부위가 액와부 중앙에 놓이게 한다.
- 간호기록지 표기 방법 : (A)
- 정상 범위 : 35.7~37.3℃
- 주의사항 : 액와에 땀이 있으면 체온을 떨어뜨릴 수 있으므로 마른 수건으로 두드려 닦아 건조시킨다.
  → 이유: 비벼서 닦을 경우 마찰로 인해 체온이 상승할 수 있다.

구강체온
- 측정 방법 : 혀 밑에 넣어서 입은 다물고 코로 숨 쉬면서 측정
- 간호기록지 표기 방법 : (O)
- 정상 범위 : 36.5~37.5℃
- 주의사항
  ① 체온을 재기 전 음식물 섭취 및 흡연 여부를 확인한다.
- 구강 체온측정을 적용할 수 있는 대상자 : 복부 수술 환자나 위염 환자, 충수 절제술 환자 등에게 사용
- 금기 대상자
  ① 5~6세 이하의 소아 환아나 노인환자
  ② 의식이 없는 중증 환자, 정신질환자, 간질 환자

  ③ 히스테리 또는 불안신경증이 심한 환자
  ④ 감기로 코가 막히거나 기침이 심한 환자
  ⑤ 호흡곤란 증세가 있는 환자나 산소를 흡입 중인 환자
  ⑥ 구강이나 코를 수술한 환자, 급성 구내염 환자
  ⑦ 입을 다물기 힘든 환자, 흡연 직후 환자, 오한으로 떠는 환자
  ⑧ 음식물 섭취(예 담배, 껌을 씹을 경우) 후 10분 이내와 뜨겁거나 찬 음식을 먹은 후 30분 이내인 경우

고막체온
- 특징
  ① 심부 체온을 가장 정확하게 잴 수 있다.
  ② 귀에 이물질이 많으면 체온이 낮게 나오므로 체온을 재기 전 귓속을 깨끗이 정리하는 것이 좋다.
  ③ 귀의 귓바퀴를 3세 미만 소아는 후하방, 성인은 후상방으로 잡아당긴 후 탐침을 부드럽게 외이도에 삽입하여 체온을 잰다.
  ④ 대상자별로 매 측정 시마다 탐침 커버를 교환함으로써 교차감염을 예방한다.
- 정상 범위 : 35.8~37.4℃
- 금기 대상자 : 중이염 또는 귀 질환을 가지고 있는 환자

이마체온
- 측정 방법 : 탐침 부분을 이마 중앙에 밀착하고, 측정 버튼을 누른 상태에서 관자놀이까지 문지르듯 3~5초간 잰다. 이마에 땀이 날 경우, 이때는 뒤쪽 귓불을 따라 아래 위로 움직이며 잰다.
- 정상 범위 : 35.9~36.4℃
- 주의사항
  ① 체온이 가장 낮게 측정되는 방법
  ② 체온 측정 전에 머리카락을 옆으로 비켜놓고 땀이 있으면 건조시킨다.

72 [호흡] : 흡기에 의해 산소를 받아들이고 호기에 의해서 탄산가스를 배출시키는 과정
- 정상 범위 : 12~20회/분
- 측정 방법
  ① 맥박을 측정한 손가락을 맥박 측정 부위에 그대로 댄 채 호흡수를 측정한다.
  ② 흡기와 호기 시마다 대상자의 흉곽이 올라가고 내려가는 것을 관찰한다.
  ③ 한번의 흡기와 한번의 호기를 1회 호흡으로 한다.
  ④ 측정 시간 : 리듬이 규칙적이면 30초*2, 불규칙적이면 1분간
   - 호흡의 유형
   - 서호흡 : 12회/분 이하
   - 빈호흡 : 20회/분 이하
   - 과호흡 : 호흡 횟수와 깊이가 증가
   - 쿠스마울 호흡 : 케톤성 당뇨병 혼수시 나타나는 호흡, 빠르고 싶으며 과일 냄새가 남.
   - 체인스톡 호흡 : 임종 시 호흡, 무호흡과 과도호흡이 교대로 나타남.
   - 기좌 호흡 : 앉거나 몸을 앞으로 숙이면 숨쉬기가 편해짐.
  ▶ 호흡 수 증가 요인 : 고열, 출혈, 쇼크, 빈혈, 운동 후, 식사 후, 갑작스러운 통증, 혈액 속 이산화탄소 증가 시
  ▶ 호흡 수 감소 요인 : 진정제, 마약성 진통제 투여 후, 수면 시

73 위관 영양
- 목적 : 의사의 처방하에 무의식 환자, 식도질환, 연하곤란이 있는 환자 등에게 적용
- 주의사항
  ① 체위 : 좌위 또는 반좌위
  ② 영양액 온도 : 체온보다 약간 높게 하거나 실내 온도 정도
  ③ 영양액 주입 전 물 15~30cc, 주입 후에 물 30~60cc 정도 주입하여 위관 개방을 유지한다.
  ④ 주입 속도 : 영양액이 1분에 50cc 이상 들어가지 않도록 한다.(∵빠르게 주입될 경우 설사 유발)
  ⑤ 음식물이 중력에 의해 내려가도록 영양액이 위에서 30~50cm 높이에 위치하도록 한다.
  ⑥ 위관의 위치를 확인한 후 위관 영양을 진행한다.
  - 위 내용물 흡인(위 내용물이 나오면 O) : 100cc 이상 나오면 위 내용물을 다시 주입한 후 의료진에게 보고
  (다시 넣는 이유 – 체액과 전해질 불균형 예방)
  - 비위관에 10cc의 공기를 넣으면서 공기가 지나가는 소리가 상복부에서 들리는지 청진기로 확인한다.(공기 지나가는 소리가 들리면 O)
  - 비위관 끝을 물그릇에 넣어본다.(공기 방울이 발생하면 X – 제거 필요)
  - 의사의 처방이 있는 경우 x-ray를 촬영하여 튜브의 위치를 확인한다.
  ⑦ 영양액 주입 중 구토와 청색증이 나타나면 영양액 주입을 즉시 중단하고 보고한다.

74 섭취량, 배설량 측정의 목적
- 적절한 수분섭취를 확인하기 위함.
- 체액 균형을 사정하기 위함.
- 비뇨기계 기능을 사정하기 위함.
  ▶ 섭취량, 배설량 측정이 필요한 대상자
- 금식 대상자
- 수술 후 대상자
- 위관 영양 대상자
- 수분 제한 대상자
- 수분이 정체된 대상자
- 이뇨제 투여 대상자
- 심한 화상 또는 상처가 있는 대상자
- 흡인 기구나 상처 배액관을 가지고 있는 대상자

[섭취량 측정]

- 섭취량 배설량 측정 처방이 있는지 확인한다.
- 측량표와 I/O 기록 용지는 환자가 보호자가 적기 편리한 곳에 둔다.
- 섭취량은 눈금 컵을 사용하여 측정한다.
- 섭취량에 포함되는 사항 : 입으로 섭취한 모든 음식에 함유된 수분량과 물, 정맥주사, 수혈, 위관 영양으로 주입한 용액, 체내에 주입된 용액 (관장, 배액관 용액, 복막 주입액 등)
  ▶ 얼음 : 1/2로 측정하여 포함
  ▶ 제외되는 것 : 가글 용액 등

[배설량 측정]

- 소변량 측정은 눈금이 있는 소변기를 이용하여 정확히 측정한다.
- 신장, 심장질환, 약물 작용으로 인해 소변량의 변화가 있다.
- 소변량이 시간당 25cc 이하, 하루 600cc 이하인 경우 또는 소변 색이나 냄새 이상 시 즉시 의료진에게 보고한다.
- 배설량에 포함되는 사항 : 소변, 설사, 젖은 드레싱, 심한 발한, 과도호흡, 배액량, 구토 등
  ▶ 제외되는 것 :정상대변, 발한, 정상 호흡 시 수분 소실량 등
  ▶ 영유아 : 기저귀 무게 측정
  ▶ 실금이 잦았을 때 : 환의, 홑이불 교환 횟수 기록
  ※ 체액 불균형인 경우
- 섭취량 〉 배설량 : 부종
  → 수분 제한, 배뇨를 증가시키는 약물 투여
- 섭취량 〈 배설량 : 탈수 -〉 수분 보충 필요

75 관장

- 목적
● 변을 배출하고 수술이나 검사 전 장을 비우기 위함이다.
● 체온을 하강시키기 위함이다.
● 연동 운동을 자극하여 변비를 완화하기 위함이다.
- 내과적 무균술 적용
- 주의사항
① 체위 : 좌측 심스 체위
② 관장액 :글리세린, 37.7~40.5℃ 물
③ 대상자에게 구강 호흡을 하도록 하여 이완을 돕는다.
  - 복압 상승 방지를 위해 배에 힘을 주지 않도록 하고, "아" 소리를 내며 입을 벌리고 숨을 쉬도록 한다.
④ 직장 튜브 끝을 대상자 배꼽을 향하도록 5~10cm 정도 항문으로 삽입한다.
⑤ 관장통은 항문에서 40~45cm 높이에 두어 중력에 의해 주입되도록 한다.
  - 용액이 너무 빨리 주입되면 복통을 유발하므로 주입 속도를 조절한다.
⑥ 대상자에게 10~15분 동안 대변을 참은 다음 화장실에 가도록 설명한다.
⑦ 대상자가 복통을 호소하면 주입을 잠시 중단한 다음 서서히 주입한다.
⑧ 관장 후 대변이 계속 배출될 수 있으므로 둔부 밑에 방수포를 한 시간 정도 깔아 둔다.
⑨ 장내 공기 주입을 방지하기 위해 관장통에 용액이 조금 남이 있을 때 조절기를 잠근다.

76 자연 배뇨를 돕는 방법은 정상 배뇨 시와 같은 소변보는 자세를 취해주고, 프라이버시를 유지해준다. 따뜻한 물을 회음부에 조금씩 부어주고, 심신의 이완을 돕기 위해 손, 발을 따뜻한 물에 담가준다. 방광 부위를 가볍게 눌러주고, 흐르는 물소리를 들려준다.

77 - 표준주의는 모든 환자에게 적용한다.
  - 장갑은 혈액, 체액, 분비물, 배설물과 접촉할 때 착용하고, 사용 후 즉시 벗는다.
  - 혈액이나 체액에 오염되었거나 오염이 의심되는 장비와 기구를 다룰 때는 개인 보호구를 착용하며, 눈에 보이는 오염이 있는 경우 비누와 물을 이용한 손 씻기를 한다.

78 고압증기멸균법
120℃에서 20~30분 동안 고압증기를 이용하는 멸균법
  - 적용 물품 : 열과 습기에 강한 물품
  ▣ 외과용 수술기구(금속 수술기구), 방포, 가운, 면직류, 도뇨 세트, 거즈, 스테인리스 곡반, 드레싱 세트 등
  - 유통기한 : 14일
  - 주의사항
  ① 물건을 차곡차곡 채우지 않고 증기가 침투할 수 있게 쌓는다.
  ② 겸자는 끝을 벌려서 싸고, 날이 날카로운 기구는 날이 무뎌지는 것을 방지하기 위해 끝을 거즈고 싼다.
  ③ 무거운 것은 아래로, 가벼운 것은 위로 쌓는다.
  ④ 나사가 있는 물건은 나사를 풀어 놓는다.
  ⑤ 멸균 후 노란 바탕의 멸균 표시지에 검은 선이 뚜렷하게 보여야 한다.
  ⑥ 멸균 물품의 소독날짜가 최근인 것은 뒤로 배치하여 놓는다.
  - 장점
  ① 독성이 없어 안전하다.
  ② 광범위하게 적용할 수 있다.
  ③ 경제적이다.
  - 단점 : 열에 약한 물품을 멸균할 수 없음.
  ▶ 감염병 환자의 입원 시 가지고 온 물품 : 고압증기멸균법을 적용한 후 봉투에 넣어 보관

▶ 세부적인 적용 물품, 소요 시간은 멸균기 제조사의 권장 사항을 따른다.

79 멸균 물품 다룰 때 주의사항
  - 무균적 거즈를 펴 놓은 위로 손이 가지 않도록 한다.
  - 멸균 유효 날짜가 경과된 물품은 재멸균한다.
  - 무균적 물품을 다룰 때는 말하거나 웃지 않아야 한다.
  - 무균적 물품이 들어있는 통은 사용 후 바로 닫는다.
  - 멸균 및 소독 물품을 미리 풀어 놓아야 할 경우에는 멸균포로 덮어 놓는다.
  - 멸균 물품의 소독 날짜가 최근인 것은 뒤로 배치한다.

[이동섭자]
① 이동 섭자를 손에 들 때는 집게의 끝이 아래쪽으로 향하게 하고, 양쪽 면을 맞물린 상태로 꺼내거나 넣는다.
② 허리 높이나 그 이상의 보이는 위치에서 사용한다. 이동섭자는 오염방지를 위하여 한 용기에 하나씩만 꽂아야 한다.
③ 섭자가 바닥에 닿지 않도록 멸균된 물품을 살짝 떨어뜨린다.
④ 사용한 이동섭자는 24시간마다 한 번씩 멸균해 준다.
⑤ 섭자통 가장자리는 오염된 것으로 간주하여, 삽자가 가장자리에 닿았을 경우 간호사에게 보고한 후 새로운 멸균겸자로 교체한다.

[뚜껑이 있는 멸균 물품 다르기]
- 용액일 경우 뚜껑을 연 후, 뚜껑의 안쪽이 아래로 향하게 들거나 뚜껑을 완전히 뒤집어서 안쪽을 위로 향하게 하여 테이블 위에 놓는다. 소량의 용액을 따라 버려 입구를 깨끗이 한다.

- 용액은 10~15cm 위에서 따르고 용액이 튀지 않게 해야 한다. 이때 소독용액을 따랐다가 남은 용액을 용기에 다시 담지 않는다.
- 용액의 뚜껑이나 멸균 용기의 뚜껑이나 재사용을 목적으로 다시 닫을 때는 뚜껑의 바깥면만 만져서 닫도록 한다.
- 용액 용기에는 뚜껑을 열고 사용한 개봉한 날짜와 시간을 적어 둔다
- 멸균된 통의 경우도 마찬가지로 뚜껑을 열 때는 안쪽이 아래로 향해 들거나 뚜껑을 완전히 뒤집어서 테이블 위에 놓는다.

80 외과적 무균술의 원칙

- 멸균 물품은 품목과 규격별로 분류하여 보관한다.
- 멸균 영역 내에서 사용되는 모든 물품은 무균적이어야 한다.
- 멸균 물품과 멸균 물품이 접촉하는 경우에만 멸균 상태가 유지된다. (멸균 물품이 멸균되지 않은 물품과 접촉하면 오염된 것이다.)
- 멸균 물품이 젖은 경우 모세혈관에 의해 멸균 부위 아래의 미생물들이 멸균 물품을 오염시킬 수 있다.
- 시야에서 벗어난 멸균 물품은 오염된 것으로 간주한다.
- 멸균 영역의 가장자리는 균이 있다고 간주한다.
- 피부는 멸균이 될 수 없고 균이 있다고 간주한다.
- 가운의 앞면에서 허리 아랫부분은 오염된 것으로 간주한다.
- 수술실에서 가운을 입은 사람끼리 통과할 때 서로 등을 향하게 하여 손과 가운의 앞면이 닿지 않도록 한다.
- 개봉한 흔적이 있거나 멸균 유효기간이 지난 것은 오염된 것이다.
- 멸균 표시자의 색이 불분명한 경우 오염된 것으로 간주한다.

81 욕창

- 신체의 일정한 부위에 마찰과 응전력이 결합한 압력이 지속적, 반복적으로 가해짐으로써, 모세혈관의 순환 장애를 가져와 피부 및 피하 심부 조직에 국소적인 손상이 일어나는 것.
- 원인 : 압력, 마찰력, 응전력
- 분류

단계	침범 부위	증상
욕창 전단계	-	창백성 홍반 : 국소부위를 눌렀을 때 하얗게 되는 발적
1단계	표피	비창백성 홍반 : 국소부위를 눌러도 하얗게 되지않는 발적
2단계	표피, 진피 일부분	붉은색을 띠는 얕은 궤양 또는 장액성 수포
3단계	표피, 진피, 피하조직	- 피하조직이 관찰되나 근육, 건, 뼈는 노출되지 않음. - 괴사조직 및 사강이 존재할 수 있음.
4단계	표피, 진피, 피하조직, 뼈, 근막, 근육	- 근육, 건, 뼈가 노출됨. - 괴사조직 및 사강이 존재할 수 있음.
그외		특징 및 증상
심부 조직 손상 의심		보라색이나 적갈색으로 변색되어 있거나 혈액이 고인 수포가 형성된 상태 주위 조직에 비하여 단단하거나 물렁거리고 통증을 유발할 수 있음. 따뜻하거나 차갑게 느껴질 수 있음.
미분류 욕창		상처 기저부가 괴사 조직으로 덮여있어 조직 손상의 깊이를 알 수 없음. 괴사 조직을 제거하기 전까지 단계를 분류할 수 없음.

예방 및 치료 방법
① 2시간마다 체위 변경
② 건조하게 유지
③ 상처치유를 위한 고단백 식이
④ 침대 시트에 주름이 없도록 유지
⑤ 욕창부위는 절대 마사지 하지 않기.

82 미온수 목욕

- 목적 : 고열환자의 해열
- 물 온도 : 체온-2℃(33~33℃)
- 적용 시간 : 20~30분
- 방법 및 주의사항
① 말초에서 중심방향으로 닦기
② 복부는 제외
∵ 모세혈관이 수축하게 되어 복통 및 설사를 유발할 수 있음.
③ 큰 혈관이 지나가는 곳을 닦아주면 열을 떨어뜨리는 데 효과적이다.
   (서혜부, 겨드랑이, 목의 경정맥 부위)
④ 손발을 따뜻하게 하면 혈액순환 증진에 도움

83 좌욕

- 목적 : 회음부와 항문 주위의 염증 완화 및 회복을 촉진시키기 위한 방법
- 방법 및 주의사항
① 멸균된 좌욕 대야에 1/3~2/3쯤 물을 담고 40~43℃로 식힌 다음 엉덩이를 충분히 담그게 한다.
② 자세 : 재래식 변기에 변을 보듯이 세숫대야에 쪼그려 앉지 말고 그대로 걸터앉아야 하는데, 쪼그려 앉는 자세는 피가 아래로 몰려 혈액순환에 방해가 되기 때문이다.
③ 1회 15~30분 정도가 적당하고, 하루 3~4회씩 꾸준히 해야 한다.
④ 좌욕하는 동안 대상자의 허약감과 피로감을 주의해서 관찰한다.

84 특수구강간호

- 대상자 : 무의식 환자, 장기간 금식 환자, 비위관 삽입 환자, 기관 내 삽관 환자 등
- 사용되는 용액 : 과산화수소수, 생리식염수, 클로르섹시딘, 미네랄 오일 등
- 방법
① 자세 : 측위 혹은 반좌위
② 너무 부드러운 솔은 백태의 죽은 조직이나 축적된 이물질을 제거하지 못하기 때문에 칫솔모 정도의 약간의 강도가 있는 솔로 부드럽게 닦아 주어야 한다.
③ 잇몸이 상했을 때는 칫솔 대신 면봉이나 설압자로 준비한 구강 간호 약에 적셔 치아의 안팎, 혀와 잇몸, 볼 안쪽을 닦아 준다.
④ 입가의 물기를 닦고 구강 점막이 마르지 않도록 입술에 글리세린이나 바셀린 크림, 미네랄 오일을 발라 주거나 거즈에 물을 적셔 입술에 대어 준다.
⑤ 지혈감자 사용 시 치아에 금속이 닿아 불편감을 주므로 거즈볼을 가운데 끼워야 한다.
⑥ 혀에 백태가 있는 경구 과산화수소수 1:물4의 비율로 만든 용액을 이용하여 혀를 닦는다. 과산화수소수는 치아의 에나멜층을 손상시키므로 철저히 헹군다.

85 일반 회음부 간호

- 목적
● 회음부의 분비물, 냄새를 제거하여 자연 배뇨를 돕고 회음부의 불편감을 완화시킨다.
● 회음부 감염의 위험성을 감소시키고, 회음부 신체 검진을 실시할 수 있다
- 주의사항
● 일회용 장갑을 착용하고 깨끗한 목욕 수건을 사용한다.
● 여성의 경우 : 요도에서 항문 방향으로, 대음순, 소음순, 요도 순으로 닦는다.
● 남성의 경우 : 음경 끝 요도구부터 치골 부위를 향해 나선형 동작으로 닦는다.
- 포경 수술을 안 한 대상자는 포피를 뒤로 당겨서 귀두가 노출되게 하여 닦은 후 포피를 제 위치로 한다.

● 한 번 사용한 면은 다시 사용하지 않는다.

86 체위의 종류

▶앙와위 : 모든 체위의 기본
- 휴식과 수면, 척추마취 후 두통 감소, 척추손상 시
- 압력을 받는 부위: 발뒤꿈치, 미골(꼬리뼈), 천골(엉치뼈), 팔꿈치, 척추, 견갑골(어깨뼈), 후두골(뒤통수)
- 사용할 수 있는 체위 유지 도구
 ① 발지지대 : 족저굴곡 예방, 족배굴곡 유지
 ② 대전자 두루마리 : 대퇴의 외회전 방지
▶측위
- 필요한 경우: 기관 분비물의 배출, 식사, 등마사지
- 압력을 받는 부위: 복사뼈, 무릎, 대전자(큰돌기), 장골(엉덩뼈), 늑골(갈비뼈), 견봉(봉우리), 귀
▶심스체위 : 반복위(semi-prone position)로 측위와 복위의 중간 형태
- 필요한 경우 : 배액 촉진, 관장, 항문 검사, 등마사지, 직장약 투여
▶복위
- 필요한 경우: 수면 또는 휴식, 등 근육 긴장 완화, 등 마사지, 척추 검사, 등에 외상이 있는 경우, 구강 분비물 배액 촉진
- 압력을 받는 부위: 발가락, 무릎, 생식기(남자), 유방(여자), 견봉(봉우리), 볼, 귀
- 금기 : 뇌압이 상승되었거나 심폐 기능에 장애가 있는 경우
▶파울러 체위(반좌위) : 침상 머리 부분을 45~60°정도 올려서 앉히는 자세
- 필요한 경우: 호흡곤란, 흉곽 수술 후, 심장 수술 후, 심장과 폐 질환
- 압력을 받는 부위: 발뒤꿈치, 극상돌기, 천골(엉치뼈), 좌골 결절(궁둥뼈 결절), 견갑골 (어깨뼈)

- 사용할 수 있는 체위 유지 도구
 ① 발지지대 : 족저굴곡 예방, 족배굴곡 유지
 ② 대전자 두루마리 : 대퇴의 외회전 방지
▶절석위 : 앙와위에서 발걸이에 발을 올려 무릎을 굴곡시키고 진찰대 끝에 둔부가 닿도록 하는 자세
필요한 경우: 회음부 검사, 방광경 검사, 질 검사, 자궁경부 및 직장 검사, 분만
▶배횡와위 : 다리를 약간 벌리고 무릎을 세우고 팔은 옆에 놓거나 머리 위로 굴곡시킨 자세
- 필요한 경우: 복부 검사, 회음부 간호와 처치, 여성의 인공 도뇨
▶슬흉위 : 가슴을 침대에 대고 무릎을 굴곡시켜 대퇴가 침대에 수직이 되도록 하는 자세
- 필요한 경우: 자궁 위치 교정, 산후 운동, 월경통 완화, 직장 및 대장 검사
▶트렌델렌버그 체위 : 머리가 가슴보다 낮도록 다리를 올린 자세
쇼크 상황 시 트렌델렌버그 혹은 변경된 트렌델렌버그 체위를 사용할 수 있다.

87 ① 외번 : 발바닥이 신체의 바깥쪽으로 향한 상태
② 회전 : 축을 중심으로 신체 부위를 돌리는 움직임
③ 순환 : 뼈의 근위부 말단은 고정된 채 사지 원위부가 원을 그리며 움직임
④ 굴곡 : 180°이하로 구부리는 상태
⑤ 내번 : 발바닥이 신체의 중심 쪽을 향한 상태

88 휠체어 이용 시 주의사항
- 휠체어 각 부분의 명칭과 기능을 숙지하고 운행 전후 타이어의 공기압 상태를 점검한다.
- 승하차 시에 항상 편평하고 안전한 장소에 세우고 반드시 브레이크를 사용한다.
- 팔걸이 높이를 조정할 수 있는 휠체어일 경우 고정이 되어있는지 확인한다.
- 휠체어를 폈다 접었다 할 때 손가락이 낄 수 있으

니 주의한다.

- 시간과 여유를 두고 대상자 스스로 최대한 힘과 움직임을 조절할 수 있도록 유도하여 최소한의 보조를 하는 것을 원칙으로 한다.
- 급가속, 급제동 등의 무리한 조작을 하지 않는다.
- 주행 중 발이 발판으로부터 떨어지지 않도록 주의한다.
- 조작 중 이상한 소리나 떨림 현상이 있는 경우, 잘 구르지 않거나 주행 중 흔들리는 경우, 한쪽으로 쏠리거나 브레이크가 헐거운 경우에는 사용을 중지하고 점검을 받는다.

[휠체어 이용 방법]
- 침상에서 휠체어로, 휠체어에서 침상으로 이동할 때 : 휠체어는 반드시 브레이크를 잠그고 발판을 세운 다음 침대와 30~45° 위치에 놓는다. (반신마비인 경우 건강한 쪽에 휠체어가 오도록 침대에 붙여 놓는다.)
- 계단이 있는 경우
• 올라갈 때 : 티핑 레버(tipping lever)에 한쪽 발을 얹어서 천천히 밟아 손잡이를 당겨 앞바퀴를 띄운 다음 조심스럽게 계단 위에 앞바퀴를 올린다. 뒷바퀴가 턱에 닿으면 손잡이를 들어 올린다.
• 내려갈 때 : 휠체어를 뒤로 돌려 뒷바퀴부터 내려가고 앞바퀴를 들어 올린 다음 뒷바퀴를 천천히 뒤로 빼면서 앞바퀴를 조심스럽게 내려놓는다.
- 경사로의 경우
• 대상자가 무겁거나 경사도가 심한 경우에는 S자를 그리면서 지그재그로 이동한다.
• 올라갈 때: 양팔에 힘을 주고 자세를 낮춰 다리에 힘을 주어 밀고 올라간다.
• 내려갈 때: 휠체어를 뒤로 돌려 수행자가 뒷걸음으로 천천히 내려가거나 휠체어의 앞부분을 올려 거의 누인 자세로 천천히 내려간다.
- 엘리베이터를 타고 내릴 때 : 뒤로 들어가서 앞으로 밀고 나온다.

• 엘리베이터 문에 대상자의 몸통, 팔, 다리 등이 끼지 않도록 주의한다.
• 대상자의 손과 발은 항상 휠체어 안쪽에 놓이도록 하여 다치지 않도록 주의한다.

89 지팡이 사용법

• 지팡이의 길이는 대상자의 발에서 옆으로 10~15cm 떨어진 곳의 바닥에서 고관절까지의 거리이며, 손잡이는 팔꿈치 각도가 30°로 굴곡되는 위치이다.
• 대상자의 건강한 쪽 손에 지팡이를 잡도록 한다.
• 환부 쪽으로 지팡이를 들고 동시에 앞으로 내밀면 지지면이 좁아진다.

[옆에서 돕는 경우]
환부 쪽에서 액와 부분을 지지하면서 대상자가 넘어지지 않도록 돕는다. 대상자의 건강한 쪽에 지팡이를 잡도록 하며, 보행 시 어느 쪽으로도 치우침이 없도록 한다.

[지팡이 보행법]
- 계단을 올라갈 때 : 지팡이 → 건강한 쪽 다리 → 환부 쪽 다리
- 계단을 내려갈 때 : 지팡이 → 환부 쪽 다리 → 건강한 쪽 다리
- 평지
• 2동작 보행은 지팡이와 환부 쪽 다리 → 건강한 쪽 다리
• 3동작 보행은 지팡이 → 환부 쪽 다리 → 건강한 쪽 다리 순서

90 〈신체 보호대〉

- 목적 : 낙상 방지, 특별한 치료 시 환자의 움직임 제한, 의식이 명료하지 않은 환자 보호, 본인 또는 타인을 해칠 우려가 환자에게 적용, 소양증 환자의 피부 손상 방지
- 의사의 처방하에 사용절차에 따라 최소한의 시

간만 적용하되, 적용 전 환자나 보호자의 서면
동의가 필요하다.

- 종류
① 재킷 보호대(조끼) : 지남력이 상실된 혼돈환자
나 진정제를 투여한 환자에게 적용하여 낙상방
지
② 장갑 보호대 : 손과 손가락의 움직임을 제한하
여 침습적인 장치와 드레싱을 제거하거나 피부
긁는 것을 예방
③ 사지보호대 : 낙상 혹은 치료 장치 제거로 생기
는 손상을 예방
④ 팔꿈치 보호대 : 영아나 소아 대상자가 긁지
못하도록 하거나 정맥주사 등과 같은 치료 장
치를 유지
⑤ 전신 보호대 : 영아의 몸 전체를 담요나 속싸개
로 감싼다.

- 주의사항
① 혈액순환 장애가 일어나지 않도록 보호대를 너
무 단단히 묶지 말고 손가락 두 개가 들어갈
정도로 조이는 것이 좋다.
② - 환자의 움직임을 가능한 적게 제한한다.
   - 응급상황 시에 쉽게 풀 수 있거나 즉시 자를
     수 있는 방법으로 사용한다.
③ 보호대는 침상 난간에 묶는 것이 아니라 침대
프레임 자체에 묶어야 대상자 움직임 시에 대
상자의 안전을 유지하고 보호대 적용의 목적을
달성할 수 있다.
④ 뼈 돌출 부위에 패드를 댄 후 보호대를 적용한
다.
⑤ 혈액순환을 위해 적어도 2시간마다 보호대를
풀어 근관절 운동과 피부 간호를 시행한다.

91 냉요법
- 목적 : 체온 하강, 통증 완화, 부종 경감, 혈관
수축에 의한 지혈, 화농 과정 지연, 근육 긴장도
도 증가, 대사작용 감소 등

① 얼음 채우는 양 : 모가 나지 않은 호두알 크기의
얼음을 1/2~2/3 정도
② 적용 시간 : 30분간 적용
③ 적용 부위 피부 상태를 사정하고, 피부를 완전
히 건조한 후 얼음주머니를 대 준다.
④ 주머니의 입구 쪽으로 얼음을 밀면서 공기를
제거하고 입구를 잠근 후 주머니의 물기를 닦
고 거꾸로 들어보아 물이 새는지 확인한다.
⑤ 열감, 무감각, 발적, 청색증, 극도의 창백함 등
의 증상에 대한 대상자의 반응을 자주 사정한
다. 특히, 오한, 발적, 통증 등의 증상 호소 시
얼음주머니를 제거한다.
- 금기 : 혈액순환에 문제가 있는 환자, 개방된 상
처 부위, 빈혈환자, 감각 소실 부위 등

92 온요법-더운물주머니
- 목적 : 순환과 대사 작용 증진, 혈관 확장, 울혈
감소, 체온 상승, 통증 완화, 부종경감, 화농촉
진, 근육경련 완화 등
- 방법 및 주의사항
① 적용 부위의 피부를 완전히 건조한 후 적용한
다.
② 적용 시간 : 30분간 적용
③ 물 채우는 양 : 주머니의 1/2~2/3
- 주머니의 물기를 닦고 거꾸로 들어 보아 물이
새는지 확인한다.
④ 편평한 곳에 놓은 다음 주머니의 입구 쪽으로
밀어서 공기를 제거하고 입구를 잠근다.
⑤ 물 온도 : 46~54℃
⑥ 발적, 화상 등이 나타나면 즉시 중단한다.
- 금기 : 각종 염증(충수돌기염 등), 원인 모를 복
통, 화농을 지연시켜야 하는 경우, 출혈 부위, 개방
상처, 의식이 저하된 환자

93 - 녹내장 수술 후 안구의 운동을 최소화하기 위해 보호용 안대를 사용한다.
- 녹내장 : 안구의 안압이 병적으로 상승하기 때문에 시신경이 손상되어 시야가 좁아지고 사물이 뿌옇게 보이며 시력 감퇴, 무지개 잔상, 두토와 안구 통증 등이 나타난다.
- 안과 수술 후 간호
① 절대 안정
② 출혈 방지
③ 봉합 부위의 긴장 예방 : 수술하지 않은 쪽으로 눕거나 앙와위, 침상안정, 수동적 관절 범위 운동을 시행한다.
④ 안압 상승 예방
- 재채기, 기침, 코풀기, 오심, 구토 및 안절부절함 등의 예방
- 달리기, 배변 시 긴장, 허리 구부리기, 무거운 물건 들기, 눈 비비기는 수술 후 1~2개월 이상 제한
⑤ 갑작스러운 머리 운동의 제한

94 복수천자
- 목적 : 복수의 성분 검사, 과도한 체액으로 인한 복부의 압박 경감
- 자세 : 좌위, 반좌위 또는 아와위
- 주의사항
① 검사 전 동의서를 받는다.
② 반드시 무균술을 지킨다.
③ 복부 천자 시행 전 소변을 보아 방광을 비운다.
④ 복수액을 천천히 제거하며 저혈량 징후를 관찰한다.(저혈량 징후 : 혈압저하, 요량 감소, 말초 순환 부전 등)
⑤ 이상 증상을 관찰한다. : 천자 부위 출혈, 복강 내 출혈, 장 또는 방광 천공 등

95 흉강천자
- 목적 : 늑막판으로부터 공기나 액채를 흡인하는 것으로, 과도한 늑막액이나 기흉이 있는 경우 호흡을 용이하게 하기 위함.
- 자세 : 늑골이 벌어지고 늑간이 넓어지게 하기 위해 팔을 머리 위로 하여 앉는 자세를 취한다.
- 주의사항
① 검사 전 동의서를 받는다.
② 반드시 무균술을 지킨다.
③ 검사 동안 폐 손상 예방을 위해 대상자에게 기침, 심호흡을 멈추도록 한다.
④ 대상자에게 검사 동안 베개를 제공하여 자세를 지지해준다.

96 [동상] : 온도가 낮은 저온 환경에 장시간 노출되어 피부가 실제로 얼어 버린 상태를 동상이라 한다. 손상받은 세포가 괴사되거나 정상적인 기능을 상실하게 된다. 신체 말단 부위인 손끝, 발가락, 코끝, 귀 등이 가장 잘 발생하는 부위이다.

[증상]
● 1도 동상: 부종과 충혈이 발생하고 통증이 있고 가려움이 있다.
● 2도 동상: 부종과 충혈, 수포가 생긴다. 심한 통증과 피부가 벗겨지거나 출혈이 생기기도 한다.
● 3도 동상: 자줏빛 또는 출혈성 수포, 손상 부위에 통증이 있고 감각이 사라지고 피하 조직의 일부까지 괴사한다.
● 4도 동상: 근육과 골격까지 파괴되어 딱딱해지고 괴사가 일어난다.

[응급 처치]
● 따뜻한 곳으로 이동한다.
● 혈액순환에 방해가 되는 시계, 반지, 젖은 신발, 장갑 등은 제거한다.
● 꼭 끼는 옷은 제거한다.

- 1도 및 2도 동상일 때는 동상 부위를 37~40℃ 정도 물에 20~40분 정도 담근다.
- 피부 색깔과 감각이 돌아오면 물기를 닦고 멸균 붕대로 감아준다.
- 손가락과 발가락 사이에 멸균된 솜이나 거즈를 넣고 피부가 서로 닿지 않도록 한다.
- 즉시 병원으로 이송한다.

[주의사항]
- 세포 사이 얼음 조각에 의해 손상이 더욱 심하게 진행되므로 동상 부위는 절대 문지르지 않는다.
- 감염 예방을 위해 물집을 터트리지 않는다.
- 43℃ 이상의 뜨거운 물은 오히려 화상을 입을 우려가 있다.
- 동상 부위를 불 위에 올리거나 열을 가하는 전기 담요 등을 사용하지 않는다.
- 담배는 혈관 수축을 일으키고 혈액순환을 방해하므로 절대 피우게 해서는 안 된다.
- 하지 동상 시는 걷지 못하게 하고 궤양이 생겼으면 파상풍 예방접종을 한다.

97 - 기관 절개관 : 절개 상처가 낫기 전까지 같은 크기나 혹은 작은 크기의 기관 절개관을 침상에 준비하여 응급 시에 사용할 수 있도록 대비한다.

[기관 절개관이 빠졌을 때의 간호]
- 기관 절개관이 빠졌을 때는 즉각 교체하여야 한다.
- 기관 절개관을 교환할 수 없는 경우에는 호흡곤란 정도를 사정하며 의료진이 올 때까지 반좌위로 앉힌다.
- 호흡곤란이 심해져 호흡이 정지되면 누공을 멸균 드레싱으로 막은 후 백밸브마스크(bag valve mask, ambu bag)로 환기한다.
- 절개 상처가 낫기 전까지 같은 크기나 혹은 작은 크기의 기관 절개관을 침상에 준비하여 응급 시

에 사용할 수 있도록 대비한다.
- 기관 절개관이 빠졌을 때는 즉각 교체하여야 한다.

98 홑이불에 대한 내과적 무균법은 사용한 홑이불을 병실 바닥에 놓으면 안 된다. 깨끗한 홑이불과 사용한 홑이불을 구별하여 놓는다. 미생물은 공기의 흐름을 따라 이동하므로 홑이불을 조심스럽게 다룬다. 홑이불을 펄럭이거나 털거나 사용한 홑이불을 빨래주머니 속으로 집어 던지지 않는다. 사용한 홑이불이 들어있는 빨래주머니를 병실로 갖고 들어가지 않는다.

99 취침, 휴식 중에는 밝기 조절이 가능한 간접 조명을 사용하고, 치료나 간호 수행 시에는 직접 조명을 사용한다. 소음은 불편감을 느낄 수 있어 발생하지 않도록 주의해야 한다. 환기는 바람이 대상자에게 직접 닿지 않게 간접 환기를 시킨다. 치료 시에는 사생활 보호를 위해 문을 닫거나 스크린을 친다. 원활한 통풍을 위해 창문 면적은 바닥 면적의 1/5이 되게 한다.

100 효과적 의사소통을 위한 경청기술은 눈을 마주치기, 적당한 표정 및 찬성의 의미로 고개 끄덕이기, 지루하다는 것을 보여주는 산만한 행동 하지 않기, 질문하기, 자신만의 단어로 바꾸어 사용하기, 발언자를 가로막지 않기, 대상자보다 말을 너무 많이 하지 않기, 발언자와 수신자의 역할을 바꾸어 가며 해보기 등이다.

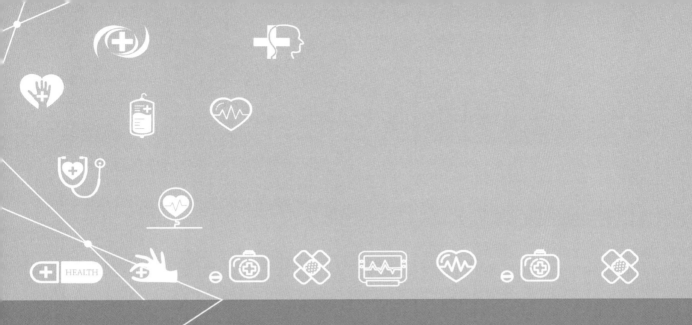

실전모의고사
OMR카드

부록

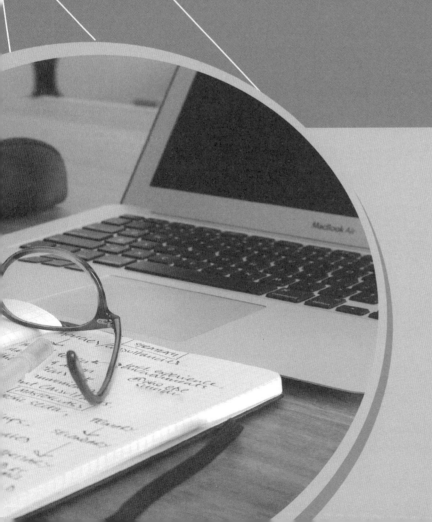

OMR 답안카드의 작성은 반드시 컴퓨터용 흑색 수성사인펜만을 사용해야 하며, 기타 필기도구(연필, 적색펜 등)를 사용할 경우 해당 문제는 '0점' 처리될 수 있습니다.

1. '첨부'의 OMR 답안카드 견본은 참고용이며, 실제와는 차이가 있을 수 있습니다.
   답안카드는 전산채점으로 처리되므로, 컴퓨터용 흑색 수성사인펜 이외 연필, 적색펜 등을 사용하거나, 특히 펜의 종류와 상관없이 예비마킹을 할 경우에는 중복 답안 등으로 채점되어 불이익을 받을 수 있음.
   답안카드를 구기거나 이물질로 더럽혀서는 안 됩니다.

2. 답안카드에는 시험 직종, 교시, 문제유형, 성명, 응시번호, 정답 외에 다른 어떠한 형태의 표시도 하여서는 안 됩니다.
 - 답란을 잘못 표기하였을 경우에는 OMR 답안카드를 교체하여 작성하거나, 수정테이프를 사용하여 답란을 수정할 수 있습니다.
   ○ 응시자가 희망할 경우 답안카드 교체를 할 수 있습니다.
   ○ 수정테이프는 응시자가 수정 요구 시 시험감독관이 제공합니다.
   ○ 수정테이프를 사용하여 답란을 수정한 경우 반드시 수정테이프가 떨어지지 않게 손으로 눌러주어야 합니다.
   ○ 수정테이프가 아닌 수정액 또는 수정스티커를 사용할 수 없으며, 불완전한 수정 처리로 인해 발생하는 책임은 응시자에게 있으니 주의합니다.
   ○ 기타 답안 작성 및 표기의 잘못으로 인하여 일어나는 모든 불이익은 응시자 본인이 감수하여야 합니다.

3. OMR 답안카드에 시험 직종, 교시, 문제유형, 성명, 응시번호 등을 표기하지 않거나 틀리게 표기하여 발생하는 불이익은 응시자 책임이므로 주의하기 바랍니다.

4. 시험 중에는 어떠한 통신기기 및 전자기기(휴대전화기, mp3플레이어, 전자사전 등)도 사용 또는 소지할 수 없으며, 발견될 시에는 부정행위 등으로 처리될 수 있습니다.

5. 시험종료 타종 후에도 답안카드를 계속 기재하거나 제출을 거부하는 경우 해당 교시 성적을 '0점' 처리합니다.
   ○ 시험시간 관리의 책임은 응시자 본인에게 있으며, 시험시간에는 답안카드 작성시간까지 포함되어 있으므로 시간을 잘 배분하기 바랍니다.

6. 시험종료 후에는 답안지와 함께 문제지를 제출하여야 합니다. 만일, 문제지를 제출하지 않은 경우에는 부정행위로 처리될 수 있습니다.
   ○ 시험 중에 소지하고 있는 응시표에 시험문제와 관련된 내용이 기재되어 있는 경우 부정행위로 처리될 수 있습니다.
   ○ 문제 및 답안을 외부에 유출하거나 인터넷 등에 복원·공유하는 경우 저작권법 위반으로 민·형사상 불이익 및 합격취소 등의 처분을 받을 수 있습니다.

7. 시험시간 중에는 퇴실하지 못하므로, 시험 전에 과다한 수분섭취를 자제하고 배탈 예방 등 건강관리에 유의하기 바랍니다.
   ○ 배탈·설사 등으로 불가피하게 시험을 볼 수 없는 경우 화장실을 이용할 수 있으나 재입실이 불가하며, 시험종료 시까지 시행본부에서 대기해야 합니다.

8. 시험실에 시계가 있더라도 정확하지 않을 수 있으므로 본인의 시계로 반드시 확인하기 바랍니다.
   ○ 계산, 통신 등이 가능한 시계(스마트 워치 등)는 사용이 불가능하며, 발견될 시에는 부정행위 등으로 처리될 수 있습니다.

9. 응시자 이외에는 시험장에 출입할 수 없으며, 시험장에는 차량을 주차할 수 없으므로 대중교통을 이용하기 바랍니다.

10. 부정한 방법으로 시험에 응시한 자나 시험에 관하여 부정행위를 한 자는 '의료법 제10조 제2항 및 제3항' 등에 의거 그 수험을 정지시키거나 합격을 무효로 하며, 처분의 사유와 위반의 정도에 따라 그다음에 치러지는 시험의 응시가 3회의 범위에서 제한 될 수 있습니다.

| 부정행위자의 기준 |

'부정행위자'라 함은 다음 각호의 1에 해당하는 행위를 하는 사람을 말한다.
1. 대리시험을 치른 행위 또는 치르게 하는 행위
2. 시험 중 다른 응시자와 시험과 관련된 대화를 하거나 손동작, 소리 등으로 신호를 하는 행위
3. 시험 중 다른 응시자의 답안(실기작품 및 그 제작방법을 포함한다, 이하 같다) 또는 문제지를 보고 자신의 답안카드(실기작품을 포함한다, 이하 같다)를 작성(제작)하는 행위
4. 시험 중 다른 응시자를 위하여 답안 등을 알려주거나 보여주는 행위
5. 시험장 내외의 자로부터 도움을 받아 답안카드를 작성하는 행위 및 도움을 주는 행위
6. 다른 응시자와 답안카드를 교환하는 행위
7. 다른 응시자와 성명 또는 응시번호를 바꾸어 기재한 답안카드를 제출하는 행위
8. 시험종료 후 문제지를 제출하지 않거나 일부를 훼손하여 유출하는 행위(단, 문제지를 공개하는 시험은 제외한다)
9. 시험 전·후 또는 시험 기간 중에 시험문제, 시험문제에 관한 일부 내용, 답안 등을 다음 각 목의 방법으로 다른 사람에게 알려주거나 알고 시험을 치른 행위
가. 대화, 쪽지, 기록, 낙서, 그림, 녹음, 녹화
나. 홈페이지, SNS(Social Networking Service) 등에 게재 및 공유
다. 문제집, 도서, 책자 등의 출판인쇄물
라. 강의, 설명회, 학술모임
마. 기타 정보전달 방법
10. 시험 중 시험문제 내용과 관련된 물품(시험 관련 교재 및 요약자료 등)을 휴대하거나 이를 주고받는 행위
11. 시험 중 허용되지 않는 통신기기 및 전자기기 등을 사용하여 답안을 전송하거나 작성하는 행위.
12. 응시원서를 허위로 기재하거나 허위서류를 제출하여 시험에 응시한 행위
13. 시행본부 또는 시험감독관의 지시에 불응하여 시험 진행을 방해하는 행위
14. 그 밖에 부정한 방법으로 본인 또는 다른 응시자의 시험결과에 영향을 미치는 행위

실전 모의고사 1회 답안지

성명

자필서명

수험번호

생년월일

감독관 확인

주의사항

[바른 표기] ●

[틀린 표기] ⊗ ⊙ ◐ ⊘

기초간호학 개요 (1~20)

보건간호학 개요 (21~35)

공중보건학 개론 (36~70)

실기 (71~100)

실전 모의고사 2회 답안지

기초간호학 개요 (1–20)

번호	①	②	③	④	⑤
1	①	②	③	④	⑤
2	①	②	③	④	⑤
3	①	②	③	④	⑤
4	①	②	③	④	⑤
5	①	②	③	④	⑤
6	①	②	③	④	⑤
7	①	②	③	④	⑤
8	①	②	③	④	⑤
9	①	②	③	④	⑤
10	①	②	③	④	⑤
11	①	②	③	④	⑤
12	①	②	③	④	⑤
13	①	②	③	④	⑤
14	①	②	③	④	⑤
15	①	②	③	④	⑤
16	①	②	③	④	⑤
17	①	②	③	④	⑤
18	①	②	③	④	⑤
19	①	②	③	④	⑤
20	①	②	③	④	⑤

보건간호학 개요 (21–40)

번호	①	②	③	④	⑤
21	①	②	③	④	⑤
22	①	②	③	④	⑤
23	①	②	③	④	⑤
24	①	②	③	④	⑤
25	①	②	③	④	⑤
26	①	②	③	④	⑤
27	①	②	③	④	⑤
28	①	②	③	④	⑤
29	①	②	③	④	⑤
30	①	②	③	④	⑤
31	①	②	③	④	⑤
32	①	②	③	④	⑤
33	①	②	③	④	⑤
34	①	②	③	④	⑤
35	①	②	③	④	⑤
36	①	②	③	④	⑤
37	①	②	③	④	⑤
38	①	②	③	④	⑤
39	①	②	③	④	⑤
40	①	②	③	④	⑤

공중보건학 개론 (41–70)

번호	①	②	③	④	⑤
41	①	②	③	④	⑤
42	①	②	③	④	⑤
43	①	②	③	④	⑤
44	①	②	③	④	⑤
45	①	②	③	④	⑤
46	①	②	③	④	⑤
47	①	②	③	④	⑤
48	①	②	③	④	⑤
49	①	②	③	④	⑤
50	①	②	③	④	⑤
51	①	②	③	④	⑤
52	①	②	③	④	⑤
53	①	②	③	④	⑤
54	①	②	③	④	⑤
55	①	②	③	④	⑤
56	①	②	③	④	⑤
57	①	②	③	④	⑤
58	①	②	③	④	⑤
59	①	②	③	④	⑤
60	①	②	③	④	⑤
61	①	②	③	④	⑤
62	①	②	③	④	⑤
63	①	②	③	④	⑤
64	①	②	③	④	⑤
65	①	②	③	④	⑤
66	①	②	③	④	⑤
67	①	②	③	④	⑤
68	①	②	③	④	⑤
69	①	②	③	④	⑤
70	①	②	③	④	⑤

실기 (71–100)

번호	①	②	③	④	⑤
71	①	②	③	④	⑤
72	①	②	③	④	⑤
73	①	②	③	④	⑤
74	①	②	③	④	⑤
75	①	②	③	④	⑤
76	①	②	③	④	⑤
77	①	②	③	④	⑤
78	①	②	③	④	⑤
79	①	②	③	④	⑤
80	①	②	③	④	⑤
81	①	②	③	④	⑤
82	①	②	③	④	⑤
83	①	②	③	④	⑤
84	①	②	③	④	⑤
85	①	②	③	④	⑤
86	①	②	③	④	⑤
87	①	②	③	④	⑤
88	①	②	③	④	⑤
89	①	②	③	④	⑤
90	①	②	③	④	⑤
91	①	②	③	④	⑤
92	①	②	③	④	⑤
93	①	②	③	④	⑤
94	①	②	③	④	⑤
95	①	②	③	④	⑤
96	①	②	③	④	⑤
97	①	②	③	④	⑤
98	①	②	③	④	⑤
99	①	②	③	④	⑤
100	①	②	③	④	⑤

수험번호

① ② ③ ④ ⑤ ⑥ ⑦ ⑧ ⑨ ⓪

생년월일

① ② ③ ④ ⑤ ⑥ ⑦ ⑧ ⑨ ⓪

주의사항

[바른 표기] ●
[틀린 표기] ⊙ ⊗ ◉ ◐

성명

지필서명

감독관 확인

실전 모의고사 3회 답안지

기초간호학 개요 (1–20)

번호	①	②	③	④	⑤
1	①	②	③	④	⑤
2	①	②	③	④	⑤
3	①	②	③	④	⑤
4	①	②	③	④	⑤
5	①	②	③	④	⑤
6	①	②	③	④	⑤
7	①	②	③	④	⑤
8	①	②	③	④	⑤
9	①	②	③	④	⑤
10	①	②	③	④	⑤
11	①	②	③	④	⑤
12	①	②	③	④	⑤
13	①	②	③	④	⑤
14	①	②	③	④	⑤
15	①	②	③	④	⑤
16	①	②	③	④	⑤
17	①	②	③	④	⑤
18	①	②	③	④	⑤
19	①	②	③	④	⑤
20	①	②	③	④	⑤

보건간호학 개요 (21–40)

번호	①	②	③	④	⑤
21	①	②	③	④	⑤
22	①	②	③	④	⑤
23	①	②	③	④	⑤
24	①	②	③	④	⑤
25	①	②	③	④	⑤
26	①	②	③	④	⑤
27	①	②	③	④	⑤
28	①	②	③	④	⑤
29	①	②	③	④	⑤
30	①	②	③	④	⑤
31	①	②	③	④	⑤
32	①	②	③	④	⑤
33	①	②	③	④	⑤
34	①	②	③	④	⑤
35	①	②	③	④	⑤
36	①	②	③	④	⑤
37	①	②	③	④	⑤
38	①	②	③	④	⑤
39	①	②	③	④	⑤
40	①	②	③	④	⑤

공중보건학 개론 (41–60)

번호	①	②	③	④	⑤
41	①	②	③	④	⑤
42	①	②	③	④	⑤
43	①	②	③	④	⑤
44	①	②	③	④	⑤
45	①	②	③	④	⑤
46	①	②	③	④	⑤
47	①	②	③	④	⑤
48	①	②	③	④	⑤
49	①	②	③	④	⑤
50	①	②	③	④	⑤
51	①	②	③	④	⑤
52	①	②	③	④	⑤
53	①	②	③	④	⑤
54	①	②	③	④	⑤
55	①	②	③	④	⑤
56	①	②	③	④	⑤
57	①	②	③	④	⑤
58	①	②	③	④	⑤
59	①	②	③	④	⑤
60	①	②	③	④	⑤

실기 (61–100)

번호	①	②	③	④	⑤
61	①	②	③	④	⑤
62	①	②	③	④	⑤
63	①	②	③	④	⑤
64	①	②	③	④	⑤
65	①	②	③	④	⑤
66	①	②	③	④	⑤
67	①	②	③	④	⑤
68	①	②	③	④	⑤
69	①	②	③	④	⑤
70	①	②	③	④	⑤
71	①	②	③	④	⑤
72	①	②	③	④	⑤
73	①	②	③	④	⑤
74	①	②	③	④	⑤
75	①	②	③	④	⑤
76	①	②	③	④	⑤
77	①	②	③	④	⑤
78	①	②	③	④	⑤
79	①	②	③	④	⑤
80	①	②	③	④	⑤
81	①	②	③	④	⑤
82	①	②	③	④	⑤
83	①	②	③	④	⑤
84	①	②	③	④	⑤
85	①	②	③	④	⑤
86	①	②	③	④	⑤
87	①	②	③	④	⑤
88	①	②	③	④	⑤
89	①	②	③	④	⑤
90	①	②	③	④	⑤
91	①	②	③	④	⑤
92	①	②	③	④	⑤
93	①	②	③	④	⑤
94	①	②	③	④	⑤
95	①	②	③	④	⑤
96	①	②	③	④	⑤
97	①	②	③	④	⑤
98	①	②	③	④	⑤
99	①	②	③	④	⑤
100	①	②	③	④	⑤

수험번호

생년월일

성명

자필서명

주의사항

[바른 표기] ●
[틀린 표기] ◐ ⊗ ⊙ ◉

감독관 확인

실전 모의고사 4회 답안지

기초간호학 개요

1	① ② ③ ④ ⑤
2	① ② ③ ④ ⑤
3	① ② ③ ④ ⑤
4	① ② ③ ④ ⑤
5	① ② ③ ④ ⑤
6	① ② ③ ④ ⑤
7	① ② ③ ④ ⑤
8	① ② ③ ④ ⑤
9	① ② ③ ④ ⑤
10	① ② ③ ④ ⑤
11	① ② ③ ④ ⑤
12	① ② ③ ④ ⑤
13	① ② ③ ④ ⑤
14	① ② ③ ④ ⑤
15	① ② ③ ④ ⑤
16	① ② ③ ④ ⑤
17	① ② ③ ④ ⑤
18	① ② ③ ④ ⑤
19	① ② ③ ④ ⑤
20	① ② ③ ④ ⑤

21	① ② ③ ④ ⑤
22	① ② ③ ④ ⑤
23	① ② ③ ④ ⑤
24	① ② ③ ④ ⑤
25	① ② ③ ④ ⑤
26	① ② ③ ④ ⑤
27	① ② ③ ④ ⑤
28	① ② ③ ④ ⑤
29	① ② ③ ④ ⑤
30	① ② ③ ④ ⑤
31	① ② ③ ④ ⑤
32	① ② ③ ④ ⑤
33	① ② ③ ④ ⑤
34	① ② ③ ④ ⑤
35	① ② ③ ④ ⑤

보건간호학 개요

36	① ② ③ ④ ⑤
37	① ② ③ ④ ⑤
38	① ② ③ ④ ⑤
39	① ② ③ ④ ⑤
40	① ② ③ ④ ⑤
41	① ② ③ ④ ⑤
42	① ② ③ ④ ⑤
43	① ② ③ ④ ⑤
44	① ② ③ ④ ⑤
45	① ② ③ ④ ⑤
46	① ② ③ ④ ⑤
47	① ② ③ ④ ⑤
48	① ② ③ ④ ⑤
49	① ② ③ ④ ⑤
50	① ② ③ ④ ⑤

공중보건학 개론

51	① ② ③ ④ ⑤
52	① ② ③ ④ ⑤
53	① ② ③ ④ ⑤
54	① ② ③ ④ ⑤
55	① ② ③ ④ ⑤
56	① ② ③ ④ ⑤
57	① ② ③ ④ ⑤
58	① ② ③ ④ ⑤
59	① ② ③ ④ ⑤
60	① ② ③ ④ ⑤
61	① ② ③ ④ ⑤
62	① ② ③ ④ ⑤
63	① ② ③ ④ ⑤
64	① ② ③ ④ ⑤
65	① ② ③ ④ ⑤
66	① ② ③ ④ ⑤
67	① ② ③ ④ ⑤
68	① ② ③ ④ ⑤
69	① ② ③ ④ ⑤
70	① ② ③ ④ ⑤

실기

71	① ② ③ ④ ⑤
72	① ② ③ ④ ⑤
73	① ② ③ ④ ⑤
74	① ② ③ ④ ⑤
75	① ② ③ ④ ⑤
76	① ② ③ ④ ⑤
77	① ② ③ ④ ⑤
78	① ② ③ ④ ⑤
79	① ② ③ ④ ⑤
80	① ② ③ ④ ⑤
81	① ② ③ ④ ⑤
82	① ② ③ ④ ⑤
83	① ② ③ ④ ⑤
84	① ② ③ ④ ⑤
85	① ② ③ ④ ⑤
86	① ② ③ ④ ⑤
87	① ② ③ ④ ⑤
88	① ② ③ ④ ⑤
89	① ② ③ ④ ⑤
90	① ② ③ ④ ⑤
91	① ② ③ ④ ⑤
92	① ② ③ ④ ⑤
93	① ② ③ ④ ⑤
94	① ② ③ ④ ⑤
95	① ② ③ ④ ⑤
96	① ② ③ ④ ⑤
97	① ② ③ ④ ⑤
98	① ② ③ ④ ⑤
99	① ② ③ ④ ⑤
100	① ② ③ ④ ⑤

수험번호

① ② ③ ④ ⑤ ⑥ ⑦ ⑧ ⑨ ⓪

생년월일

① ② ③ ④ ⑤ ⑥ ⑦ ⑧ ⑨ ⓪

성명

자필서명

주의사항

[바른 표기] ●
[틀린 표기] ⊘ ⊗ ◉ ◑

감독관 확인

절취하여 사용하세요

실전 모의고사 5회 답안지

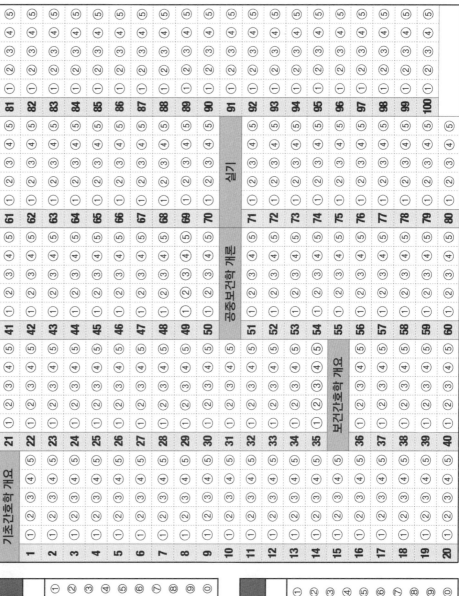

기초간호학 개요 / 보건간호학 개요 / 공중보건학 개론 / 실기

성명	
지필시험	

수험번호

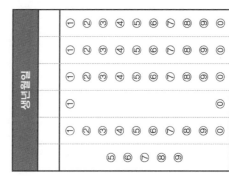

생년월일

주의사항

[바른 표기] ●

[틀린 표기] ⊙ ⊗ ⊘ ◑

감독관 확인	

절취하여 사용하세요.

실전 모의고사 6회 답안지

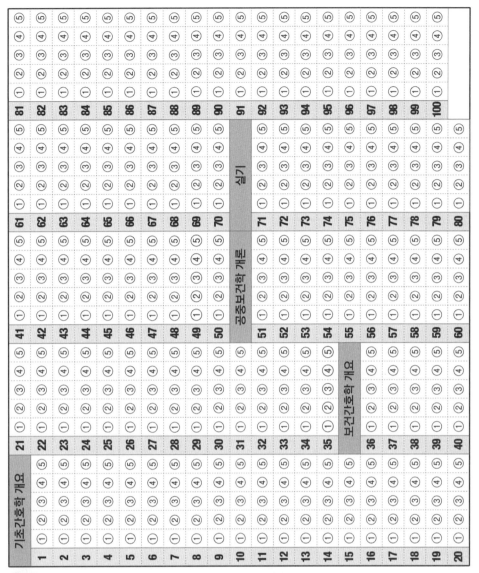

성명

자필서명

주의사항

[바른 표기] ●

[틀린 표기] ⊘ ⊗ ◉ ◖

수험번호

생년월일

감독관 확인

실전 모의고사 7회 답안지

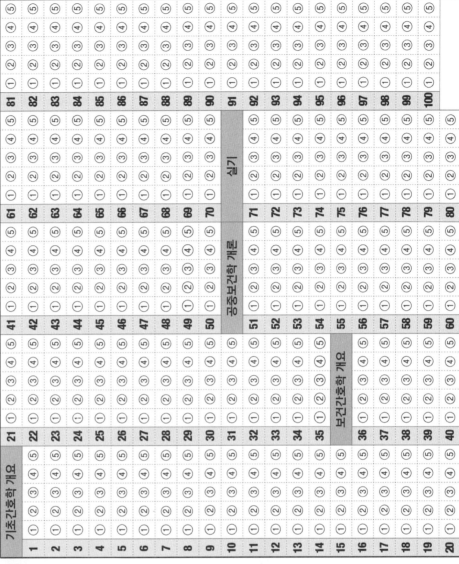

절취하여 사용하세요.

간호조무사 Final 7일완성
실전모의고사 7회차 〈필기 · 실기〉

발　　행 | 2022년 1월 7일 （초판 1쇄）
　　　　　2023년 2월 10일 （개정 1쇄）

저　　자 | 피앤피북편집부
발 행 인 | 최영민
발 행 처 | 피앤피북
주　　소 | 경기도 파주시 신촌로 16
전　　화 | 031-8071-0088
팩　　스 | 031-942-8688
전자우편 | pnpbook@naver.com
출판등록 | 2015년 3월 27일
등록번호 | 제406-2015-31호

ISBN　979-11-92520-22-3 （53510）